全国卫生职业教育康复治疗类应用技能型
人才培养"十三五"规划教材

供康复治疗类专业使用

言语治疗技术

主　编　李福胜　张　婷　曾　西
副主编　智　娟　曹艳杰　贺　媛　黄　炜
编　者　（以姓氏笔画为序）

王　维　　沧州医学高等专科学校
王留根　　郑州大学第一附属医院
尹文静　　皖北卫生职业学院
冯　毅　　陕西能源职业技术学院
冯丽丽　　鹤壁职业技术学院
许海燕　　陕西中医药大学附属西安中医脑病医院
闫静静　　陕西中医药大学附属西安中医脑病医院
李少娴　　顺德职业技术学院
李婉莹　　郑州澍青医学高等专科学校
李福胜　　长沙民政职业技术学院
张　欣　　陕西中医药大学附属西安中医脑病医院
张　婷　　南京特殊教育师范学院
张　颖　　江苏省听力语言康复中心
张伟锋　　南京特殊教育师范学院
张莎莎　　陕西中医药大学附属西安中医脑病医院
周　静　　宁波卫生职业技术学院
贺　媛　　陕西中医药大学附属西安中医脑病医院
黄　炜　　宝鸡职业技术学院
曹美琼　　陕西中医药大学附属西安中医脑病医院
曹艳杰　　上海健康医学院
曹艳静　　长沙民政职业技术学院
智　娟　　江苏医药职业学院
曾　西　　郑州大学第一附属医院

华中科技大学出版社
http://www.hustp.com
中国·武汉

内 容 简 介

本书是全国卫生职业教育康复治疗类应用技能型人才培养"十三五"规划教材。

本书共12章,内容包括认识言语治疗技术、听力损失、失语症、语言发育迟缓的言语治疗技术、构音障碍的言语治疗技术、发声障碍的言语治疗技术、嗓音障碍、口吃的治疗技术、吞咽障碍、其他言语障碍、孤独症、智力障碍的言语治疗技术。

本书可供康复治疗类专业使用。

图书在版编目(CIP)数据

言语治疗技术/李福胜,张婷,曾西主编.—武汉:华中科技大学出版社,2021.1(2024.1重印)
ISBN 978-7-5680-6859-8

Ⅰ.①言… Ⅱ.①李… ②张… ③曾… Ⅲ.①言语障碍-治疗-高等职业教育-教材 Ⅳ.①R767.92

中国版本图书馆CIP数据核字(2021)第022674号

言语治疗技术 Yanyu Zhiliao Jishu	李福胜 张 婷 曾 西 主编

策划编辑:史燕丽
责任编辑:张 琳 张 曼
封面设计:原色设计
责任校对:刘 竣
责任监印:周治超
出版发行:华中科技大学出版社(中国·武汉)   电话:(027)81321913
　　　　　武汉市东湖新技术开发区华工科技园　　邮编:430223
录　　排:华中科技大学惠友文印中心
印　　刷:武汉市籍缘印刷厂
开　　本:880mm×1230mm　1/16
印　　张:16
字　　数:458千字
版　　次:2024年1月第1版第3次印刷
定　　价:49.90元

本书若有印装质量问题,请向出版社营销中心调换
全国免费服务热线:400-6679-118　竭诚为您服务
版权所有　侵权必究

全国卫生职业教育康复治疗类应用技能型人才培养"十三五"规划教材

编委会

丛书顾问 文历阳　胡　野

主任委员 王左生

委员（按姓氏笔画排序）

马　金	辽宁医药职业学院	汪　洋	湖北中医药高等专科学校
马国红	天门职业学院	张　俊	重庆城市管理职业学院
王小兵	金华职业技术学院	张光宇	重庆三峡医药高等专科学校
左天香	安徽中医药高等专科学校	张志明	顺德职业技术学院
卢健敏	泉州医学高等专科学校	张绍岚	江苏医药职业学院
叶泾翔	皖西卫生职业学院	张维杰	宝鸡职业技术学院
任国锋	仙桃职业学院	陈春华	南阳医学高等专科学校
刘　洋	长春医学高等专科学校	范秀英	聊城职业技术学院
刘　敏	周口职业技术学院	尚　江	山东医学高等专科学校
刘　尊	沧州医学高等专科学校	罗　萍	湖北职业技术学院
刘　静	武汉民政职业学院	罗文伟	阿克苏职业技术学院
刘金义	随州职业技术学院	孟令杰	郑州铁路职业技术学院
刘勇华	黄河科技学院	赵其辉	湖南环境生物职业技术学院
刘铁英	长春医学高等专科学校	宫健伟	滨州医学院
许　萍	上海健康医学院	黄　薇	昆明卫生职业学院
许　智	湖北职业技术学院	黄先平	鄂州职业大学
杜　平	齐齐哈尔医学院	黄拥军	清远职业技术学院
李　渤	聊城职业技术学院	黄岩松	长沙民政职业技术学院
杨延平	陕西能源职业技术学院	崔剑平	邢台医学高等专科学校
肖文冲	铜仁职业技术学院	彭　力	太和医院
何　侃	南京特殊教育师范学院	税晓平	四川中医药高等专科学校
辛增辉	广东岭南职业技术学院	曾　西	郑州大学第一附属医院
汪　欢	随州职业技术学院	薛秀琍	郑州澍青医学高等专科学校

编写秘书 史燕丽　罗　伟

网络增值服务使用说明

欢迎使用华中科技大学出版社医学资源网yixue.hustp.com

1. 教师使用流程

（1）登录网址：http://yixue.hustp.com （注册时请选择教师用户）

注册 → 登录 → 完善个人信息 → 等待审核

（2）审核通过后，您可以在网站使用以下功能：

2. 学员使用流程

建议学员在PC端完成注册、登录、完善个人信息的操作。

（1）PC端学员操作步骤

①登录网址：http://yixue.hustp.com （注册时请选择普通用户）

注册 → 登录 → 完善个人信息

②查看课程资源

如有学习码，请在个人中心-学习码验证中先验证，再进行操作。

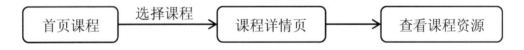

（2）手机端扫码操作步骤

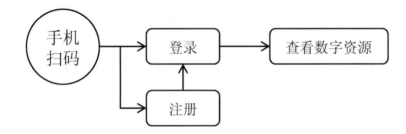

总　序

随着我国经济的持续发展和教育体系、结构的重大调整,职业教育办学思想、培养目标随之发生了重大变化,人们对职业教育的认识也发生了本质性的转变。我国已将发展职业教育作为重要的国家战略之一,高等职业教育成为高等教育的重要组成部分。作为高等职业教育重要组成部分的高等卫生职业教育也取得了长足的发展,为国家输送了大批高素质技能型、应用型医疗卫生人才。

康复医学现已与保健医学、预防医学、临床医学并列成为现代医学的四大分支之一。现代康复医学在我国已有30多年的发展历史,是一个年轻但涉及众多专业的医学学科,在我国虽然起步较晚,但发展很快,势头良好,在维护人民群众身体健康、提高生存质量等方面起到了不可替代的作用。

2017年国务院办公厅发布的《关于深化医教协同进一步推进医学教育改革与发展的意见》中明确指出"以基层为重点,以岗位胜任能力为核心,围绕各类人才职业发展需求,分层分类制订医学教育指南,遴选开发优质教材"。高等卫生职业教育发展的新形势使得目前使用的教材与新形势下的教学要求不相适应的矛盾日益突出,加强高职高专医学教材建设成为各院校的迫切要求,新一轮教材建设迫在眉睫。

为了更好地顺应我国高等卫生职业教育教学与医疗卫生事业的新形势和新要求,贯彻落实《国家中长期教育改革和发展规划纲要(2010—2020年)》中"以服务为宗旨,以就业为导向"的思想精神,以及国家《职业教育与继续教育2017年工作要点》的要求,充分发挥教材建设在提高人才培养质量中的基础性作用,同时,也为了配合教育部"十三五"规划教材建设,进一步提高教材质量,在认真、细致调研的基础上,在全国卫生职业教育教学指导委员会专家和部分高职高专示范院校领导的指导下,我们组织了全国近40所高职高专医药院校的近200位老师编写了这套以医教协同为特点的全国卫生职业教育康复治疗类应用技能型人才培养"十三五"规划教材,并得到了参编院校的大力支持。

本套教材充分体现新一轮教学计划的特色,强调以就业为导向、以能力为本位、以岗位需求为标准的原则,按照技能型、服务型高素质劳动者的培养目标,坚持"五性"(思想性、科学性、先进性、启发性、适用性)和"三基"(基本理论、基本知识、基本技能)要求,着重突出以下编写特点:

（1）紧扣最新专业目录、教学计划和教学大纲，科学、规范，具有鲜明的高等卫生职业教育特色。

（2）密切结合最新高等职业教育康复治疗技术专业教育基本标准，紧密围绕执业资格标准和工作岗位需要，与康复治疗士/师资格考试相衔接。

（3）突出体现"医教协同"的人才培养模式，以及课程建设与教学改革的最新成果。

（4）基础课教材以"必需、够用"为原则，专业课程重点强调"针对性"和"适用性"。

（5）内容体系整体优化，注重相关教材内容的联系和衔接，避免遗漏和不必要的重复。

（6）探索案例式教学方法，倡导主动学习，科学设置章节（学习情境），努力提高教材的趣味性、可读性和简约性。

（7）采用"互联网＋"思维的教材编写理念，增加大量数字资源，构建信息量丰富、学习手段灵活、学习方式多元的立体化教材，实现纸媒教材与富媒体资源的融合。

这套规划教材得到了各参编院校的大力支持和高度关注，它将为新时期高等卫生职业教育的发展做出贡献。我们衷心希望这套教材能在相关课程的教学中发挥积极作用，并得到读者的青睐。我们也相信这套教材在使用过程中，通过教学实践的检验和实际问题的解决，能不断得到改进、完善和提高。

全国卫生职业教育康复治疗类应用技能型人才培养
"十三五"规划教材编写委员会

前言

随着言语治疗学科的快速发展，不仅越来越多的普通高校设置了言语治疗学课程，而且越来越多的高职高专院校开设了言语听觉康复技术专业，这对于我国言语治疗专业人才的培养是非常有必要的。

言语治疗从业人员在国际上被称为言语语言病理学家（SLP），言语治疗是排名前十的受欢迎职业之一，而在我国目前还没有进行资格认证。如果按国际上各类言语语言障碍的流行病学发生率统计，中国上亿人口有各种类型、不同程度的言语语言障碍。国际上的需求量标准是每10万人口配备20名言语治疗师，按国际的标准推算，我国需要言语治疗师约26万名，可是目前我国从事言语治疗的专业人员尚不足十分之一，在数量上和质量上远远不能满足大量言语语言障碍患者的需求。因此，积极推动高等院校培养言语治疗专业人才，提高从业人员的专业水平是当前的迫切任务。作为专业建设的重要内容——教材编写显得尤为重要。为满足高职高专言语治疗技术专业人才培养需要，编者根据老版反馈的信息，重新组织编写队伍，根据临床工作实际情况，进行了较大范围的修订，力图突出教材的实用性。

本书包括各种言语障碍的相关基础，在言语障碍的类型方面包括听力损失、失语症、语言发育迟缓、构音障碍、发声障碍、嗓音障碍、口吃、其他言语障碍等；另外，还将吞咽障碍划归为言语治疗的职业范畴，并对孤独症的言语障碍和智力障碍的言语障碍进行了介绍，增强临床使用的全面性和方便性。本书依据国外的先进理论结合我国文化特点而设计，在治疗方法上不仅介绍了国外各种言语障碍的现代治疗技术，还介绍了我国传统医学关于言语康复的技术，做到理论与实际密切结合。在使用方面，本书不仅可以作为高等院校康复治疗专业学生和言语听觉康复技术专业学生的教材，也可作为其他康复专业以及从事言语治疗和康复医师的参考书。

在本书的编写过程中，来自14所院校和医院的23名老师倾注了大量心血和汗水。特别是有幸得到了西安中医脑病医院康复治疗二科贺媛主任的言语治疗团队的全力支持，团队在繁忙工作之余，把宝贵的儿童言语治疗实践经验融入本书的编写之中，为教材增色良多，在此对大家辛勤的付出，表示最诚挚的感谢。

虽然我们在本专业的研究上有一定的经验,但是与读者的需求可能还存在一定差距,加之时间比较仓促,书中难免存在不足之处,希望广大读者批评指正。

编　者

目 录

MULU

第一章　认识言语治疗技术
第一节　言语治疗技术概述　/1
第二节　言语治疗技术基础　/3
第三节　言语治疗技术内容　/21

第二章　听力损失
第一节　认识听力损失　/26
第二节　听力语言诊断及评估　/32
第三节　听觉辅助设备　/41
第四节　听障儿童听觉语言康复训练　/47

第三章　失语症
第一节　失语症概述　/57
第二节　失语症的治疗　/64

第四章　语言发育迟缓的言语治疗技术
第一节　认识语言发育迟缓　/68
第二节　语言发育迟缓的评定　/70
第三节　语言发育迟缓的训练　/77

第五章　构音障碍的言语治疗技术
第一节　认识构音障碍　/85
第二节　构音障碍的评估　/87
第三节　运动性构音障碍的治疗　/103
第四节　腭裂的评估与治疗　/107

第六章 发声障碍的言语治疗技术

第一节 概述 /113
第二节 发声障碍的检查与评价 /116
第三节 发声障碍的训练与指导 /121

第七章 嗓音障碍

第一节 认识嗓音障碍 /131
第二节 嗓音障碍的类型 /132
第三节 嗓音障碍的评估 /133
第四节 嗓音障碍的治疗 /138

第八章 口吃的治疗技术

第一节 认识口吃 /142
第二节 口吃的评定 /147
第三节 口吃的治疗 /150

第九章 吞咽障碍

第一节 吞咽功能 /154
第二节 认识吞咽障碍 /156
第三节 吞咽障碍患者的康复评估 /157
第四节 吞咽障碍患者的康复治疗 /166
第五节 吞咽障碍患者的胃肠营养 /181
第六节 误吸及吸入性肺炎 /187

第十章 其他言语障碍

第一节 精神心理障碍引起的言语障碍 /190
第二节 口颜面失用和言语失用 /199
第三节 缄默症 /202

第十一章 孤独症

第一节 认识孤独症 /206
第二节 孤独症儿童的表现 /208
第三节 孤独症儿童的评定 /210
第四节 孤独症儿童的诊断 /214
第五节 孤独症严重分级及其预后估计 /215

第六节　孤独症的治疗　/217
第七节　孤独症的语言治疗　/222

第十二章　智力障碍的言语治疗技术

第一节　认识智力障碍　/225
第二节　智力障碍儿童的心理活动特征　/227
第三节　智力障碍儿童的评估　/230
第四节　智力障碍儿童的康复原则　/234
第五节　智力障碍儿童的语言治疗　/237

参考文献　/241

第一章 认识言语治疗技术

第一节 言语治疗技术概述

一、言语治疗技术相关概念

1. 语言治疗学 语言治疗学(language therapeutics)是对语言障碍患者进行目标相适应的检测、治疗评价和提供必要指导训练的医学科学。

言语治疗又称为言语矫治,主要是对脑卒中、颅脑损伤和小儿脑瘫等引起的言语障碍进行矫治的方法。在治疗前,要通过评定来鉴别发音异常、构音异常、言语异常或流畅度异常的情况,分别进行发音、构音、会话等练习,以恢复患者交流能力。

临床上所指的言语障碍主要指失语症和构音障碍。失语症是指由于脑损伤引起的语言理解、生成和获得能力丧失或受损。构音障碍则是指言语运动功能受损所引起的口语发音障碍。

2. 语言和言语 在学言语治疗学之前必须弄明白言语与语言的关系与区别。

语言是人类社会中客观存在的现象,是人们约定的符号系统。语言是一个体系,是以语音或字形为物质外壳(形态),以词汇为建筑构建材料,以语法为结构规律而构成的体系。其中,语言以其物质化的语音或字形而能被人所感知,它的词汇标示着一定的事物,它的语法规则反映着人类思维的逻辑规律,因而语言是人类心理交流的重要工具。

而言语则是人运用语言材料和语言规则所进行的交际活动的过程。人们为了交流心理,为了进行交际,可以使用各种语言(汉语、英语、俄语、日语等),多种语言就成了交际工具。使用多种语言的人们,或说、或听、或读、或写,这些说、听、读、写的活动,就是作为交际过程的言语。

从概念我们便可知,语言是社会生活的客观现象,对于使用某个语种的人来说是统一的,每种语言都有发言、语法、句法方面的一整套确定的规则,这些规则一经产生,就有着较大的稳定性。

而言语则是一种心理现象,它表明的是一种心理交流的过程,具有个体性和多变性。常有一定个体主观的反映和表述客观现实的印记。因为个别人的言语(由于缺乏统一性)不仅以偏离语言的标准和语法结构而互有区别(多人习惯等不同),而且同一个人的言语在不同场合、不同需要之下会表现出不同的言语方式和风格,因此,言语不同于语言就在于是主观的心理过程。

语言与言语的不同可以做这样简单的区别:语言即"话",言语即"说"。

但是,这种语言与言语的区分是19世纪初由德国的语言学开始的,在心理学的研究中,苏联的心理学家比较重视这样的区分,在西方心理学中,大部分统称为语言,不再做这种区分了。我国心理学家们则观点不一。

二、言语产生的模式和障碍

人们在平时生活工作中用言语进行交流和传递信息,在生产和运用言语的过程中常常是无意识的,包括意识不到哪些言语器官如何进行活动,但实际上言语处理的过程是非常复杂的。现代公认的将言语的处理过程分为三个阶段。

1. 言语学水平阶段 此阶段是在大脑内完成的。任何语言都以所规定的符号为基础,用语言学的概念将所要说的内容组合起来。

2. 生理学水平阶段 如果决定了要说的内容,就要实际运用构音器官,通过构音器官的协调运动,说出单词、字句、文章。语言通过听者的外耳、中耳、内耳、听神经到达听觉中枢;同时也可以以同样的路径传到说话中枢,由此可以调节、控制说的音量或速度等。以上各个过程都属于复杂的生理学水平的范畴。

3. 声学水平 各种构音器官的协调运动后产生的词句是通过声波的形式传播的,这种形式包括三方面因素:声的大小、高低和音色。由于构音器官的各种障碍,在这个阶段就会出现各种各样的变化。

言语语言的处理通路有四条:听觉传入、记号解释、记号记起、构音运动。

三、言语-语言障碍的分类

1. 听力障碍所致的言语障碍 听力障碍(dysaudia)是指听觉系统中的传音、感音以及对声音综合分析的各级神经中枢发生器质性或功能性异常,从而导致听力出现不同程度的减退。从言语康复的观点出发,对获得言语之前与获得言语之后的听觉障碍的鉴别很重要。儿童一般在七岁左右言语即发育完成,这时可以称为获得言语,获得言语之后的听觉障碍的处理只是听力补偿问题;获得言语之前特别是婴幼儿时期中度以上的听力障碍所导致的言语障碍,不经过听觉言语康复治疗,获得言语会很困难。

2. 语言障碍

(1)失语症:失语症(aphasia)是言语获得后的障碍,是由于大脑损伤所引起的言语功能受损或丧失,常常表现为听、说、读、写、计算等方面的障碍。成人和儿童均可发生。

(2)语言发育迟缓:语言发育迟缓(delayed language development)是指儿童在生长发育过程中其言语发育落后于实际年龄的状态。最常见的病因有大脑功能发育不全、自闭症、脑瘫等。这类儿童通过言语训练虽然不能达到正常儿童的言语发育水平,但是可以尽量发挥和促进被限制的言语能力,不仅可以很大程度地改善言语障碍,还能促进患儿的社会适应能力。

3. 言语障碍

(1)构音障碍:构音障碍(dysarthria)是指由于构音器官的神经肌肉病变或器质性损害导致的构音器官肌肉麻痹、收缩力减弱或运动不协调所致的言语障碍。言语症状为发声障碍,言语清晰度下降,鼻音过重,音调、音量及速度、节律等异常。可以分为以下三种类型。

①运动性构音障碍:由于神经肌肉病变引起构音器官的运动障碍,出现发声和构音不清等症状称为运动性构音障碍。常见病因有脑血管病、脑外伤、脑瘫、多发性硬化等。

②功能性构音障碍:功能性构音障碍(functional dysarthria)多见于学龄前儿童,指在不存在任何运动障碍、听力障碍和形态异常等情况下,错误构音成固定状态。目前未明确直接病因。

③器质性构音障碍:由于构音器官形态结构异常所致的构音障碍称为器质性构音障碍(deformity dysarthria)。其代表为腭裂,可以通过手术来修补缺损,但部分患儿还会遗留有构音障碍,通过言语训练可以改善或治愈。

(2)口吃:口吃(stutter)是言语的流畅性障碍。口吃的确切原因目前还不十分清楚,部分儿童是在言语发育过程中不慎学习了口吃,或与遗传以及心理障碍等因素有关。口吃可表现为重复说初始的单词或语音、停顿、拖音等。部分儿童可随着成长自愈,没有自愈的口吃常常伴随至成年或终生,通过训练大多数可以得到改善。

(3) 发声障碍:发声是指由喉头(声门部)发出声波,通过喉头以上的共鸣腔产生声音,这里所指的"声"是嗓音。多数情况下,发声障碍(dysphonia)是由于呼吸及喉头调节存在器质或功能异常引起的,常见于声带和喉的炎症、新生物以及神经的功能失调,发声异常作为喉头疾病的表现之一,在临床上具有重要意义。

第二节　言语治疗技术基础

一、语言交流的医学基础

语言是人脑的机能,语言交流必然有其相关的物质基础。

(一) 语言交流的解剖与生理基础

1. 神经系统　神经系统分为中枢神经系统和周围神经系统,中枢神经系统分为脑和脊髓,脑分为脑干、小脑、间脑、端脑,其中与语言关系最密切的是端脑;周围神经系统中的脑神经与听觉和构音有关。

(1) 大脑:

①大脑的结构特点:大脑,即端脑,是脑的最高级部位,由两侧大脑半球借胼胝体连接而成。主要包括大脑皮层和基底核两部分。每侧大脑半球可分为额叶、顶叶、枕叶、颞叶、岛叶。额叶占大脑的1/3,是大脑发育中最高级的部分,与躯体运动、发音、语言、演算、思维活动有关,与个体的需求和情感相关,是功能最复杂的部分,左额叶司词语认识记忆功能,右额叶司图像认识记忆功能。顶叶是感觉的重要整合中枢,也与数学和逻辑相关。左顶叶司词的拼写等信息顺序性记忆,并进行感觉信息与言语的整合。左顶叶下部病变会造成在理解逻辑语法结构(如次序或复杂结构等)时有困难,如不能理解"我姐姐的同事"和"我同事的姐姐"这种关系结构的差别;右顶叶和空间处理有关,受损时字间距、行距忽大忽小,言语欠流畅。有研究表明,人的顶叶的大小在一定程度上与数学和逻辑方面能力的大小有关,一般成反比,即顶叶体积越小,一个人在数学、逻辑思维、发散思维等方面的能力越强(如爱因斯坦等)。枕叶是视觉中枢所在,主司语言、动作感觉、抽象概念及视觉。枕叶病损时不仅发生视觉障碍,并且出现记忆缺陷和运动知觉障碍等症状,但以视觉症状为主。左枕叶受损导致失认性失读症,患者不能读出,也不能抄写书面语;右枕叶损伤患者,阅读速度变慢。颞叶整合嗅觉、听觉、视觉,使人体对周围世界有统一的体验。右颞叶与空间构型和音乐欣赏有关,左颞叶与言语活动有关。左颞叶病变导致记忆困难(语义编码不能),左颞上回病变导致音素听觉障碍,无法正确听写词语。颞上回的41区和42区及颞横回为听觉皮质区,颞上回的后部在优势半球为听觉言语中枢,称为Wernicke区。颞上回后部损害可出现感觉性失语,患者能听到讲话的声音但不能理解其意义,自己的言语也不能听懂。优势半球颞上回后部与顶叶缘上回的移形区损害时,可出现命名性失语。颞叶病变常出现癫痫发作,多表现精神运动性发作,可有意识蒙眬、言语错乱、定向障碍、情绪紊乱、幻觉、错觉及记忆缺损等。大脑表层为大脑皮质,具有接收、处理和发出神经信息的功能。深部为髓质,神经纤维纵横交错,在一侧半球各部分间、左右大脑半球间以及皮层和皮层下中枢之间传递神经信息,起联络、协调作用,使大脑整合为统一体,功能更复杂、更完善。髓质中的基底核,包括纹状体、屏状核和杏仁体。纹状体和肌张力及运动控制调节有关,受损后会引起语言重复、模仿和刻板的口语。

②语言中枢:人类与动物的本质区别是能进行思维、意识等高级神经活动,并用语言进行表达。因此,人的大脑皮质还存在特有的语言中枢。a.运动性语言中枢(说话中枢):位于额下回的后部(44、45区),又称Broca区。此区受损,产生运动性失语症,即丧失了说话能力,不能说出具有意义的语言,但仍能发音。b.听觉性语言中枢:位于颞上回后部(22区)。调整自己的语言和听取、理解别人的语言。此区受损,患者虽听觉正常,但听不懂别人讲话的意思,也不能理解自己讲话的意义,故不能正确回答问题和正常说话,称感觉性失语症。c.书写中枢:(Exner区),位于额中回后部(8区),靠近中央前回的上肢代表区,特别是手的运动区。此中枢若受损,虽然手的运动功能仍然保存,但写字、绘图等精细动作发生障碍,称为失写症。d.视觉性语言中枢(阅读中枢):位于顶下小叶的角回(39区),靠近视觉中枢。此中枢受损时,虽视觉没有障碍,但不能理解文字符号的意义,称为失读症,也属于感觉性失语症。听觉性语言中枢和视觉性语言中枢间无明显界线,合称Wernicke区。见图1-1、图1-2、图1-3。

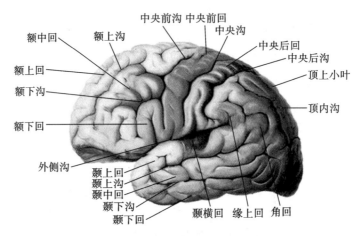

图1-1 大脑半球外侧面

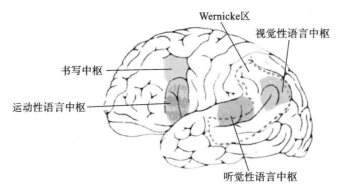

图1-2 语言中枢

③大脑功能的侧化:临床实践证明,右利手者(惯用右手的人)语言中枢在左侧半球,大部分左利手者语言中枢也在左侧半球,只少数位于右侧半球。语言中枢所在的半球称为优势半球。故左侧半球被认为是语言中枢的优势半球。随着对两半球功能认识的水平和深度的提高,优势半球的概念逐渐被大脑半球特化区、功能侧化和功能分工的概念取代。大脑的左、右侧半球虽然在外形上很相似,但是在结构和功能上却存在一定差异,这种差异在神经科学中被称作大脑结构和功能的侧化和功能不对称。认知功能和感知功能位于大脑的某一半球上被称为侧化。左、右侧大脑半球的发育情况不完全相同,呈不对称性。左侧额叶的Broca区是产生语言的关键部位,左侧颞叶与顶叶交界处Wernicke区对理解语言十分重要。左侧大脑半球与语言、意识、数学分析等密切相关,侧重于抽象思维,具有连续性、有序性和分析性的特点,因此左侧大脑半球称优势

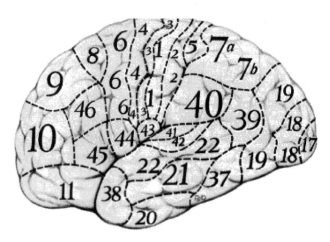

图 1-3 大脑皮质分区(按 Brodmann 分为 52 区)

注:Broca 语言区(44、45 区),第一视觉中枢(17 区),第二视觉中枢(18、19 区),第一听觉中枢(41 区),第二听觉中枢(42、22 区)

半球;右侧大脑半球则主要感知非语言信息、音乐、图形和空间等形象思维,其主要功能是接受音乐、绘画、舞蹈等艺术活动及空间知觉、发现隐蔽关系、想象和情感等,侧重于形象思维,具有离散性、弥漫性和整体性的特点。

左、右侧大脑半球各有优势,两个半球的优势是互利的。侧化的过程被认为是一种发育成长的过程。也就是说,大脑侧化在基因中已安排好,但需要时间逐渐实现侧化。两侧大脑半球各有自己的优势功能(表 1-1),人类的一切正常心理活动,都是在大脑两半球功能相对侧化的基础上,通过两半球之间的协同作用实现的,也就是说大脑两半球各司其职而又相互协调。

表 1-1 左、右侧大脑半球各自的优势功能

名称	左侧大脑半球	右侧大脑半球
优势功能	语言能力	绘画、绘图能力
	左右定位	建造能力
	计算力	面容识别
	手指识别	穿衣
	数学	躯体的和空间的定向能力
	推理	持续运动
	逻辑	音乐、想象力

儿童时期如在大脑优势半球尚未建立时,左侧大脑半球受损伤,有可能在右侧大脑半球皮质区再建立其优势,而使语言机能得到恢复。

④脑的言语调节机制:言语产生是一个需要多个系统和结构连续活动的过程。首先言语起始于大脑的皮层。说话的思维(说话的意愿或反应过程)会引起一系列的神经冲动,而且冲动会迅速地传递到呼吸肌、喉和其他构音器官并产生相互影响,例如,在声带发声的同时,发音器官产生有具体意思的语音。另一方面,发声和构音时对气流产生的阻力也会对呼吸系统产生影响。存在于相关关节、肌腱、肌肉的特殊感受器会将言语活动的信息不断传递到大脑。在这些信息中,有些是有意识的,有些信息是无意识的。因此,如果没有反馈、听觉、知觉,语言活动便无法完成。

Wernicke 根据对失语症的研究,提出了脑内语言加工模型,又经美国学者 Geschwind 的补充,形成了 Wernicke-Geschwind 语言模型。Wernicke-Geschwind 语言模型由四个单元组成:

Broca区、Wernicke区、弓状束和角回。在重复别人说话时,语言经听觉系统进入耳,转化为神经信号并进入听觉皮质,Wernicke区对信号进行加工理解,再经弓状束纤维传到Broca区,形成语言信号,指挥中央前回皮质运动区发出信号至发音器官完成语言表述。如果是文字形象信号,首先经视觉系统将视觉信息传入视皮质,加工后传给角回,经Wernicke区对信号进行加工理解,再经弓状束纤维传到Broca区,经运动皮质完成朗读过程。

近年来,有学者对10名正常中国人的听觉性语言(词语水平)功能进行血氧水平依赖(blood oxygen level-dependent,BOLD)磁共振脑功能成像,并与经典的Wernicke-Geschwind语言模型进行比较与检验,在Wernicke-Geschwind语言模型的fMRI初步检验中指出,语言任务激活的脑区包括双侧颞上回、双侧运动区(前后运动区及辅助运动区)、双侧小脑半球及视皮层、左侧颞横回、左侧角回、右侧颞中回及以及扣带回后部。得出结论:经典的语言模型存在较明显的不足与缺陷,需要进一步完善。

1991年Mayeux和Kandel在Wernicke-Geschwind语言模型的基础上提出新的语言信息处理模型。听觉输入的语言信息由听皮层传至角回,然后至Wernicke区,再传到Broca区。视觉输入的语言信息直接从视觉联合皮层传至Broca区。对一个词的视知觉与听知觉是由感觉模式不同的通路相互独立地处理。这些通路各自独立到达Broca区,以及与语言含义和语言表达相关的更高级区域。大脑中语言处理通路的每一步工作机理都有待深入研究。

(2)间脑、脑干和小脑:丘脑损伤后影响言语表达的标准和完整,可能出现命名性失语、电报语及言语失误、重复等,但复述较好。左侧丘脑性失语可以表现为缄默、言语杂乱。

下丘脑与言语活动的紧张状态有关,受损后导致器质性缄默症,患者不愿意说话、言语弛缓、发音困难。

脑干中的脑神经核,如疑核(支配咽喉肌)、舌下神经核(支配舌肌)、三叉神经运动核(支配咀嚼肌)、面神经核(支配面肌)等,受损后可导致运动性构音障碍。

小脑通过与大脑、脑干和脊髓之间丰富的传入和传出联系,参与躯体平衡和肌张力的调节,以及随意运动的协调。小脑损伤后可导致共济运动失调性构音障碍,表现为"爆发语言",主动以韵律失常为主,初始发音困难,声音大,发音中断明显。

(3)脑神经:有多组脑神经支配了构音肌肉的活动,如面神经支配面颊肌、口唇肌的运动,面神经损伤后可能出现口面活动受限;舌咽迷走神经支配咽喉肌的运动,一侧舌咽、迷走神经或其核受损时,由于病侧软腭、会厌和喉部的肌肉麻痹,表现为吞咽困难,下咽时食物常自鼻孔逆流而出,饮水时呛咳,声音嘶哑,带鼻音;患侧软腭不能上抬,悬雍垂偏向健侧;病侧咽反射消失。一侧或两侧舌咽、迷走神经或其核受损时,患者出现发音障碍、吞咽困难和咽反射消失,且伴有舌肌萎缩,称为真性球麻痹(周围性延髓麻痹),见于脑干脑炎、多发性神经炎、脊髓灰质炎和鼻咽癌转移等;舌下神经支配舌肌的运动,单侧舌下神经麻痹时伸舌舌尖偏向病侧,双侧舌下神经麻痹者则不能伸舌,这些均能影响发音。

2. 构音器官 喉的发声包括从肺产生呼气流的过程和在声门(左右声带间隙)将呼气流转变成间断气流并生成声波的过程。语音是人类通过神经系统的调节作用,控制气流通过构音器官而发出的声音。发音的动力是呼吸时肺所产生的呼气流。呼气量的大小和语音的强弱密切相关。

(1)呼吸肌:

①呼吸运动:呼吸系统包括呼吸道(鼻腔、咽、喉、气管、支气管)和肺。肺是由肺泡组成的海绵状组织,本身不能主动扩张和收缩。随着胸廓的扩张和回缩,空气经呼吸道进出肺称为呼吸运动。胸廓扩张时,将肺向外牵引,空气入肺,称为吸气运动。胸廓回缩时,肺内空气被排出体外,称为呼气运动。呼吸运动通过肋间肌、横膈和腹肌的协同作用完成。吸气肌群主要由膈肌和肋间外肌所组成,使肋骨上提,增大胸腔容积。膈肌是分隔胸腔和腹腔的肌肉-腱膜组织,呈扁平

状,并与胸廓肋骨部的下缘相连,静止时向上隆起,形似一只倒置的钟罩。膈肌收缩时,其隆起部分向四周拉平,使胸腔在垂直方向上进行扩张,并使下部肋骨上提并向外移动。呼气肌群主要由肋间内肌所组成,作用在于使肋骨下降,缩小胸腔容积。平静呼吸时的呼气过程基本上是被动的,吸气后借助肺部弹性回缩力的作用而释放气体。呼气时,腹部肌群先使腹压增强,膈肌上升,接着降低肋骨和胸骨,使得胸腔的容积缩小。

平静时的生理呼吸运动与发声时的呼吸运动是有差别的。一般来说,在平静生理呼吸时,吸气占整个呼吸周期的40%,呼气占整个呼吸周期的60%,即吸气与呼气时间的比值为2∶3;在言语过程中,肺部必须为喉部器官提供足够的动力和通气量。因此呼吸周期发生了较大的变化。吸气时间更短、呼气时间更长。吸气占整个呼吸周期的10%,呼气占整个呼吸周期的90%,即吸气与呼气时间的比值为1∶9。另一方面,单位时间内的呼吸次数减少且不规则。在平静生理呼吸的过程中,呼气的动力来自弹性回缩力,但在言语过程中,这些动力是不够的,它还需借助于腹部肌群主动收缩的力量等。

②说话时的呼吸:说话时呼吸的条件是呼气时要有一定的压力,呼气压要能维持一定时间,能适当控制呼气压水平。在说话过程中,以上这些都是在无意识过程中实现的。说话时,由于呼吸肌的运动使呼气压保持在必要的水平称为呼气保持。由于吸气运动使肺、胸廓扩大,由其回缩力所致的呼气压如果比目的压高时,吸气肌收缩使呼气压降至目的压水平。当肺和胸廓缩小,回缩力所致的呼气压比目的压低时,呼气肌收缩,使呼气压上升至目的压水平。为了适应说话时所需要的呼吸,在神经的支配下,通过呼气肌和吸气肌的协调运动来维持必要的肺容量和压力。最大吸气后持续发声时间,成年男性平均30秒,女性平均20秒。

(2)发音器官:喉既属于呼吸道,也是发音器官,它由软骨、软骨间联结、喉肌和黏膜构成。喉软骨构成喉的支架。环甲关节运动可使声带紧张或松弛,环杓关节运动能开大或缩小声门。弹性圆锥(又称环声膜)是圆锥形的弹性纤维膜,起自甲状软骨前角后面,呈扇形向后、向下止于杓状软骨声带突和环状软骨上缘,其上缘游离增厚,紧张于甲状软骨至声带突之间,形成声韧带,是发声的主要结构。喉肌是附于喉软骨的细小骨骼肌,按其功能分为两群:一群作用于环杓关节,可开大或缩小声门裂;另一群作用于环甲关节,可紧张或松弛声带。因此,通过喉肌的运动可控制发音的强弱和声调的高低。喉腔上端形成喉口,会厌在其上前方,喉腔中部有两个黏膜皱襞,上方为前庭襞(假声带),与发音无关;下方为声襞,颜色苍白,声襞及其内的声韧带、声带肌共同构成声带。声带,又称声壁,是发声器官的主要组成部分,位于喉腔中部,由声带肌、声带韧带和黏膜三部分组成,左右对称。声带的固有膜是致密结缔组织,在皱襞的边缘有强韧的弹性纤维和横纹肌,弹性大。两声带间的矢状裂隙为声门裂,即声门,是喉腔最狭窄的部位。发声时,两侧声带拉紧、声门裂缩小,甚至关闭,呼出的气流不断冲击声带,引起振动而发声,在喉内肌肉协调作用的支配下,使声门裂受到有规律性的控制。故声带的长短、松紧和声门裂的大小,均能影响声调高低。成年男子声带长而宽,女子声带短而狭,所以女子比男子声调高。

(3)调音器官:在说话时,通过声门以上各个器官的协调运动产生的语音过程称为调音。调音器官包括双唇、硬腭、软腭、咽、舌、下颌、鼻腔等,它们共同组成声道。其中可以活动的有唇、软腭、咽、舌及下颌。声带音经调音器官协调运动才形成我们听到的语音。

鼻腔由骨及鼻软骨构成支架、覆盖皮肤黏膜而形成,形态相对固定,有四对鼻窦和鼻腔相通,向后以鼻后孔和鼻咽部相通。软腭和腭垂有改变气流通道的作用。软腭向后上升,抵住咽壁,挡住通往鼻腔的通道时,声带音只能经咽到口腔内形成共振;软腭和腭垂下垂时,鼻腔、口腔、咽腔三者相通,声带音可同时经口腔、鼻腔出去,在口腔、鼻腔都形成共振,形成口鼻音(鼻化音);如软腭、腭垂下垂,同时口腔闭塞时,声带音只能从鼻腔出去,就形成了鼻音。

鼻音与鼻腔共鸣有很大的差别,鼻腔共鸣可增强歌唱的效果,可是鼻音是有碍歌唱的。鼻腔共鸣是声波在鼻骨上的振动,即将声音的焦点定位在鼻腔。由于声音明亮的焦点在鼻腔,所以称为面罩唱法。声音的焦点靠前,声音薄而明亮,比较灵活;随着焦点向后移动,声音越来越接近美声;随着焦点向后向上移动,声音的位置越高,声音也就越浑厚,越不灵活,越美声化。所以美声歌曲中高速吐字快速变换音高,都是极难的声乐技巧。

要获得良好的鼻腔共鸣 还需要注意以下几点。

①软腭的运用:软腭即平时所称的小舌头。软腭是鼻咽腔的底,形成了穹形,有利于用咽壁推送声音。通过软腭的运用,促使鼻咽腔形状的变化及音色的变化。用哼唱练习,便于使软腭中部产生振动,扩大鼻咽腔,同时还能使鼻咽腔下部也打开。

②打开并控制颌关节:上下颌关节活动应张开小半寸,对于取得共鸣有好处。下颌轻轻下移,感觉好像没有重量,声音就轻松自如了。还要记住,鼻咽腔既可以使声波进入鼻腔共鸣的较大空间,又能不让气息进入这个空间,它起着声气离析的作用,能够促使共鸣的色彩变化。

咽分为鼻咽、口咽、喉咽三部分,构成连接鼻腔、口腔、胸腔的管形腔。咽壁的紧与松,对声音的共振与反射的效果影响很大。咽腔是歌唱发声最为关键的共振腔,可以使声带音逐级增响扩大。腭舌弓、腭咽弓收缩时,缩小咽峡,有"拢音"作用。

腭为口腔的上膛,前 2/3 称硬腭,后 1/3 是由结缔组织和肌肉构成的,称软腭。硬腭与软腭相连形成一个半圆形穹顶,软腭是鼻咽腔的底,有利于咽壁推送声音。一般认为,弧度大的穹顶,形成口腔共振的效果好,硬腭有共鸣反射作用,软腭有共鸣调节作用。

腭裂较为常见,可单独发生,也可并发唇裂。气流通过腭部发出的语音称腭音。腭裂如图1-4。

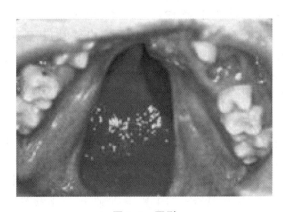

图 1-4 腭裂

下颌骨是颅骨中唯一可活动的部分,与颞骨形成下颌关节,在咀嚼肌的作用下,完成张口、闭口和侧方运动。上下颌关节活动应张开半寸,对于取得共鸣有好处。下颌轻轻下移,感觉好像没有重量,声音就轻松自如。

舌由舌外肌和舌内肌构成。舌的位置、运动和形状是语音生理分析的主要内容。舌是人类语言调节元音发音的重要器官。舌外肌由舌的外部进入舌,使舌体前后、上下移动,改变舌的方向。舌内肌在舌的内部可以使舌上下、前后水平方向移动,不断改变口、咽的空间形态,并与软腭的升降运动和口形的圆、扁、开、合相配合,从而形成了不同的共振腔,声音进入这种不断变形的共振腔之后,则产生不同频率的音响组合。舌的运动十分复杂,但与构音有关的运动是舌体上下、前后移动,舌尖的上举、下降等。

双唇是声腔的主要出口,与构音相关的运动是双唇的开闭和突唇,这些肌肉受面神经的支配。

(4) 语音的发音机制:

①语音的来源。语音就是人类调节呼吸器官所产生的气流通过发音器官发出的声音。气流通过的部位不同、方式不同,形成的声音也就不同。发音器官所产生的声音主要可以分三种

来源。

a. 浊音声源：气流通过声门时，使声带颤动，产生周期性声波，就是浊音。浊音最为响亮，是语音中最重要的声源，如发"a"音时，属于浊音声源。

b. 紊音声源：发音器官的某一部分紧缩成非常窄小的通路，气流通过时形成紊乱的湍流，产生"嘶嘶"的噪声，就是紊音。紊音气流变化紊乱，没有规则，不像浊音那样有周期性，所形成的声波也是非周期性波，如发"s"音。

c. 瞬音声源：发音器官的某一部分紧缩到完全不让气流通过，使气流产生比较强的压力，然后突然放开，气流瞬间冲出去，产生一种非常短暂的瞬时爆破声，就是瞬音（或暂音），如发"b""d""g"音，都是在发音前先有短暂的间歇，然后产生瞬间的爆破声，都属于瞬音。

②语音的动力基础。发音的动力是呼吸时肺所产生的呼气流。没有肺的呼吸作用就不可能有语音，但肺对语音所起的作用主要也只在于提供发音的动力。呼气量的大小和语音的强弱密切相关。

③发音器官的作用。喉头在语音中之所以具有特殊的重要作用，是因为产生浊音声源的声带就处于喉头的中间，声带是一对唇形的韧带褶，边缘很薄，富有弹性。成年男子的声带长13～14毫米，女子比男子的声带约短1/3，小孩则更短些。声带平时分开，呈倒"V"形，当中的空隙是声门，发声时声带并合，声门关闭，气流被隔断，形成压力，冲开声带，不断颤动，产生声音。声带的颤动有很强的节奏性，一般人在正常说话时每秒颤动80～400次，它所产生的声带音也就是有节奏性的周期波，成为语音中的浊音声源。

声带音经过咽腔、口腔、鼻腔才能使我们听到，这时的声波已经经过咽腔、口腔和鼻腔共振的调节，不再是原来声带音的原始声波了，所以是无法听到原始的声带音。

声带和语音的高低关系最为密切，乐器的琴弦越细、越短、绷得越紧，音调也就越高。声带也是这样，声带绷紧，颤动就快，声音就高；声带放松，颤动就慢，声音就低。人类这种控制语音高低的能力在语言中起极其重要的作用。汉语是有声调的语言，声带的高低升降就是由声带的绷紧或放松所决定的。小孩的声带短而薄，因此声音又高又尖。成年后男子喉腔比幼年时增大1.5倍左右，声带也随之变厚变长，声音较原来降低约8度；女子喉腔只比幼年时增大1/3左右，声带也比男子略短略薄，声音比原来降低约3度。到了老年，声带和喉头的肌肉变得相当松弛，声音要比成年时更粗更低些。

④声音的共振腔。由声带颤动而产生的声带音是通过喉腔、咽腔、口腔、唇腔和鼻腔这五个共振腔发出的。喉腔和咽腔在人类演化过程中对提高发音能力起了很大作用。一般动物的声门很高，在声门和口腔之间几乎没有空腔，口腔里舌头和软腭可以活动的空间很小；人类声门部位很低，在声门和口腔间形成一个几十毫米长的空腔，就是喉腔和咽腔，舌头和软腭因此有了前后上下活动的充分空间，使得声腔的形状变化万千，发出种种不同的声音。人类虽很少直接用喉腔和咽腔发音，但喉腔和咽腔的形状对人类语言能迅速发展起非常重要的作用。

口腔是人类发音器官中最重要的部分，唇、舌、软腭、腭垂的协同运动，可以灵活改变口腔的形状、容积和气流的通路，使声带音产生不同的共振，并对气流产生阻碍，形成紊音和瞬音。口腔和咽腔、喉腔是可变共振腔，鼻腔是固定共振腔。

总之，清晰的语音在生理上形成的要素如下：肺呼出的气流为说话的动力；声带振动产生语音；喉、咽、口、鼻腔的共振；舌软腭、唇、齿等的构音。

3. 听觉器官

（1）听觉系统的结构：听觉系统由听觉器官各级听觉中枢及其连接网络组成。听觉器官通称为耳，其结构中有特殊分化的细胞，能感受声波的机械振动并将声能转换为神经冲动，称为声感受器。耳可分为外耳、中耳和内耳。外耳包括耳廓和外耳道，主要起集声作用。中耳包括鼓膜、听骨链、鼓室、中耳肌、咽鼓管等结构，主要起传声作用。鼓膜是封闭外耳道内端的一层薄膜结构，声波从外耳道进入，作用于鼓膜，后者随之产生相应的振动。哺乳动物的听骨链是由 3 块小骨（锤骨、砧骨、镫骨）组成的杠杆系统，一端为锤骨柄，附着于鼓膜内面，另一端为镫骨底板，封盖在内耳的卵圆窗膜上，鼓膜的振动通过这一杠杆系统可以有效地传至内耳，鼓膜内为鼓室，听骨链及中耳肌都在其中。中耳肌又名耳内肌，有两块：鼓膜张肌的收缩通过牵拉锤骨而使鼓膜紧张，镫骨肌的收缩使镫骨固定，其作用都是限制声音向内耳的传导。咽鼓管（耳咽管）由鼓室通至咽部，平时关闭，吞咽和做某些口部动作时开放，可使鼓室内的空气压力经常与大气压力保持平衡（图 1-5）。

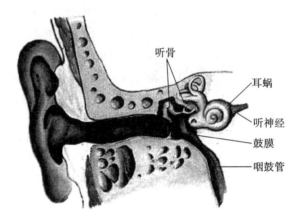

图 1-5　耳的剖面图

内耳的一部分，司平衡，称为前庭器官，另一部分能感受声音刺激称为耳蜗（图 1-6），是骨质外壳包着的管状结构，卷曲数圈（一般为两圈半）呈蜗牛状。这一管状结构靠近镫骨底板的一端较粗，称为基部；另一端较细，称为蜗顶。耳蜗骨壳内有膜性结构分隔的三条平行管道，从基部伸到蜗顶，分别称为前庭阶、鼓阶和蜗管（或中阶）。前庭阶和鼓阶在基部各有一窗，分别称为卵圆窗（前庭窗）和圆窗，两窗都有膜。圆窗外为鼓室，卵圆窗则为镫骨底板所封盖。前庭阶和鼓阶在蜗顶处（蜗孔）通连，此两阶内充满淋巴液，称为外淋巴。蜗管夹在前庭阶与鼓阶之间，亦充满淋巴液，称为内淋巴。分隔蜗管与鼓阶的膜状结构为基底膜。由感受细胞（声感受器）、神经末梢及其他结构组成的声音感受装置就排列在基底膜上，称为螺旋器或柯蒂氏器（图 1-7）。声音感受细胞是排列整齐的 3 行外毛细胞和 1 行内毛细胞，由支持细胞支撑，安置在基底膜上。毛细胞上端有许多很细的纤毛，其毛梢与螺旋器上方的盖膜相连。支配毛细胞的神经由位于耳蜗纵轴（蜗轴）处的螺旋神经节发出。螺旋神经节的神经细胞的另一轴索构成听神经，沿蜗轴走出，穿过颅骨入脑干。

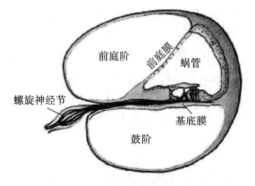

图 1-6　耳蜗的横切面

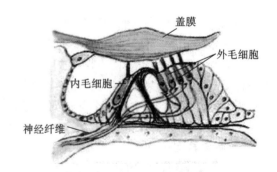

图 1-7　耳蜗柯蒂氏器官的横切面

听觉各级中枢间的传导通路颇为复杂，哺乳动物的第一级听中枢是延髓的耳蜗核，它接受同侧的听神经纤维。从耳蜗核发出的神经纤维大部分交叉到对侧，小部分在同侧，在上橄榄核改换神经元或直接上行,组成外侧丘系,到达中脑四叠体的下丘,从下丘发出的上行纤维及小部分直接从上橄榄核来的纤维终止在丘脑的内侧膝状体。内侧膝状体发出的纤维束上行散开成放射状,称为听放线,终止于大脑听皮层,是听觉最高级的中枢。

(2) 耳的声学特性:

①中耳的传声途径。正常耳的传声途径是声波作用于鼓膜,经听骨链传导至内耳,称为气传导。鼓膜的有效面积比卵圆窗膜的约大20倍;听骨链的杠杆结构使鼓膜端振幅大、力量小的振动变成镫骨底板端振幅小、力量大的振动,起到阻抗匹配的作用,从而保证了较高的传声效率。声波通过头骨的振动直接传至内耳,称为骨传导,这一传声途径效率很低,对正常耳的听觉作用不大,但在中耳有严重疾病时,听觉便主要靠骨传导。

②声波在耳蜗中的传播。镫骨底板和卵圆窗膜的振动推动前庭阶内的淋巴液,声波便开始以液体介质周期性压力变化的方式移动,其一前进方向是从卵圆窗开始,沿前庭阶推向蜗顶,过蜗孔后再沿鼓阶推向圆窗。另一前进方向是前庭阶淋巴液压力的变化横向通过蜗管壁传至鼓阶。由于淋巴液不可压缩,卵圆窗膜在这里便起重要的缓冲作用:卵圆窗膜向内推时它向外鼓出,卵圆窗膜向外拉时它向内收。由于声波的传播需要时间,在每一瞬间前庭阶和鼓阶各段的压力便各不相同,蜗管夹在二阶之间,二阶内的瞬态压力差便使蜗管的基底膜在不同段内随时间而上下波动。因为压力从前庭阶经蜗管壁横向地传至鼓阶这一途径较短,在声波引起基底膜振动的过程中,它起较重要的作用。基底膜的波动也从耳蜗基部开始,依次向蜗顶移动,称为行波。

③耳的频率响应。耳感受声音的灵敏度与频率的关系。外耳道的共振特性、中耳声阻抗的频率特性、耳蜗内行波的机械特性、螺旋器结构的滤波特性及感受细胞的生理特性,共同决定了耳对不同频率的声音感受的灵敏度是不一样的。各种动物都有其听觉较灵敏的频率范围,人是1000~8000 Hz,在这一范围以外灵敏度依次递减。

④行波学说。声音引起基底膜的波动是一种行波,从耳蜗基部开始逐步向蜗顶移动,在移动过程中行波的振幅是变化的,振幅最大点的位置及行波移动的距离都随声音的频率而变,振幅最大点在高频刺激时靠近耳蜗基部,频率逐渐降低时逐渐向蜗顶移动,行波振幅最大处基底膜受刺激最强,其位置与频率的关系是耳蜗频率分析的基础。

⑤声源定位。声源定位有赖于双耳听觉。由于从声源到两耳的距离不同及声音传播途中障碍物的不同,从某一方位发出的声音到达两耳时便有时间(或相位)差和强度差,其大小与声源的方位有关。在同一瞬间双耳接收声音的时间差是低频声定位的主要依据,强度差是高频声定位的主要依据,耳廓的聚声作用对高频声定位也有一定的帮助。

(3) 听觉的基本特性:听觉系统的基本功能是感受声音和辨别声音。感受声音的能力称为听力,通常以听阈的高低表示。听阈低表示听觉灵敏或听力好,辨别声音的能力可用各种辨别阈表示。

听阈是指足以引起听觉的最小声音强度,通常用分贝数表示。人的听阈可用主观感觉作为测定指标,动物的听阈则需用条件反射、行为观察或电生理方法测定。正常耳听阈的高低因频率而异,不同种类的动物听阈也不相同,各种哺乳类动物听觉灵敏的频率范围虽不相同,但它们的最佳听阈颇为接近,阈值声压大致为 0.00002 Pa,这样的声压使鼓膜振动时位移的幅度约为 0.1 nm,这是很高的灵敏度,若再提高,则可能因要经常不断地听到空气分子做布朗运动的声音而日夜不得安宁(图 1-8)。

(二) 正常儿童听觉语言和交流能力的发育

语言发育或者说语言发展是指婴幼儿学习使用和理解手势、单词以及语句的方法。

1. 听力的重要性 良好的听觉功能是智力增长的重要条件,听力对语言的发育起着重要的作用。在胎儿的几种感觉器官中最为发达的就是听觉系统,孩子最早的智力活动就是学说话,孩

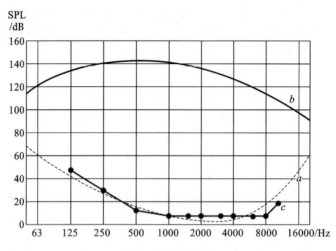

图 1-8 听阈曲线

注:纵坐标为声压级(分贝);横坐标为频率。

a 表示正常听阈曲线;*b* 表示"感觉"阈曲线;*c* 表示中国人的正常平均听阈曲线

子对周围世界的认识、思维能力的形成都是通过掌握语言来实现的。在婴幼儿期,孩子的智力发展主要是以听为主,若此时听力出现问题,必会造成语言发育障碍,从而导致学习和人际交往的困难,也会影响智力的发育。

口语处理过程的发育,受孩子所在的语言环境中的声音听觉刺激的影响。孩子不是看周围人的口型变化来学习语言的,而是用耳朵听到声音后将声音作为符号才理解其意思的。一个先天性重度听力障碍者,如果置之不顾,其语言不可能发育,而一个先天性视力障碍者,其最终的语言发育并不迟缓,这也说明,在声音语言处理的发育过程中,听觉刺激是最主要的不可缺少的因素。听觉记忆的发育是以听觉刺激为基础,理解口语符号,从而形成概念,再用符号来表现概念。正常儿童到6～7岁时,其口语的理解和产生应达到与成人同等的语言功能。

孩子一出生就和别人交流。孩子与人交流的最初方式就是哭,呜咽、断续的哭声,可能表示需要换尿布了;他们通过不断倾听,不久就能辨认出父母熟悉的声音,并对愉悦的引逗的声音、表情等表现出欢笑等反应,即开始了交流。

2. 听觉功能的发育　在母亲怀孕后第4周,胎儿听觉器官已经开始发育,第8周时耳廓已经形成,这时胎儿听觉神经中枢的发育尚未完善,所以还不能听到来自外界的声音。到了第25周,胎儿的传音系统基本发育完成,第28周时胎儿的传音系统已充分发育并可以发生听觉反应,至此,胎儿就已经具备了能够听到声音的所有条件。胎儿在母腹内已有听觉,早期听觉刺激是胎教的主要方法之一。

听觉功能在口语出现以前迅速发育。2～3个月以后的婴儿已能将听觉和视觉结合起来,当听到声音时,婴儿头就会转向发音的方向。例如通过摇铃或捏响橡皮玩具发出声音,逗引婴儿一边听声音,一边让其视线随玩具移动,可刺激听觉功能的发育。生后不久的婴儿对于声音有惊吓反射,这是原始反射。这种反射在生后3个月受到抑制。其后,向有声音的地方看或开始对大的声音有反应,然后对较小的声音也有反应。这种对声音反应的发育是以从耳到脑的听觉传导通路的生理成熟为前提的。不久,随着婴儿对声音反应的逐渐明确,就会过渡到因母亲的声音产生或哭或笑的情绪反应。也就是听觉反应从对单纯声音刺激的反射活动到愉快或不愉快的伴有情绪的反应变化。婴儿10个月时,就有明确的语言理解。

3. 语言能力的发育　这里所说的语言能力是指口语的理解和表达以及文字语言的理解和书写能力。另外,也包括交流能力和交流态度。

(1) 对口语理解的发育:儿童最初的言语活动是从听懂成人说出的词开始的。对语言的理解取决于许多技能,这些技能自婴儿出生后即开始发育,通过视、听、感觉等日常刺激,开始对他们所处的环境产生辨别能力,出现表示语言的手势动作,7~8个月时,由于多次感知某种物体或动作并同时听到成人说出关于这一物体或动作的词,婴儿在头脑里就建立起这一物体或动作的形象和词的声音之间的暂时联系,以后只要听到这个词的声音就能引起相应的反应。10~11个月时,婴儿能在词的声音和物体或动作联系的基础上,逐步过渡到对词的内容发生反应。在婴儿掌握声音符号的含义之前,需要各种各样的综合性刺激(如对婴儿的姿势和状态、周围的气氛、说话人的语调等),最后才能只用声音这一种刺激就能诱发出手势动作这一运动反应,如说"再见"时就摇手等。在各种各样的环境音当中,婴儿能逐渐辨别出妈妈等养育者的声音,并能知道这种声音是一个事物的符号,这种认识的建立是声音语言理解的开始。

儿童在1岁左右就开始懂得熟人使用的简单语言,1岁以后对口语的理解发生质的变化,即听到事物的名称时能确定所指的对象(事物名称的理解,用手指出来),这种用手指示的动作是在婴儿期表示声音语言理解发育的典型动作。这表示已经将口语这种不稳定的听觉刺激与人能认识的稳定的视觉刺激结合到一起了。由此,口语的记忆得到稳定,口语的理解有了飞跃性提高。这个阶段的词汇理解,最初是从幼儿语言、象声词等任意性低的符号单词开始,逐渐地过渡到对任意性高的单词理解。其后,便可逐渐理解简单的词组,不久又可理解具有一定语法规则的句子。一般18~24个月时,儿童词汇量可达200个,25~36个月时,儿童能够选择说话时的合适音量,并会开始使用代词(比如"我"和"你")了。2~3岁时,儿童的词汇量会增加到300个,能把名词和动词连在一起,造出虽然简单但也完整的句子,比如"我现在去"。

另外,从词类上看,儿童不仅能理解动词、名词、形容词,而且也能理解其他词类,如颜色名称、大小、数量等抽象度较高的单词。这些理解发育的基础,也包括儿童的记忆能力和认知能力的发育。

当儿童开始能听懂词语的时候,虽然自己还不能较好地运用言语,但可以说已经是儿童与成人语言交流的开端。

儿童真正掌握语言交流的能力,不仅要能听懂词语,而且还要能在听懂词语的基础上会说出词语。只有在儿童的言语听觉分析器和言语运动分析器之间建立联系之后,语言才真正成为交流的工具。

(2) 口语表达的发育:一般来说,新生儿和婴儿的声音,在各个语言环境中是相同的。1~2个月的新生儿只能发出哭声等生理性喊声,3个月后则能发出低沉连续的非生理性喊声(如"喔""啊"声),4个月能发出元音样的声音和笑声,6个月左右能发出含辅音成分的喃语,12个月能发出称为"始语"的有意义的声音。所谓"始语"是指发出的音韵是其语言中有的,并且音韵的使用有再现性,指某一特定的事物。

12~18个月为单词句期,是语言开始出现的时期。单词句期是指虽然只说了一个单词,却能表达需求,具有句子的功能。另外,儿童在这一时期声音的模仿较活跃,单词量急剧增加,对有些事物用"幼儿语言"来称呼,例如,把"车"称为"bu bu"等。而且在一个人玩的时候,经常发出一些意思不明的声音。

过了18个月,幼儿的单词量增加到50~100个,出现了双词句的词组。例如"妈妈,那边"(妈妈到那边去了)等。随着掌握的词组逐渐增多,到2岁时开始出现三词句的词组,由于不含有前置词、助词等,被称为"电报语"(电报语以省略冠词、关系词、连接词、人称、指示及其他代名词及助动词为特点)。2岁6个月左右,幼儿开始使用含有前置词、助词等的多词词组。

随着掌握的词组逐渐增多,出现了语法结构。儿童将主语、动词、宾语、连词等各种词类,按照其语言的语法规则变化排列。在这个过程中,儿童的语言发生,虽然可见各种语法错误,但可逐渐被纠正。6~7岁时,便获得了与成人同等的口语能力。

(3) 口语处理过程发育的特征:儿童在自己还不能说话的时期,就能够理解成人说的话。语言的理解能力比说话能力提前发育。

为了正确把握口语的发育,将语言发育分为理解和表达两个方面。为使语言处理过程成立,口语理解的发育是前提,只将语言表达作为焦点来分析是不充分的。另外,口语的表达有个体差异。男孩一般比女孩晚。在评价儿童的语言发育时,要把重点放在口语的理解上。

4. 交流能力的发育　语言是交流的工具,交流能力的发育是非常重要的。交流能力是以与母亲的亲密关系为基础而发育的。正常情况下儿童与母亲之间亲密关系发展的过程如下。

1个月的儿童在哭的时候,成人一抱起来,就不哭了;4个月时,儿童可以追视他人,对人的关心增加,房间里没人时就哭起来等;6个月时,儿童能将母亲与他人辨别开;7个月时,若硬把儿童从母亲怀里拉出来,儿童就会哭闹。9个月时,儿童能区别家里的人与外人,外人抱时会哭(认生的出现);1岁3个月时,儿童以母亲为中心,在母亲视线所及的范围内能安心玩耍;2岁时,即使母亲不在身边,儿童也能与其他孩子一起玩。

要求行为的发育:6个月时,抢下儿童手里的东西,儿童就会哭;8个月时,儿童有想要的东西就会发出声音要求;1岁左右时,儿童有想要的东西或想去某个地方时,会用手指那个方向;1岁6个月时,儿童有想要的东西就做出"给我"的手势,给儿童拿来时,儿童就把原来手里的东西给对方。

如上所述,交流能力在正常发育儿童的早期即可见到。语言的发育可以看作为早期交流活动(如用哭或用行为表示等)逐渐转化为用口语来表现的过程。自闭症的儿童,这些交流能力的发育不正常,即使获得了语言,也不能正确使用。

二、语言交流的心理学基础

(一)语言交流的心理过程

语言交流的心理过程是将最初的表述动机,经过表述的语义初迹和内部语言扩展到外部语言。理解话语的心理过程是从感知对方扩展的外部语言,从词句到话语,分出话语的主要思想,然后理解话语的整个意思。语言交流中各环节都有复杂的心理变化,影响现实的交流情况。

1. 影响语言交流的心理因素　影响语言交流的心理因素包括交流角色关系、交流循环系统、交流者的欲望、交流者的地位、交流者的心态、交流环境等,对这些因素的探讨可以促进对语言交流的心理认识。

(1)交流角色关系:在语言交流中,交流双方的信息传递随着角色关系的不断变换而改变。说话不是为了给自己听,"说"与"听"是语言交流中两个互为依存的角色。纵然有自言自语的现象,但是自言自语不会输出信息。如收看电视时,电视台发送信息并不是它的目的,它的目的是要观众收看节目——接收电视信号,首先只有电视台发送的信号是清晰可辨的,观众才有可能接收清晰的信息。语言交流的目的是向交流对象表达一定的思想与情感,只有说者输出的信息是清晰可辨的,听者才可能听得懂说者的意思。

(2)交流循环系统:在语言交流中,因为交流双方信息传递的方向随着角色关系的不断变换而改变,所以语言交流过程是一个循环系统。在此过程中,除了以听说角色变换、内部语言与外部语言交替为线索的主要循环过程之外,还存在着运行于记忆与编码、解码、内部语言之间的三个支持性循环过程,这种内在的模式称为交流循环系统。语言交流双方的内部心理活动和外部语言传递过程是一个信息加工、处理与发送、接收的互动系统。语言生成可理解为其信息加工与发送过程,而语言理解则是其信息接收与处理的过程。所传递的信息是以语言生成的话语为形式的,同时它又是语言理解的对象。

(3)交流者的欲望:一方所生成的话语常常激发对方的表述动机,从而引起一系列复杂的内部心理活动,如赞同、反对、感叹等,从而触动其交流的欲望,交流者的欲望影响着交流者的语表达及外部情感。

(4) 交流者的地位：一般情况下，在语言交流过程中人们是轮流说话的，交流双方的角色关系往往不断变换，交流双方地位是平等的。但语言交流受社会地位、职位等影响，如老师与学生的语言交流过程往往是支配与被支配的关系，这会影响被支配者的交流欲望，出现不平衡的特殊交流形式。

(5) 交流者的心态：一个人的世界观会影响个体的言行，从而影响交流者的态度，反映在交流心态中，这些反映被听者接受时，会由于听者的生活背景及交流心态而产生不同的效果，这可能会影响双方交流的内容。

(6) 交流环境：交流环境主要分两种，一种是外部交流环境，指交流的场合、声音环境、第三者干扰等。如在很吵闹的环境中交流，说者必须提高音量，听者必须集中精力倾听，需要交流者更大的体力、精力付出，从而影响交流心态及交流欲望。另一种是交流者的内部环境，指交流双方的精神、心理环境，如交流者心情沉重、疲乏等。

2. 语言理解过程　语言理解是对交流信息的接收和处理，其心理过程可从以下四个方面加以探讨。

(1) 语言理解的心理基础：语言理解的心理基础主要有感知辨识、短时记忆、反馈监控。

①感知辨识。语言理解首先要对语言的声音进行感知，其次是辨识词义功能及承载的语义。当听到一串话语时，把语流加以切分，分出语段、音段、音素所体现的音位。通过领悟语句的语调结构和词语的含义来辨识语句的意义。辨识词义，其实就是根据该词在语句中的组合地位，判断它属于哪一项语义，有时还要从上下句的关系加以判断，尤其是多义词。例如，"他不是东西"这句话，在感知后切分出"东西"这个词时，首先要辨识它不是方位词"东西"；其次要辨识它不同于"梳子是有用的东西"中的"东西"。也就是说，它不是指物品和方位，而指"人品差"。然后根据整句话的语气，辨识这句话的意思是他的人品差。

②短时记忆。短时记忆是参与语言理解的一项必需的心理条件。如在理解连贯话语时，必须记住话语的关键成分才能抓住重点，分清各成分的关系，理解话语的内在含义。

③反馈监控。语言的传入性反馈监控机制是保证语言交流围绕话题的重要心理条件。在语言理解时，听者必须在判断话语的关键成分的基础上紧紧把握语言交流的话语主旨，反复加以核对，一旦发现曲解、误解或偏离话语主旨，就要调整理解过程，重新调整谈话内容，尽力捕捉话语的信息核心。

(2) 语言理解的策略：语言理解是综合利用各种策略的复杂心理过程。人在已有的知识和经验的基础上，常应用语义策略、词序策略和句法策略等来加工语言信息。例如，人们可以根据语义来确定各种词类：如凡指称实体的词为名词；凡说明行动的词为动词。利用语义策略可以帮助理解句子，如"投之以桃，报之以李"，我们能正确地理解这句话的意思是"他人以桃赠我，我以李回之"。所以，即使词的顺序颠倒，人们也不会产生误解。

词序策略则是利用词序的模式来加工语言信息。例如，汉语句子的基本词序为"名词1—动词—名词2"，即"动词之前的名词为支配者"，"动词之后的名词为受支配者"，这个词序模式的内涵就是第一个名词的特例，对第二个名词的特例施加动词所表达的一定行动。这种词序策略不仅涉及句子的表层结构的分析，实际上也涉及句子的深层结构或意义。

(3) 语言理解中的信息整合：人的背景知识对语言理解的作用不仅表现在策略运用上，还表现在信息整合上。输入的语言信息要与记忆中贮存的有关信息相整合，才能得到理解。如果缺乏有关的信息，或者未能激活记忆中的有关信息，那么就不能或难以实现语言的理解，通常人们将新的信息与已知的信息联系起来达到进一步的理解。在对话和阅读中，前一个句子或前一些句子为后一个句子提供有用的信息，并互为影响。如果这种已知的信息与新的信息的互为关系遭到损害，句子的理解将受到影响。

(4) 推理在语言理解中的作用：人在语言理解过程中，不是被动地接受语言信息，而是在已有知识的基础上主动推敲，领悟语言的意义，常通过推理增加信息，把握事物之间的联系，促进语言的理解。

3. 语言表达过程　在语言交流中，语言生成也必须具备一定的心理条件，在语言交流中，理解是从句子的表层结构到深层结构的过程。语言产生则相反，它是从深层结构到表层结构的过程，它包含三个阶段：第一阶段为构造阶段，依照目的来确定要表达的意思；第二阶段为转换阶段，应用句法规则将思想转换成语言的形式；第三阶段为执行阶段，把语言形式的消息说出或写出来。

语言产生是人有目的的活动。语言产生过程首先需要确定哪些信息要表达出来，即先决定说（写）什么，然后再决定这些信息如何表达，也就是确定怎么说（写）。在确定说什么和实际说出来之间进行着各种转换过程，即从思想依次转换为句法、词汇和语音等不同层次的语言结构。将这些不同的转换过程看成不同的加工阶段。

（1）表述动机：表述动机是语言生成的起点，即在话语中表述特定内容的需要，例如，提出请求、宣布结论、表示愿望、交流信息、陈述思想等。动机只是语言表述的出发点，根据表述的方式分为对话和独白两种，它们的表述动机不同。对话动机的实质在于语言交流过程中，交流者为听者地位，对方为说者地位，是交流者对对方的语言刺激所作的反应。因此，表述动机既是理解的终点，又是生成的起点，也就是说它在语言交流过程中是语言理解转向语言生成的衔接点。独白是语言表述的另一种形式，指人的自思、自语等内心活动，即由说者说出一段意思连贯的扩展性语言，它由独立的表述动机支配。在这种稳定的动机驱使下，说者会主动独立地制订语言表述计划。

（2）语义初迹：语言生成内部过程的第二个环节是语义初迹。语言表述动机只是引起语言表述过程的出发点，它本身还没有确定的内容。语义初迹的产生是确定语言的内容，它形成未来语言表述的基本格式。

语义初迹是一种由表述动机触发的同时呈现的语义关系网络体系，语义初迹包括三个要素：第一，形成思想的主题和述题；第二，由义素构成的潜在语义；第三，一些潜在的语义关系，如时间、目的、对象等。这些要素一旦转化为语言单位，就可以通过内部语言形成扩展的话语。这种语义初迹是形成话语的基础，它是一个潜在的语义关系体系，在心理上只是表述的一般主观意图，但说者能够把这个主观意图转变为扩展的语言语义体系。

（3）内部语言：内部语言是语言生成内部过程的第三个环节，包括三个阶段：第一阶段（出声思维阶段），此时儿童还不善于考虑问题，主要是通过出声地思考和回答教师的问题来培养内部言语能力；第二阶段（过渡阶段），在比较容易而简单的问题中，培养儿童在出声思维的同时，学会短时间的无声思维；第三阶段（无声思维阶段），随着学习内容的复杂化和抽象思维及独立思考能力的要求日益提高，内部言语日益复杂起来，它在儿童的有意识的生活中占据越来越重要的地位。内部语言是从同时综合出现的语义初迹向扩展的外部语言过渡的必需阶段。内部言语与抽象逻辑思维有更多的联系，它主要执行着自觉的综合分析的机能。并且，内部言语与有目的、有计划的行为有更多联系，它主要执行着自觉的自我调节的机能。

（4）外部语言：外部语言是语言生成内部过程的最后一个环节，从内部语言扩展而来，此时语法上已经定型，词汇也已选定，主要进行语音实现，使目标词语在语音中得到实现，其心理条件是保证将表述变成有声语言，并通过各种反馈不断循环纠正，构成极其复杂的心理过程。

4. 影响语言交流的认知能力　认知是人类的一种心理活动，是指个体认识和理解事物的合理过程。认知过程是个体认知活动的信息加工过程。个体认知是指在公共认知层面因个体差异（个体信息接受程度与可获得渠道、个人理解能力、个体素质、宗教信仰、种族、性别等）而存在的认知不同。认知心理学将认知过程看成由信息的获得、编码、储存、提取和使用等一系列连续的认知操作阶段组成的按一定程序进行信息加工的系统。信息的获得就是接收直接作用于感官的刺激信息。感觉的作用就在于获得信息。认知功能对语言交流的影响主要体现在四个方面：第一，接收能力，即通过各种感觉接收外界信息；第二，记忆和学习功能；第三，思维功能；第四，表达功能，即通过语言、躯体、情感等各种形式进行表达。认知功能损害的表现较复杂，其中轻度认知功能损害主要表现在以下方面：①记忆障碍，例如近事记忆、个人经历记忆、生活中重大事件的记忆障碍；②定向障碍，包括时间、地点、人物的定向障碍③语言障碍，包括找词困难，阅读、书写和理解困难；④视空间能力受损；⑤计算能力下降；⑥判断和解决问题的能力下降等。语言是人类独有的认知功能，语言符号信息在认知的加工过程中，从最初对语言符号的感知辨识、理解到最终的言语表达，整个语言交流的心理过程都与认知功能（如思维、学习、记忆等）有着不可分割的联系。

总之，正常的认知功能是语言交流的基础。

（二）语言障碍与精神心理的关系

1. 与精神病性障碍的关系　精神病性障碍是指由于器质性或功能性损害导致的自我检验和现实检验能力丧失，人格全面受损及工作、学习能力丧失的一组心理障碍。最为常见的是精神分裂症、心境障碍、偏执性精神障碍和急性短暂性精神病。

常见的精神病性症状主要有幻觉（幻听、幻视、幻嗅等）、妄想（关系妄想、被害妄想、物理影响妄想、夸大妄想、罪恶妄想、疑病妄想、嫉妒妄想、钟情妄想等）、自知力不完整或丧失、兴奋状态、木僵状态等。

由于精神病性障碍的思维联想与正常人及各种语言障碍的人均不同，在语言交流时可以表现为各种异常，如：精神分裂症患者可以出现思维联想速度减慢、思维破裂，使语言交流很难进行；而言语行为增多的患者，尽管语言交流可以进行，但在各种幻觉、妄想的支配下可以表现为言语增多、所答非所问、自言自语现象。

2. 与抑郁性障碍的关系　抑郁性精神障碍是以显著而持久的心境低落为主要特征的一组疾病，临床上主要表现为情感低落，伴有相应的认知和行为改变，包括抑郁发作和持续性心境障碍。

常见的抑郁性障碍主要有抑郁性神经症、反应性抑郁、重型抑郁症。

常见的抑郁症状有抑郁心境、思维迟缓、精神运动性迟缓、躯体症状（睡眠障碍、食欲减退、性欲减退、各脏器的不适感等），可以表现为消沉、情绪低落，对生活和工作无兴趣、无热情，悲观失望，精力不足，生活中的大部分时间抑郁，严重者有轻生念头。有抑郁症状的同时出现躯体症状，如头痛、背痛、四肢痛等慢性疼痛。

由于抑郁症患者主要表现为精神运动迟缓和患者语速减慢，在进行语言交流时，常使医生感到语言交流进行很困难，常常出现"医生数问患者一答"的现象，但语言交流的内容基本是切题的。

3. 与神经症的关系　神经症是一组精神障碍的总称，主要表现为持久的心理冲突，个体觉察或体验到这种冲突并因此深感痛苦且妨碍心理功能或社会功能，但没有任何可证实的器质性病理基础，无持久的精神病性症状，现实检验能力未受损害，行为保持在社会规范允许的范围，有自知力，求治心切。起病多与素质、人格特征、精神应激性因素有关。病程多迁延，进入中年后症状常常缓解。

神经症的常见症状主要有精神活动能力下降、烦恼、紧张、焦虑、抑郁、失眠、恐惧、强迫、多疑以及各种躯体症状，神经症主要有以下几种：焦虑性神经症、恐惧性神经症、强迫性神经症、躯体形式障碍、癔症、神经衰弱等。

神经症患者往往在进行语言交流时，表现为好倾诉、过分夸大病症、叙述仔细而累赘，医生或他人很难打断其谈话,语言交流内容基本无用词或语法错误。

三、言语治疗的语言学基础

(一)文化与语言

1. 文化 语言是一种符号系统,一种文化形态,语言和文化是不可分割的。语言交流中的语音、词汇、语法使用和表达策略等均与个体的文化背景、教育水平、思维方式、交流态度等有关。一个人语言掌握的水平,影响着其对周围环境的认知过程,人们的思维过程也会随语言的变化而变化。

世界上的各种语言按其亲属关系大致分为九种,其中汉藏语系和印欧语系是使用人数较多的两个语系。印欧语系分布区域最广,其中英语使用的人数最多,成为当今世界主要的交流语言。我国是一个多民族的国家,境内各民族语言非常丰富,但主要推广使用统一的普通话,归属在汉藏语系中。

2. 普通话与方言 普通话是全国各民族通用的语言。普通话是以北京语音为标准音,以北方话为基础方言,以典范的现代白话文著作为语音规范的语言。

国家在统一推广使用普通话的同时,允许多种方言的存在和发展,其中主要有五大方言,分别是官话方言、湘方言、客家方言、粤方言和闽方言。其中与普通话差别较大的是粤方言和闽方言。

(二)语音

1. 音素 音素是可划分的最小语音单位。音素分为两类,即元音和辅音。

(1)元音:气流振动声带,在口腔、咽头不受阻碍(但受节制,如唇圆否、口腔开合)而形成的音称为元音,又称为母音,如"a""o""e""i""u"。元音是发音时共鸣腔的不同形状造成的,最重要的共鸣腔是口腔,此外舌头的高低、前后和嘴唇的圆展也参与共鸣并决定着每个元音的音质。

(2)辅音:气流在口腔或咽头受到阻碍而形成的音称为辅音,又称为子音。如"b""m""f""d""k""zh""s"等。受阻的部位就是发音部位,形成和冲破阻碍的方式就是发音方法。发辅音时要求区别:①清音和浊音:发音时声带不振动的辅音称为清辅音,发音时声带振动的辅音称为浊辅音;②送气和不送气;③鼻音和口音。

发元音和辅音的主要区别,一般归纳为如表1-2所示的五点。

表1-2 元音与辅音的鉴别点

鉴别点	元音	辅音
气流	畅通无阻	受阻碍并克服阻碍
发音器官	发音器官均衡地保持紧张	阻碍气流的发音器官明显紧张
气流强弱	均匀较弱	气流较强
声带颤动	有颤动	浊音有颤动,清音无颤动
语音延长	可延长	某些可以

2. 音位 音位是语言中能够区别词义的最小语音单位,也就是不同的语音类型。例如"把"(ba)、"比"(bi)、"补"(bu)三个不同字里,"b"的实际发音并不完全相同,第一个"b"较松,第二个"b"较紧,第三个"b"带圆唇。但是,这种细微的差别在语言的交际中并没有造成区别意义的作用,因此也就可以把这三个"b"归纳为一个语音类型,这就是"b"音位。

"八"(ba)、"趴"(pa),其中的"b"和"p"同与"a"相拼,构成了不同的词义,"b"和"p"有了区别词义的作用,因此便是两个不同的音位,即两个不同的语音类型。

3. 音节 音节是听觉能感受到的最自然的语音单位,由一个或几个音素按一定规律组合而成。汉语中一个汉字就是一个音节,每个音节由声母、韵母和声调三个部分组成;英语中一个元音音素可构成一个音节,一个元音音素和一个或几个辅音音素结合也可以构成一个音节。

"飘"(piao),一听便知是一个音节,而"皮袄"(pi'ao)虽然与"飘"的音素完全相同,但一听便知是两个音节。"鲜"(xian)与"西安"(xi'an)、"换"(huan)与"忽暗"(hu'an)等音节都是凭听觉来加以区分的。

(1)声母:汉语音节中开头的那个辅音称为声母。每个音节中的声母只由一个辅音充当,例如"中国"(zhong guo)中的"zh"和"g",就是这两个音节中的声母。在普通话中声母共有21个。汉语拼音的声母表如表1-3所示。

(2)韵母:在汉语音节中,声母后面的部分称为韵母。有的韵母由一个、两个或三个元音组成,有的韵母中也有辅音成分。在普通话中韵母共有39个。

表1-3 汉语拼音声母表

发音部位		上唇	下齿	舌尖	舌尖	舌尖	舌面	舌根
		下唇	下唇	上齿背	上齿龈	前硬腭	前硬腭	软腭
塞音	不送气	b			d			g
	送气	p			t			k
塞擦音	不送气			z		zh	j	
	送气			c		ch	q	
擦音	清音		f	s		sh	x	h
	浊音					r		
鼻音(浊音)		m			n			
边音					l			

(3)声调:在汉语的发音过程中,贯穿整个音节的声音高低、升降、曲直变化的就是声调。声调是汉语音节中不可缺少的组成部分,也是汉语区别于其他语言的又一个显著特点。

4. 发音部位及发音方法 发音离不开发音器官的运用,其中有的发声器官是固定不变的,比如齿、齿龈、硬腭等。有的发声器官的形状和位置是可变的、能动的,比如唇、舌、软腭、声带等。

(1)发音部位:发辅音时,对气流能够形成阻碍的发音器官就是主要的发音部位。比如发"b""p""m",是上下唇之间形成阻碍,称为双唇音,根据21个声母发音部位的不同,大致可归纳为七类(表1-4)。

表1-4 辅音发音的部位

类别	发音部位	举例
双唇音	上唇与下唇中部形成阻碍	b、p、m
齿唇音	上唇与下唇内侧形成阻碍	f
舌尖前音	舌尖与上齿龈形成阻碍	z、c、s
舌尖中音	舌尖与上齿龈形成阻碍	d、t、n、l
舌尖后音	舌尖与硬腭前端形成阻碍	zhi、chi、shi、r
舌面音	舌面中前部与硬腭形成阻碍	j、q、x
舌根音	舌面后部与硬腭后部形成阻碍	g、k、h

(2)发音过程:声母发音的全过程可以划分为成阻、持阻、除阻三个阶段。①成阻为发音的两个部位形成阻碍,力求为发音做好准备的阶段,例如"b""p""m",在发音时双唇先闭拢形成阻碍的过程;②持阻为成阻部位保持成阻状态,并蓄积一定的力量和阻力,同时让气息积聚在发音

部位的后面,为发音做好最后的准备;③除阻为气流冲破阻碍,最后发出声音的过程。例如双唇音"b""p""m",双唇中部打开,气流冲出,发出"b""p""m"的音。

(3)发音方法:发音方法是指发音时形成阻碍和克服阻碍的方式,包括气流的强弱、声带的颤动等,根据声母形成阻碍和克服阻碍的方式,普通话声母可以分为塞音、擦音、塞擦音、鼻音、边音几类。①塞音。成阻部位完全闭合,持阻并突然除阻,气流冲破阻碍,造成爆发色彩,如"b""p""d""t""g""k"。②擦音。成阻部位靠近,形成缝隙,气流从缝隙中挤出造成摩擦声。如"f""s""sh""r""x""h"。③塞擦音。成阻部位开始时完全闭合,当发音时,成阻部位立刻微微打开一条窄缝,让气流从窄缝隙中摩擦挤出,由于这中间有塞和擦的过程,故称为塞擦音,如"z""c""zh""ch""j""q"。④鼻音。成阻部位完全闭合堵住气流,发音时,软腭下垂,鼻腔通路打开,让气流向上从鼻腔中通过,发出鼻音,如"m""n"。⑤边音。舌尖抬起和上齿因接触形成阻碍,阻塞气流。发音时,气流沿舌的两边流出,同时舌自然落下造成边音,如"l"。

根据除阻时气流强弱的不同,普通话声母的发音又可分为送气音和不送气音两种。①送气音:发音时呼出的气流较强,如"p""t""k""q""ch""c"。②不送气音:发音时呼出的气流较弱,如"b""d""g""j""zh""z"。

根据声母发音时声带颤动的情况又分清音与浊音。①清音:发音时声带不颤动的为清音。②浊音:发音时声带颤动的为浊音。普通话声母中只有"m""n""l""r"为浊音,其余的均为清音。

正确发音除了以上发音原则外,还要掌握好以下语音四要素(表1-5)。

表1-5 语音四要素

语音	声音性质	物理特性
音高	声音的高低	频率
音重	声音的轻重或强弱	振幅
音长	声音的长短	振动时间的长短
音质		可以从声音的产生和音响两方面分析

(三)文字

1. 汉字 汉字是建立在象形基础上的表意文字,可以以义构形,以形索义,又有高度抽象的符号功能。汉字形体结构形式遵循着一定规律,抽象出五种基本笔画,笔画顺序为先上后下、先左后右、先中间后两边。利用线条构成字体,如象形、指事、会意、形声、转注、假借。

象形字的结构基础是象形语义,指事字则是用形象加符号或单用指事符号表达语义,会意字的结构基础是用两个以上的形象或符号组合起来表达特定语义。形声字大量产生,在形体上增加意义信息的结果。汉字偏旁部首具有高度抽象的符号功能。

2. 语法 汉语语法单位包括语素、词、短语和句子。语素是语言中最小的音义结合体,大多数为一个音节即一个语素。

(1)语素:主要从三方面分类。第一,从语音形式角度分为单音语素(占优势,例如:喜、欢、唱)、多音语素(主要由古汉语中的联绵词和音译外来词构成,例如:坎坷、喇叭、沙发、幽默等);第二,从语言功能角度,即能否单独构成词,分为成词语素(例如:天、好)、非词语素(不能直接构成词而必须和其他语素相结合才能构成一个词,例如:业、民、务等);第三,从意义、性质角度,分为词根语速(体现词的基本意义,例如:人、天、老虎、桌子)、附加语素(由词缀构成的,例如:老虎、作家、第三、阿姨)。

(2)词:词是能够独立运用的最小的语言单位,是构成短语和句子的备用单位。根据语素与语素的结合情况,可分为单纯词(多音单纯词、单音单纯词)、合成词(重叠式合成词、附加式合成词、复合式合成词)。

(3) 句子：句子是由短语或词构成，具有特定的句调，能够表达一个相对完整意思的语言单位。句子可以有如下两种分类：①按照用途和语气，句子可分为陈述句、疑问句、祈使句、感叹句；②按照结构，句子可分为单句、复句。

3. 词 词分为实词和虚词两大类，实词包括名词、动词、形容词、区别词、数词、量词、副词、代词、象声词和叹词十类。虚词包括介词、连词、助词和语气词。

4. 句法 说话的时候，句子能表达一个相对完整的意思。每个句子又都有一定的语调，表示不同的语气。在连续说话中，句子和句子之间有一个较大的停顿。在书写时则用句号、问号或叹号表示语气和停顿。主要有六种句式。

(1) 连动句：基本结构为名词＋动词1＋动词2。例句：她扭头看了鱼一眼。

(2) 兼语句：基本结构为名词1（主）＋动词1＋名词2（宾）（主）＋动词2。例句：他告诉我他要走了。

(3) 存现句：基本结构为处所词（或时间词）＋动词＋名词。例句：桌上放着两杯茶。

(4) "是"字句：例句：这孩子是个急性子。其中"是"为动词。例句：老李是明天离开杭州。其中"是"为副词。

(5) "把"字句：例句："他把香蕉吃掉了"。

(6) "被"字句：表示被动。例句："鞋子被穿破了"。

5. 现代汉语中常见的句子变化

(1) 倒装：例句：早就做好了，你弟弟。

(2) 省略：例句：我弟弟8岁了，（我弟弟）上小学三年级。

(3) 紧缩：例句：（不……也）你不允许我也去。

第三节　言语治疗技术内容

一、言语治疗的原则

（一）拟定总的康复目标，设定长短期目标

根据评估结果，考虑预后，设定长短期目标。拟定康复目标时，应考虑患者的主观需要和客观需要的实际可能性。如有的功能障碍影响患者的日常生活，妨碍患者的工作，应根据患者的自身需求和客观病情拟定总的康复目标，安排康复训练的项目和内容。

（二）治疗方案需难度适宜，先易后难，循序渐进

理想的治疗方案难度应该为患者需要经过一定的努力能获得成功的水平，以正确率为80%左右为宜。

（三）言语治疗要有高度针对性

根据言语障碍的不同，选择相应的康复措施。如治疗失语症时，命名性失语应侧重物品名称的命名训练；Broca失语应侧重口语对话、手势语言、指物呼名等训练。以说为中心，坚持听、视、说、写相结合，注意发挥各言语机能之间的协同强化作用。

（四）坚持发音器官新联与说话相结合

因有些类型的失语症往往伴有口面失用，需加强舌体运动、口面运动、呼吸练习，加强对气流的调整等，有利于言语恢复。

（五）坚持多种形式训练，以提高趣味性

言语治疗是一个长期而枯燥的过程，因此要采取多种形式的训练，内容要适合患者的文化水平及生活情趣，所选用的题材要使患者感到有兴趣。如绕口令、关联词语搭配、讲故事、多媒体训练等。治疗以一对一训练为主，也可以采用集团训练法、游戏训练法等多种训练形式。

（六）坚持医院治疗与家庭训练相结合

医院治疗一般为每周3～5天，每天1～2次，每次治疗20～30分钟。家庭训练是在医院治疗的基础上，以家庭为中心的一种较为有效的治疗措施，要求家庭人员学会具体的训练方法，以督促、指导患者完成家庭训练。症状明显好转后，也可每周医院治疗1～2次，以家庭训练为主。

（七）注意强化与反馈

在训练过程中患者反应正确时，要使其知道正确并给予鼓励（正强化），反之也要让其知道答错并一起表示遗憾（负强化）。向患者传递反应正误过程称为反馈。正确使用反馈在训练过程中非常重要，特别是对刚刚开始训练的患者，往往可以使患者配合训练，巩固训练成果。在强化和反馈的应用过程中，对儿童有时要给予奖励，要考虑患者的年龄和兴趣并合理应用才能取得良好效果。

二、言语治疗的途径

（一）训练和指导

训练和指导是言语治疗的中心，包括听觉的利用、促进言语的理解、口语表达、恢复或改善构音功能、提高语音清晰度等言语治疗以及吞咽障碍的治疗。指导主要包括对患者本人进行训练指导，也包括对患者的家属进行指导，特别是对重症患者的家属和患儿的家长进行训练和注意事项的指导。

（二）手法介入

可以利用传统医学的手法帮助一些言语障碍的患者改善言语产生的有关运动功能受限的问题，此方法适合运动性构音障碍患者，特别是重症患者，也适用于重度神经性吞咽障碍患者。

（三）辅助具

为了补偿功能受限，有时需要装配辅助具，如重度运动性构音障碍腭咽肌闭合不全时，可以给患者戴上腭托，以改善鼻音化构音。

（四）替代方式

当重度言语障碍很难达到正常的交流水平时，就要考虑使用替代交流方式，如手势、交流板和语言交流器等。

三、言语治疗的辅助设备

（一）言语训练卡片

言语训练卡片用于失语症患者恢复对言语的认知感知训练。

（二）语言障碍诊治仪

语言障碍诊治仪由专用软件、PC主机、触摸式显示器、彩色喷墨打印机、隔离变压器、PC麦克风和通信电缆线组成，有系统简介、病历管理、诊断系统和康复训练四大模块，是评估被试者的语言流利程度，实现治疗师自行设计，录制方言语言等有互动功能的康复平台。

（三）吞咽言语治疗仪

吞咽言语治疗仪具有诊断、治疗、言语训练、评估四大系统，可对言语吞咽功能有关的神经肌

肉进行电诊断,根据诊断结果,仪器可自动生成治疗处方。根据诊断结果,仪器可生成针对不同患者的言语训练程序。有存储功能,可存储不少于25个患者的治疗处方。吞咽言语治疗仪适用于喉返神经麻痹、喉上部麻痹、失语症、构音障碍、吞咽困难等患者。

四、言语治疗的要求和注意事项

(一)言语治疗的要求

为了达到最佳治疗效果,要设法创造可能的条件,但这并不是要求所有的言语治疗都要机械地去苛求条件,因为目前有些条件满足起来是有一定困难的。

1. 训练场所选择 脑血管病急性期或脑外伤患者及个别重症脑性瘫痪的患儿病情许可时,可以在床边进行训练。当患者可以借助轮椅活动时,可到训练室进行治疗。成人训练室不必太大,一般 10 m² 即可,要能放下语言训练治疗机、床、教材柜子以及能进去轮椅即可。但儿童训练室,要求较宽敞的房间,因为课桌上难以进行的课题往往就要在地板上进行,所以必须具有一定的宽度。要尽量避开视觉和听觉上的干扰,最理想的是在有隔音设施的房间内进行,因为语言障碍患者音量一般来说都不高,语言欠清晰,在噪声大的环境下表达较吃力,另外噪声大时患者的注意力容易分散,会出现心理承受问题,也不利于接收高效的听觉刺激语言信息。

2. 训练室内尽量避免过多的视觉刺激 大部分语言障碍患者是脑损伤,其注意力极易分散,也极易疲劳,所以训练室内要简洁、安静、井然有序,墙壁上不要贴多彩的画报,语言训练治疗机要放在明亮之处。

3. 形式 原则上以一对一训练为主,有时要进行集体训练。①一对一训练:根据患者的具体情况,如病症的程度、障碍的侧重面、残余语言功能等,制订个人训练计划并列出具体语言训练内容,除了语言功能训练还要进行实际语言交流能力训练。②集体训练:将各种类型及不同程度的语言障碍患者召集在一起,以小组的形式进行语言治疗。其特点是能够改善语言障碍患者对社会的适应性,减少心理不安,提高交流欲望,也给语言障碍患者提供了一个交流的场所,对改善由于语言障碍所致的二次性障碍问题,如心理方面、情绪方面、人际关系方面等起到积极的作用。另外通过集体训练,重症患者可以从轻症患者身上看到希望与信心,也为将来回归家庭与社会打下基础。还可以请心理治疗师、作业治疗师、社会工作者一起参加,这种训练可以增加患者的自信心和兴趣。通常是病情基本相同者5~10人一个小组,由治疗师带领,进行谈话练习。治疗师提出问题,每个患者轮流回答,例如询问患者的姓名、日期、医院名称等。一个患者答不出时,可由其他患者代答或补充。这种会话比较轻松,既能训练记忆力,又能训练说话能力,而且患者之间相互启发、鼓励,有较大的心理和社交上的康复的价值。

4. 治疗次数和时间 每天的训练时间至少应保证0.5小时,幼儿可以是 20 分钟,住院患者一天1~2次,门诊的患者可以间隔较长时间。言语治疗尤其是检查,时间最好安排在上午,因为上午患者的精神比较饱满,头脑较为清醒,下午的耐受力较上午差。患者在训练期间精神较为集中,时间稍长会感到疲劳,因此在训练上要随时观察患者的身体情况,以防出现意外或原发疾病再次复发等情况发生。

5. 家属指导及自我训练 治疗师要将患者语言障碍检查的结果以及将来对日常生活、职业生活所带来的影响向患者的家属及亲友讲清楚,以求得家属及亲友的理解,明白如何对待、指导、督促患者。根据具体情况也可以在治疗师治疗时让患者家属在旁边观察检查、训练的情况,治疗师根据语言症状加以说明,使家属更易理解。另外还可以让治疗师观察患者家属与患者间的日常沟通交往,然后就沟通交往的正确与否向家属反馈,并对患者家属提供具体指导,以便更好地完成家庭训练。要求患者每天训练5~6小时。

患者自我训练是根据训练程序及每天训练的内容进行训练。治疗师给患者留作业,这是一条很好的学习途径,通过作业可以强化每天训练的内容,还可以使患者看到自己的进步,提高信心。家属可以通过作业的前后对比看到希望,治疗师可以根据作业发现面对面训练时发现不了的问题。另外自习的内容可以扩展开来,设定一些家庭成员可以加入的课题,既达到了训练目的又使家庭成员关系更亲密,提高了交流能力,也使家庭成员对患者有更充分的理解。

6. 卫生管理 由于训练时会经常接触患者的身体和唾液,所以一定要预防各种传染病,手指有伤时要特别注意,训练前后要洗手,训练物品要定期消毒,直接接触患者口腔或皮肤的检查训练物品(如压舌板和手套),要尽量用一次性的。构音障碍治疗前嘱家属为其清洁口腔。

(二)言语治疗的注意事项

1. 反馈的重要性 这里所说的"反馈"是指治疗过程中,患者对自己的反应有意识的认识(如指出图片或发出声音等)。有两种意义,一是对自己所进行的活动有意识客观地把握,二是能认识到反应正确与否。

2. 确保交流手段 语言是交流的工具,对于重症患者,首先要用手势、交流板、语言障碍诊治仪等交流工具建立非语言的交流方式,特别对失语症患者有很大意义。

3. 要重视患者本人的训练 一般来说训练效果与训练时间成正比,要充分调动患者和其家属的积极性,配合训练。训练的内容由治疗师指定,让患者自己训练(可有家属协助),但要变换形式。有些患者治疗时家属在场可能会影响治疗情绪,但治疗师还需要让家属观察全部训练过程,使其加深对患者的理解,并掌握训练患者的方法,训练室最好设有观察窗口,观察窗口应使用单向玻璃,让家属能看到患者,而患者看不到家属。

4. 注意观察患者的异常反应 治疗前要了解患者原发病及并发症方面的资料以及可能出现的意外情况。另外要经常注意患者的身体情况、病房人员的介入量、运动疗法、作业疗法训练内容等,特别要注意患者的疲劳表情。训练时如发现身体整体状况较差,则不要勉强训练。

5. 必须充分理解患者 以认真、耐心的态度帮助患者,与患者建立充分的相互信赖关系是将治疗引向成功的第一步。

6. 尊重患者的人格 为提高治疗效果,增强友好的医患关系,对成年患者应仍以成人或年长者看待,不要因为其行为表现有"返童倾向"等异常而以不良态度处之,避免加重患者的心理不平衡,以及削弱训练欲望、影响训练效果等负面作用。同时要尊重患者的意见。对收集个人生活资料中涉及的个人隐私,应注意保密。

7. 让患者对自身的障碍有正确的认识 不要为了让患者一时高兴而说与事实不符的话,可将患者障碍的现状、恢复的预测及治疗计划等情况,根据患者不同的理解力和承受力,适当地直言相告,以利于其尽早正视事实,接受自己的现状。有时隐瞒真相,会影响治疗师与患者建立真诚的信赖关系。

8. 增强患者的自信心,提高训练欲望 注意正面引导,避免否定者的言行。当患者强调自己的错误时,应在淡化其失败感的同时,努力向克服障碍的决心方面引导。注意患者细微的进步并加以鼓励,使患者看到希望。

9. 心理治疗 语言障碍患者的心理障碍应视为由于语言障碍引起的继发障碍,所以也是言语治疗工作范围以内的内容。言语治疗的目的不仅使语言功能改善和恢复,与此同时也要设法使患者的心理-社会状态得到改善。

(李福胜　王维　曹艳杰)

能力检测

一、名词解释

1. 言语

2. 语言

3. 言语治疗学

二、简答题

1. 简述言语-语言处理过程。

2. 简述言语-语言障碍的分类。

第二章 听力损失

第一节 认识听力损失

一、听觉系统解剖及其生理

听觉系统分为外周部分和中枢部分。外周部分包括外耳、中耳、内耳和听神经。中枢部分是指位于听神经以上的脑干和大脑半球中的听觉结构，纵跨脑干、中脑、丘脑的大脑皮层，是感觉系统中最长的中枢通路之一。自下向上，主要包括耳听神经核、上橄榄核复合体、外侧丘系、下丘、内侧膝状体、大脑皮层颞叶的听觉皮层。

（一）外周部分

1. 颞骨 颞骨是外周听觉系统中一个重要的解剖结构，外耳的骨部、中耳和内耳位于颞骨内。颞骨位于颅骨的两侧，由鳞部、鼓部、乳突部、岩部和茎突组成。颞骨嵌于蝶骨、顶骨和枕骨之间，参与组成颅中窝与颅后窝，与大脑、小脑及颅内的许多重要神经血管关系密切。

2. 外耳 外耳由耳廓和外耳道组成。

人类耳廓与头颅的夹角约为30°，以软骨为支架，被覆皮肤，借韧带和肌肉附着于头颅两侧，分前面和后面。耳廓前面的主要表面标志有耳轮、耳轮脚、耳舟、对耳轮、三角窝、耳甲艇、耳甲腔、耳屏、对耳屏、耳屏间切迹和耳垂等，其中耳甲艇存在与否是定制机中全耳内式和半耳内式的鉴别标志。耳廓后面较平整而稍隆起，其附着处称为耳廓后沟，为耳科手术的重要标志。

外耳道起自耳甲腔底，向内止于鼓膜，由外侧软骨部（占1/3）和内侧骨部（占2/3）组成，略呈"S"形弯曲，管道长2.5～3.5cm，宽0.8cm。新生儿外耳道软骨部与骨部尚未完全发育，由纤维组织所组成，故耳道较狭窄而塌陷。1岁以下的婴儿外耳道几乎为软骨所组成。外耳道有两处较狭窄，一处为骨部与软骨部交界处，另一处为骨部距鼓膜约0.5cm处，后者称外耳道峡。外耳道软骨在前下方常有2～3个垂直的、由结缔组织充填的裂隙，称外耳道软骨切迹（Santorini裂），切迹内有纤维组织，并有血管和神经通过。此裂隙可增加耳廓的可动性，同时也是外耳道与腮腺之间感染互为传染的途径。外耳道骨部的后上方由颞骨鳞部组成，其深部与颅中窝仅隔一层骨板，故外耳道骨折时可累及颅中窝。检查外耳道时，成人需向后上方提起，小儿向后下方牵拉，使外耳道变直，便于观察。

外耳的生理功能如下。其一，收集并放大声音。耳廓可通过对耳后声源的阻挡来收集声音，通常情况下声源在头颅前方与头颅正中矢状面成45°角时耳廓的集声作用最大，而在成135°角时，集声的作用最小。声波传递过程中，耳廓上凸起和凹槽的结构还可以在一定程度上改变声波的频率特性。外耳道不仅传递声音并对特定的频率有共振作用，即声压放大效能。外耳对声音的放大增益为耳廓和外耳道的增益之和,可达 15 dB 左右。其二,对声源的定位作用。此作用取决于声波到达两耳的时间差和强度差以及声波到达两耳的频谱差异,双耳听觉要比单耳听觉要多获 5 dB 的增益。

3. 中耳 中耳为一含气的不规则小腔隙,主要位于颞骨岩部内,在外耳道和内耳之间,外侧借鼓膜与外耳道相隔,内侧与内耳相邻,由鼓室、咽鼓管、鼓窦及乳突四部分组成,各部均内衬黏膜并相互延续,故病变可相互蔓延。

鼓室为颞骨内不规则的含气腔,形似六面体小盒,位于鼓膜与内耳外侧壁之间。鼓室容积为 1~2 mL,内有听小骨、肌肉及韧带等,分外、内、前、后、上、下六壁。鼓室向后经鼓窦入口与鼓窦及乳突气房相通,向前经咽鼓管与鼻咽腔相通。以鼓膜紧张部的上、下边缘为界,将鼓室分为上鼓室、中鼓室、下鼓室。鼓室的外壁为鼓膜,鼓膜将外耳与中耳分开;内壁即内耳的外壁,上有鼓岬、前庭窗、蜗窗、匙突、面神经管水平段等结构;前壁即颈动脉壁,有鼓膜张肌半管口和咽鼓管鼓口两个开口;后壁又名乳突壁,上宽下窄,面神经垂直段通过此壁的内侧,后壁上部有鼓窦入口;上壁即鼓室盖或天盖,鼓室借此壁与颅中窝分开,位于鼓室盖的岩鳞裂,在婴幼儿期时常未闭合,硬脑膜的细小血管经此裂与鼓室相通,可成为中耳感染向颅内扩散的途径之一。下壁也称颈静脉壁,为一较上壁狭小的薄骨板,将鼓室与颈静脉球分隔,前内方为颈动脉管后壁。此壁如有先天性缺损时,颈静脉球可突入下鼓室,透过鼓膜下部隐约可见颈静脉球呈蓝色,俗称"蓝鼓膜"。鼓膜为一向内凹陷的半透明薄膜,成人为椭圆形、小儿为圆形,介于鼓室与外耳道之间,高约 9 mm、宽约 8 mm、厚约 0.1 mm。成人鼓膜前下方向内倾斜,与外耳道底成 45°~50°角。鼓膜分紧张部、松弛部。紧张部面积大而紧张,边缘增厚形成纤维软骨环,是参与传声的主要部分。鼓膜的组织结构由外向内可分三层:上皮层、纤维组织层、黏膜层。鼓室内有三块听小骨,依次为锤骨、砧骨和镫骨,三者相互衔接成听骨链,介于鼓膜和前庭窗之间,将鼓膜感受到的声波传入内耳。此外,鼓室内还有两块小的横纹肌,即鼓膜张肌和镫骨肌,鼓膜张肌受三叉神经下颌支支配,收缩时牵拉锤骨柄向内,使鼓膜向内拉紧,鼓膜紧张,振幅减小,避免鼓膜被震破或伤及内耳;镫骨肌受面神经支配,收缩时可牵拉镫骨头向后,使镫骨足板以后缘为支点,前缘向外跷起,离开前庭窗,以减少内耳的压力。

咽鼓管是连接鼓室腔与鼻咽腔之间的管道,由软骨部与骨部构成,是维持中耳功能正常的重要结构。其一端开口于鼓室前壁,称咽鼓管鼓室口;另一端开口于鼻咽部侧壁,形成咽鼓管咽口。成人咽鼓管全长约 35 mm,外 1/3 为骨部,内 2/3 为软骨部。自鼓室口向内、向前、向下达咽口,故咽鼓管与水平面约成 40°角,与矢状面约成 45°角。成人咽鼓管鼓室口高于咽口 2~2.5 cm,儿童咽鼓管接近水平,其角度仅为 10°,管腔较短,近成人的一半,内径较宽,加之免疫保护机制不完善,故儿童的咽部感染较易经此管入鼓室,易患中耳炎。

中耳的生理功能:其一,传声。将来自外耳声能传递到耳蜗的淋巴液。中耳的三大结构(鼓膜听骨链、肌肉、咽鼓管)构成了与空气有完善匹配的传声系统。其二,声阻抗匹配作用。中耳承担将外耳道空气中声波能量传递至耳蜗淋巴液激动内耳结构而产生听觉的任务,在这个过程中,中耳必须克服含气的外耳道和充满液体的内耳之间两种传导介质的阻抗差异,避免声音在传入过程中引起的声能损失,从而保证声信号高效率地传入内耳。中耳阻抗匹配作用是通过鼓膜与卵圆窗膜面积比、听骨链杠杆作用、锤骨柄与砧骨长突比这三种机制来完成的,通过三种机制可以使中耳总的增压效应达到 33 dB 左右。其三,保护内耳功能。鼓膜张肌和镫骨肌在强声的刺激下,可以引起反射性的收缩,减轻或防止耳蜗受损,从而起到保护耳蜗的作用。此外,中耳还具有通过咽鼓管清除中耳分泌物、保持鼓室内外压力平衡等重要作用。

4. 内耳 内耳是产生听觉和位觉(平衡觉)的感觉器官。内耳由负责听觉的耳蜗和负责位觉的前庭器官(包括前庭和半规管)两部分组成,结构复杂而精细,故又称迷路。按解剖和功能分为前庭、半规管和耳蜗三个部分。从组织学上分为骨迷路与膜迷路,二者形状相似,骨迷路包绕在膜迷路之外,两者之间充满外淋巴,膜迷路容纳内淋巴和听觉与位觉感受器,内、外淋巴互不相通。骨迷路包括前庭、骨半规管和耳蜗,膜迷路则由椭圆囊、球囊、膜半规管和膜蜗管组成,其中与听觉功能密切相关的是耳蜗。

耳蜗位于前庭的前部,形似蜗牛壳,由螺旋形管道围绕蜗轴盘旋数圈而成。人类耳蜗有2.75转,全长约35 mm。耳蜗分为底周、中周和顶周。底周相当于鼓岬,蜗底向后内方,构成内耳道底,蜗顶向前外方,靠近咽鼓管鼓室口,指向颈内动脉,蜗底至蜗顶高约5 mm,蜗底最宽直径约为9 mm,蜗轴呈圆锥形,从蜗轴伸出的骨螺旋板在骨蜗管中同样旋绕,其宽度约占管径的2/3。骨螺旋板的游离缘向外分出两个膜,前庭膜和基底膜,将蜗管分为三个管腔,即前庭阶、中阶和鼓阶。上方为前庭阶,与前庭窗相接;中间为膜蜗管,又名中阶,系膜迷路;下方为鼓阶,起自蜗窗,为蜗窗膜(第二鼓膜)所封闭。前庭阶和鼓阶充满外淋巴(高钠液体),其成分与细胞外液相似,中阶充满内淋巴(高钾液体),其成分与细胞内液相似。中阶的横切面呈三角形,有上、下、外三个壁:上壁为前庭膜;外壁为血管纹,与内淋巴的分泌有关;下壁由骨螺旋板上面的骨膜增厚形成的螺旋缘和基底膜组成,螺旋器(又称Corti器)就坐落在基底膜上。从整体看,中阶为一膜性管状结构,称为蜗管。骨螺旋板顶端形成螺旋板钩,蜗轴顶端形成蜗轴板;螺旋板钩、蜗轴板和膜蜗管顶盲端共围成蜗孔。前庭阶和鼓阶的外淋巴经蜗孔相通。基底膜纤维的排列好像钢琴的弦,称为听弦。据统计,人耳的基底膜约有24000条听弦(纤维)。从蜗底到蜗顶听弦长度逐渐增加,即基底膜的宽度由蜗底向蜗顶逐渐增宽,而骨螺旋板及其相对的基底膜嵴则由蜗底到蜗顶逐渐变窄。Corti器为听觉感受器,自蜗底至蜗顶全长约32 mm,由感觉细胞、支持细胞和盖膜等组成。感觉细胞即毛细胞为感受听觉的细胞,分为内毛细胞和外毛细胞,其中内毛细胞为一排,约3500个,承担传入信息功能;外毛细胞为三排,约12000个,承担驱动和调节内毛细胞、增加内毛细胞的灵敏度、辨别声音频率和强度的功能。

耳蜗的生理功能:其一,传播声波。声音振动通过镫骨底板经前庭窗传到外淋巴后,一部分能量通过外淋巴从前庭阶经过蜗孔及鼓阶再到蜗窗,另一部分振动能量通过外淋巴作用于前庭膜,再经内淋巴传到基底膜。基底膜是初级的频率分析器,由于基底膜的劲度从蜗底到蜗顶递减,而其质量却从蜗底到蜗顶递增,使得基底膜的位移跟不上频率的变化,这样基底膜因其各部分的劲度和位移相位的差异,便形成了一个行波式的位移。基底膜的振动以行波方式从蜗底向蜗顶传播时,振幅逐渐增大,当到达共振频率与声波频率一致的部位,振幅最大,离开该部位后,振幅很快减小,在稍远处位移完全停止。因此不同频率的声音便在基底膜不同的部位产生行波的峰值,高频声在近蜗底处的基底膜产生波峰,而低频声在近蜗顶处的基底膜产生波峰,也即蜗底区感受高频声,蜗顶区感受低频声;800 Hz以上的频率位于顶周,2000 Hz位于蜗孔到镫骨底板的中点。其二,毛细胞对声音的感受和处理。基底膜Corti器的毛细胞是声音的感受上皮细胞。毛细胞的顶面及其上的纤毛浸浴在高钾、低钠的内淋巴中,而毛细胞的体部则浸浴在低钾、高钠的与外淋巴相似的Corti器细胞外液中。中阶内淋巴有一个由血管纹产生的高达+80 mV的直流正电位,毛细胞内的静息电位值约为−60 mV,因此在耳蜗毛细胞表皮板的两侧存在大约140 mV的电位差。这个电位差是耳蜗生物电反应产生的基础,也是耳蜗完成声-电转换功能的基础。当声波传入耳蜗外淋巴后,中阶包括上方的前庭膜、下方的基底膜以及包含的各结构作为一体运动。基底膜的内缘附着于骨螺旋板下缘的鼓唇上,而盖膜的内缘则与螺旋板的上缘螺旋缘连接,因两膜的附着点不在同一轴上,故当行波引起基底膜向上或向下的位移时,盖膜与基底膜各沿不同的轴上下移动,因而盖膜与网状板之间便发生交错的移行运动,即剪切运动,两膜之间产生了一种剪切力。在剪切力的作用下,与盖膜接触的外毛细胞的长纤毛发生弯曲或偏转,通过侧连带动全体纤毛弯曲或偏转。内毛细胞的听毛较短,不和盖膜直接接触而呈游离状态,浸浴在内淋巴中。剪切运动使两膜之间的液体做往返运动,由于内淋巴具有一定的黏性,牵动纤毛使其弯曲或偏转,因此外毛细胞的兴奋主要与盖膜和网状板之间相对位置变化形成的剪切力有关

（取决于基底膜位移的振幅），而内毛细胞的兴奋主要与内淋巴液体的往返运动和冲击有关（取决于基底膜位移的速度）。因此耳蜗的主要功能是将声波由机械振动转变为神经冲动，后者传至脑部听觉中枢，最终产生听觉。

5. 听神经 第Ⅷ脑神经（前庭耳蜗神经）的耳蜗支是听（蜗）神经，有两套神经分布，即耳蜗至中枢方向的传入神经和从中枢至耳蜗的传出神经。但是无论从数量还是从功能上看，听觉传入神经都占主要地位，因此一般情况下提到的听神经都指的是听觉传入神经。

听觉传入神经的胞体位于螺旋神经节。大多数传入纤维（人类为88%）只与内毛细胞形成突触，只有小部分（人类为12%）与内、外毛细胞都形成突触。传入神经纤维离开内毛细胞后，进入位于颞骨岩部后表面的内听道，形成听神经，并在脑桥-小脑角（CPA）平面进入脑干，终于耳蜗核复合体（CNC）。传出神经纤维的胞体位于上橄榄核复合体（位于橄榄前核和橄榄周核）。人类的大多数传出纤维只与外毛细胞形成突触，只有小部分与传入纤维的树突在内毛细胞下方与之形成突触。传出纤维经过内听道进入内耳，耳蜗内的频率-部位对应关系在听神经也有所体现。负责传递高频的神经纤维位于听神经的外周（表面），而与低频声传递有关的纤维位于听神经的中央。不同来源的纤维有序地投射到耳蜗核的相应部位。

听神经具有自发电活动，安静情况下记录到听神经元的放电现象，称为自发性放电，这种自发电活动是内毛细胞随机释放神经递质的结果。听神经的放电活动取决于和其相连接的内毛细胞的形态和功能。这种自发电活动并不产生听觉，其生理意义可能在于维持神经一定的兴奋性。自发放电率高的纤维其反应阈值低，反之，自发放电率低的纤维其反应阈值高。听神经纤维的阈值分布范围很广，这可能是实现强度编码的一种机制。此外，听神经对声刺激的反应都是兴奋型的，表现为放电率的增高。听神经对声音的反应是以神经冲动的形式来实现的，对声音信息的传递是以单个纤维的放电率随时间的变化，以及一群神经纤维放电的空间分布的形式来实现的。对单个纤维来说，可观察到频率编码的锁相现象和频率调谐，以及强度编码的放电率增高及饱和。所有听神经纤维的上述频率编码及强度编码特性的有序组合与神经纤维放电的时间、空间分布相结合，才能完成将声音的频率、强度、时程、相位等信息如实地向听觉中枢的传递。听神经将神经冲动按一定的编码方式传递至听觉中枢通路，经各级听觉中枢处理（对听觉信息的分析、加工与整合）后，最终传至大脑皮层产生听觉。

（二）中枢部分

听觉中枢系统包括上行系统和下行系统。

1. 听觉中枢的上行通路及核团 听觉中枢的传导路径比较复杂，至少包括四级神经元：一级神经元为螺旋神经节中的双极细胞，由其发出的传入神经纤维构成耳蜗神经，入延髓，止于耳蜗背核与耳蜗腹核，这是第二级神经元。由耳蜗核发出的神经纤维大部分交叉到对侧，直接或经上橄榄核第三级神经元上升，构成外侧丘系。外侧丘系上行止于中脑四叠体的下丘（第三级神经元）及丘脑后部的内侧膝状体。从内侧膝状体（第四级神经元）发出的神经纤维经听放射到达大脑皮层颞叶听区，这是最高级的听觉中枢。从耳蜗核发出的小部分不交叉的神经纤维到同侧上橄榄核，随同侧外侧丘系上行。故听觉到皮层的投射为双侧性的，一侧皮层的代表区与双侧耳蜗感觉器功能有关。所以当一侧大脑皮层损坏时，还能保持一定的听觉能力。人类听觉皮层代表区位于颞横回和颞上回（41、42区）。在上述特异性听觉通路之外，还存在弥散的非特异性通路，经网状结构上升到丘脑，再投射至皮层各区。声音信息在中枢的传递途径及所涉及的结构比其他感觉通路要复杂得多。听觉神经系统有以下两个特性。其一，音频定位性从耳蜗基底膜至听皮层均得到保留，从基底膜的底端至蜗顶，频率由高到低分布，这一特定位置决定特定的频率的特性，即音频定位性，在脑干、丘脑的各听觉核团及听皮层获得保留，在人的初级听皮层上，由内侧至外侧部位分布着由高到低的音频。其二，听觉上行通路具有平行分析与序列分析的特点，序列分析指的是随着核团一站一站地上行,神经元对声信号的分析也变得更加复杂,平行分析指的是在任何一级上,多个信息通道同时并行,各通道分析处理声信号中不同的参数。

2. 听觉中枢的下行通路 一般将听觉下行传导通路分为三个部分:①听觉皮层下行传导通路,如皮层丘脑束和皮层中脑束等;②皮层下中枢的下行传导通路,如中脑橄榄束等;③听觉低位(脑干)中枢至耳蜗的下行传导通路,即橄榄耳蜗系统。一般认为听觉下行传导系统对声音的感受和声学信息的整合处理具有重要意义,起到一种调制和调节的作用。

3. 听觉中枢生理

(1) 耳听神经核:听神经对耳蜗核的投射决定了耳蜗核的音频分布特征(频率编码、时间编码强度编码)。

(2) 上橄榄核复合体:听觉神经系统上行通路的第一级接收双耳信息汇聚投射的中枢,对双耳声学信息进行整合、对声源进行空间定位。

(3) 外侧丘系:对复合声的处理可能始于外侧丘系核,该神经核也参与听觉惊吓反射。

(4) 下丘:上行听觉通路的必经之路,是双耳听觉信息整合的重要部位,将双耳时间差、双耳强度差、声音频率等信息进行整合,在处理听觉空间信息中起着至关重要的作用。

(5) 内侧膝状体:音频排列、对听觉注意力的调节,与振动、前庭等感觉系统也有联系。

(6) 听皮层:皮层的听觉高级整合中枢位于颞叶,是听觉信息最高级的整合中枢。

(三) 声音传入内耳的途径

声音可通过两种途径传入内耳,一种是通过鼓膜和听骨链传导(空气传导),另一种是通过颅骨传导。在生理状态下,以空气传导为主,但当中耳增压效应破坏时,颅骨传导途径将发挥重要作用。

1. 空气传导 声波的振动被耳廓收集,通过外耳道达鼓膜,引起鼓膜-听骨链机械振动,后者经镫骨足板的振动通过前庭窗而传入内耳外淋巴。此途径称为空气传导,简称气导。声波传入内耳外淋巴后转变成液波振动,后者引起基底膜振动,位于基底膜上的螺旋器毛细胞静纤毛弯曲,引起毛细胞电活动,毛细胞释放神经递质激动螺旋神经节细胞轴突末梢,产生轴突动作电位。神经冲动沿脑干听觉传导径路达大脑颞叶听觉皮质中枢后产生听觉。此外,鼓室内的空气也可先经圆窗膜振动而产生内耳淋巴压力变化,引起基底膜发生振动。这条径路对于正常人来说是次要的,仅在正常气导的经卵圆窗径路发生障碍或中断,如鼓膜大穿孔、听骨链中断或固定时才发生作用。

2. 颅骨传导 声波通过颅骨传导到内耳使内耳淋巴发生相应的振动而引起基底膜振动产生听觉,称为颅骨传导,简称骨导。耳蜗毛细胞之后听觉传导过程与上述气导过程相同。骨导的方式有三种,包括移动式骨导、压缩性骨导和骨鼓径路骨导。前两种骨导的声波是经颅骨直接传导到内耳的,为骨导的主要途径;后一种骨导的声波先经颅骨、再经鼓室才进入内耳,乃骨导的次要途径。声波频率低于 800 Hz 时,移动式骨导起主要作用;声波频率高于 800 Hz 时主要采取压缩性骨导;骨鼓径路骨导可能在人听取自身的说话声方面有特殊作用。

二、听力损失分类及其原因

(一) 根据损伤部位分类

根据病变部位不同,一般临床上把听力损失分为传导性听力损失、感音神经性听力损失和混合性听力损失三类。

1. 传导性听力损失 引起传导性听力损失的病变发生在外耳和中耳,主要由外耳或中耳阻塞性病变或结构破坏所致。临床常见病因如下。

(1) 耳道堵塞性病变:常见于外耳道耵聍栓塞、异物、肿瘤或闭锁等。

(2) 中耳发育不良：多见于中耳畸形、听骨链缺失。

(3) 中耳炎症：见于咽鼓管阻塞、鼓膜炎、中耳炎、中耳结核及肿瘤等。

(4) 耳硬化症：为镫骨与骨迷路的原发病变，女性较多。多为双侧渐进性的传导性听力损失或混合性听力损失，少数患者伴有眩晕症状。

(5) 耳外伤：多见于鼓膜外伤性穿孔、听骨链损伤等。

2. 感音神经性听力损失 发生于内耳或蜗后神经病变的听力损失称为感音神经性听力损失。感音神经性听力损失的原因很多，常见病因为先天性因素、感染性因素、药物中毒性因素、遗传性听力损失、职业性因素、外伤性因素、肿瘤、梅尼埃病、突发性聋、听觉中枢病变以及贫血、变态免疫性反应等全身性疾病。

(1) 感音性听力损失（耳蜗损伤）：病变位于耳蜗。主要是由于耳蜗螺旋器（Corti 器）的听毛细胞出现损伤或坏死，导致通过外耳、中耳传入内耳的声波不能被毛细胞感受，从而不能使正常的蜗神经末梢出现兴奋性电活动。常见于噪声性听力损失和药物性听力损失。

(2) 神经性听力损失（蜗神经损伤）：由于蜗神经的病变，使内耳听毛细胞在受到声波刺激后产生的电活动不能继续使蜗神经产生兴奋性电活动，使声波上传到听觉脑干、皮层的通路受阻。例如听神经病、听神经瘤等。

(3) 中枢性听力损失（脑干和皮层病变）：由于脑干核团、神经传导通路病变，使听觉信息上传到皮层听觉中枢受阻；或者由于皮层病变导致传入信息的感觉障碍和分析综合能力的下降，引起听觉功能减退。

3. 混合性听力损失 任何导致传导性听力损失和感音神经性听力损失的病因同时存在，均可引起混合性听力损失。常见原因多为慢性化脓性中耳炎、耳硬化症等。

（二）根据听力损失病因分类

引起听力损失的病因很多，一般可分为两大类，即先天性听力损失和后天性听力损失。

1. 先天性听力损失 在出生时就获得的听力损失疾病，可发生在产前期、产期以及围产期，可由遗传因素引起或其他原因导致。

(1) 先天性遗传性听力损失：占全部先天性聋的 35%～50%，多为基因遗传，有家族史，经家族关系调查能够发现。其次为染色体异常，可进行染色体检查。应当指出，遗传性听力损失除听力损失外，一般还存在其他畸形或异常，临床上有多种伴有听力损失的综合征。

(2) 先天性胚胎期致听力损失：孕妇受某种物理、化学或生物因素影响所致，如孕妇患风疹、流感、梅毒及宫内感染，妊娠期用耳毒性药物，妊娠期患代谢性疾病等。

(3) 先天性围产期致听力损失：如妊娠毒血症、早产（体重低于 1500 g）、产伤、缺氧、核黄疸等。

2. 后天性听力损失 主要原因有全身性热性传染病、头部外伤、耳部炎症、代谢障碍（如钙磷代谢障碍、铁代谢障碍等，均可引起感音神经性听力损失）、药物性听力损失等。

三、听力损失程度分级

纯音听阈均值（PTA）500 Hz、1000 Hz、2000 Hz 三个频率点在决定语言可懂度的重要性中占 70%，是衡量听觉功能的关键频率。为此，世界卫生组织（WHO）采用 500 Hz、1000 Hz、2000 Hz 这三个频率听阈的平均值，作为划分听力损失等级的依据。世界卫生组织（WHO）1997 年颁布的划分标准，较以前的标准增加了一个 4000 Hz 的听阈，充分考虑了听力损失者的高频听力损失的情况，具有一定的临床价值，现多采用该标准。以相对健耳气导 500 Hz、1000 Hz、2000 Hz、4000 Hz 听阈的平均值（dB HL），将听力损失等分为以下五个等级：平均听力损失小于等于 25 dB HL 的为正常听力；平均听力损失为 26～40 dB HL 的为轻度听力损失；平均听力损失为 41～

60 dB HL 的为中度听力损失；平均听力损失为 61～80 dB HL 的为重度听力损失；平均听力损失大于等于 81 dB HL 的为极重度听力损失。世界卫生组织听力障碍分级标准及日常表现如表 2-1 所示。

表 2-1 世界卫生组织听力障碍分级标准及日常表现

听力损失程度	听阈均值/dB HL（采用 500 Hz、1000 Hz、2000 Hz、4000 Hz）	日常表现
正常	≤25	听力正常
轻度	26～40	患者没有或仅感觉轻微的听力下降，一般不影响语言交流，是否使用助听器取决于个人工作、生活对听力的依赖程度
中度	41～60	在距离稍远、有环境噪声、集体谈话的环境下会感到困难。正确选择及使用助听器对听力有很大作用，并且保护残余听力
重度	61～80	患者可以在近距离听到较大的声音或谈话，甚至可以辨别环境噪声或元音，但不能察觉辅音，助听器可以增强聆听效果，建立基本的交谈能力
极重度	≥81	患者已经不能仅仅依靠听力与他人交流了，多需要唇读与肢体语言的帮助，助听器可以帮助患者与外界联系，保护患者的安全，并通过聆听提高沟通交流能力

四、听力残疾

听力残疾是指人由于各种原因导致双耳不同程度的永久性听力障碍，听不到或听不清周围环境声及言语声，以致影响其日常生活和社会参与。我国 2006 年第二次残疾人抽样调查标准与目前世界卫生组织推荐的听力残疾标准中的听力测试频率（500 Hz、1000 Hz、2000 Hz 及 4000 Hz）、听力残疾分类标准一致。

1. 听力残疾一级 听觉系统的结构和功能方面极重度损伤，较好耳平均听力损失≥91 dB HL，在无助听设备帮助下，不能依靠听觉进行语言交流，在理解和交流等活动上极度受限，在参与方面存在极严重障碍。

2. 听力残疾二级 听觉系统的结构和功能方面重度损伤，较好耳平均听力损失 81～90 dB HL，在无助听设备帮助下，在理解和交流等活动上重度受限，在参与方面存在严重障碍。

3. 听力残疾三级 听觉系统的结构和功能方面中重度损伤，较好耳平均听力损失 61～80 dB HL，在无助听设备帮助下，在理解和交流等活动上中度受限，在参与方面存在中度障碍。

4. 听力残疾四级 听觉系统的结构和功能方面中度损伤，较好耳平均听力损失 41～60 dB HL，在无助听设备帮助下，在理解和交流等活动上轻度受限，在参与方面存在轻度障碍。

第二节 听力语言诊断及评估

语言是人类特有的表达意思、交流思想、传达信息的工具，是属于人类所特有的心理社会现象，语言的本质属性是社会性。言语指的是语言的发声形式。能听到或听清楚周围环境声和言语声是听懂语言的基础，也是判断是否有听力损失的指标。

一、听力诊断

听力检查的目的是测定听力是否正常,如有听力损失,应确定听力损失的部位、程度及性质。临床听力检查可分为主观听力检查法和客观听力检查法两大类。主观听力检查法是需要受试者配合的检查法,其测听的结果依据受试者对刺激声信号作出的主观判断所记录,又称行为测听,经常受到受试者主观意识、情绪、年龄、反应能力及行为配合等因素的影响。常用的主观听力检查法有纯音听阈测试、婴幼儿行为测试、言语测听等。客观听力检查法是不需要受试者配合的检查法,不受受试者主观影响,结果相对可观、可靠。但结论判断的正确性与操作者的经验、水平有关。常用的客观听力检查法有声导抗测试、耳声发射、听性脑干反应及多频稳态诱发电位检查等。

(一) 纯音听阈测试

纯音听阈测试是用以测试听敏度、标准化的主观行为反应测听,反映受试者在安静环境下所能听到的各个频率的最小声音的听力级。能够反映从外耳到听觉中枢整个听觉传导通路的功能状况,具有良好的频率特异性,是目前听力定量诊断的"金标准"。此项测试适用于5岁以上儿童及成人。通过气导、骨导的测试比较可以对听力损失进行定性、定量及粗略的定位诊断。但由于此项测试是主观行为反应测试,需要受试者对测试过程进行配合,故其结果的准确性会受到受试者测试动机和行为反应能力等非听性因素的影响,且不能评估言语的能力,不能对蜗后病变进行定位诊断。故检查的结果不能作为客观的法律依据。

测试前先进行听力计的检查,如检查听力计附件插头连接是否牢固,分别佩戴气导耳机和骨导耳机试听各频率(气导 125~8000 Hz,骨导 250~4000 Hz),通过不同强度的声音判断听力计工作是否正常。然后简单询问病史,如是否新近有噪声暴露、耳道是否有分泌物流出、哪一侧耳听力好、是否有耳鸣等。并用耳窥镜检查外耳及鼓膜是否正常。进行测试前要告知受试者将要听到的声音,指导其在任一耳听到声音(不管多么轻微)时,都应作出反应,如举起和放下手指或者按下和放松信号钮,没有声音应立即停止反应。

1. 不加掩蔽的气导听阈测定 气导听阈反映整个听觉系统即外耳、中耳、内耳、听神经和听中枢的听觉敏感性。测试前去掉眼镜、头饰及助听装置,拨开气导耳机和头颅之间的头发,将气导耳机的声孔正对外耳道,将有红色标记的耳机戴在右耳,有蓝色标记的耳机戴在左耳。一般从较好耳敏感的 1000 Hz 频率 40 dB HL 声强开始,在 20 dB HL 一档增减声强,找到听阈范围后,采用上升法进行测试,即听到声音信号后,减 10 dB HL,听不到声音信号则加 5 dB HL,反复3次,只要有2次阈值相同,这个阈值就是该频率的听阈。同法检测 2000 Hz、4000 Hz、8000 Hz 频率的听阈,然后复测 1000 Hz,再测 500 Hz、250 Hz、125 Hz 频率的听阈。复测 1000 Hz 频率时,如两者阈值相差超过 10 dB HL 以上时,说明该测试不准确,要重新测试所有频率。测完一侧耳再测另一侧耳。注意:给声时间为 1~2 s。间隔时间要长于给声时间,一般为 2~4 s,且不需要规律。将测试结果绘制在听力图上,通过听力图可以对听力损失进行定性、定量分析。

2. 不加掩蔽的骨导听阈测试 骨导听阈反映内耳、听神经和听觉中枢的听觉敏感性。测试时戴上骨导耳机,骨导耳机的佩戴应以尽可能大的面积与头颅接触,安放乳突部时,应在耳后最接近耳廓处但不接触耳廓。测试方法同气导测试方法,只测 250 Hz~4000 Hz 的频率。骨导听阈一般等于或好于气导听阈,骨导测试时的起始强度可以从该频率的气导听阈给声,采用"降10升5法"寻找各频率听阈。

3. 掩蔽 一种声音的听阈由于另一种声音的存在而提高称为掩蔽。掩蔽的目的是去除非测试耳的参与,得到测试耳的真实阈值。在纯音听阈测试的过程中,如果双耳听力相差很大,在测试差耳时,测试信号就会传至对侧耳蜗,使受试者作出反应。这种由非测试耳参与而得到的听力就是交叉听力。这将导致临床错误的诊断和处理。因此只要出现交叉听力,就应该掩蔽。当测试耳未掩蔽的气导阈值与非测试耳的骨导阈值之差大于或等于 40 dB HL 时要进行气导掩蔽。当测试耳的气导、骨导阈值之差大于 10 dB HL 时需要骨导掩蔽。掩蔽方法常用平台法,掩蔽测试时需防止过度掩蔽或掩蔽不足。

4. 不舒适阈(UCL) 不舒适阈是指当测试信号(言语声或纯音)的声强逐渐提高,到某一程度时,令患者感到难以忍受,这种给声 1 秒也不愿意多听时的声音强度。UCL 是最大声输出调试的重要依据。一般 UCL 测试时,最好与受试者面对面测试,方便观察其因声音过吵时的面部表情及细微变化,使得能更准确地判断其不舒适的阈值。

(二) 婴幼儿行为测试

婴幼儿行为测试是重要的主观听力测试技术之一,是根据其年龄特点进行的听力测试。这种测试需要婴幼儿对声音产生反应并通过某种行为表现出来,如将头转向声源或做出某种动作,测试者通过这些反应来判断其听阈,主要包括非条件反射测试(如行为观察测听)和条件反射测试(如视觉强化测听和游戏测听)。

1. 行为观察测听(BOA) 行为观察测听是给予某一强度的声刺激后,在一定时间内观察婴幼儿是否产生一个可察觉的行为反应。该测试一般适用于 6 个月以内的婴儿。刺激声可以是发声玩具、电子发声器发出的刺激声或录音。测试时,测试者站在婴儿一侧,分别拿低频带、中频带、高频带、宽频带的可发声的玩具(如小鼓、铃、木鱼、双响铃、沙球、塑料纸等),与耳朵的距离最好为 30~40 cm,刺激声持续 2~3 秒,间隔时间至少 10 秒,玩具发出响声后,观察婴儿的反应,若连续刺激三次均有反应,则婴儿对该强度范围的声刺激有反应。若无反应,则提高刺激声的强度,若低频带、中频带、高频带的玩具均不能引起小儿反应,可用强声刺激(如锣),看小儿是否有惊跳反应。小儿对声音的反应主要有眼睑反应、转头反应、吸吮反应、觉醒反应、惊吓反应、眼球反应、皱眉反应、面肌抽动反应等。

2. 视觉强化测听(VRA) 视觉强化测听是通过声刺激配合带闪光的玩具进行视觉强化训练,形成条件反射后,仍用声、光、玩具等作为奖励配合测得小儿对声刺激产生反应阈值的一种测听方法。该法适用于 7 个月至 2.5 岁的婴幼儿。测试时,通过耳机或扬声器给声,同时给予光刺激(闪光的活动玩具),若小儿有反应,经几次条件训练后,先给声刺激,待小儿对声刺激产生反应后,再给视刺激。试验可由预估小儿听阈上的 30~40 dB HL 强度开始,若有反应,则逐渐降低刺激强度,最低信号强度即为阈强度。测试时需要注意以下几点。

(1) 声场条件下测得的结果只代表较好耳的听觉阈值。

(2) 对于早产儿必须待其运动和认知能力达到正常小儿(6 个月以上)标准,再进行 VRA 测试更为合理。

(3) 由于幼儿期的行为测试受到小儿的清醒状态、活动能力及注意力是否集中等因素的影响,所以小儿理解能力及专注能力有限,往往测试的结果比实际阈值偏高。

(4) 测试时必须由两位受过专业训练的专业人员进行。只有掌握正确的测试方法,才能得到准确的结果。

3. 游戏测听(PA) 游戏测听是让孩子参与一个简单、有趣的游戏,教会孩子对刺激声做出明确可靠的反应。受试儿必须能理解和执行这个游戏,并且在反应之前可以等待刺激声的出现。该测听适用于 2.5 岁以上的小儿。测试前,要建立条件反射:给小儿戴上耳机并给声,演示在给声情况下做游戏的方法。当小儿条件化建立可靠,开始给声,给声时间为 1~2 秒,刺激间隔时间为 3~5 秒,若小儿有反应,则逐步降低信号强度至反应阈值。

(三) 言语测听

言语测听是利用言语的(标准)样本作为测试信号,经符合标准的听力计来检查受试者言语听阈和言语识别能力的一种测听方法。听觉通路任何一个部位的病变都会影响对言语的理解。因此,用言语信号作为声信号来检查受试者对言语的听阈和识别言语的能力是听力学检查中的最基本、最重要的方法,言语测听较纯音听阈测试更能直接了解听觉的实际交往能力,对助听器选配有重要参考价值和应用价值。言语测听需要在标准的测听室进行测试,测试时先检测比较灵敏的一侧耳,再检测比较差的一侧耳。测试的内容有言语觉察阈、言语识别阈、言语识别率、竞争噪声下的言语识别测试(SPIN)等。

1. 言语觉察阈(SDT/SAT) 也称言语感知阈,是指受试者能觉察言语存在,但不能复诵测试词汇(听到但听不懂词义)50%的言语信号所需的最低言语声级。一般 SDT/SAT 比言语识别阈低 8~10 dB。测试时向受试者说明测试内容和要求。先从纯音听阈上 30 dB HL 开始给声,以 20 dB 步距下降,直到受试者听不见,不做反应,再以 5 dB 为步距上升,直到受试者听见作出反应,再升 5 dB 降 10 dB 的得出言语觉察阈。

2. 言语识别阈(SRT) 也称言语接受阈,是指能够正确重复(听懂)50%言语信号所需的最低言语声级。测试时使用双音节词汇作测试材料,纯音听阈上 20 dB HL 开始测试,每当正确复诵 1 词,即将声强下降 5 dB,直到 1 词都不能复诵,保持声强不变,继续复测 5 词,如果不能正确复诵 3 词,则上调 5 dB,继续另测 5 词,直到在某一声强能准确地听清并能正确复诵 50%的词汇,则该分贝数即为言语识别阈。

3. 言语识别率 在阈上给声强度下,受试者能够正确识别词语的百分率,或称言语识别得分。一般声强增加,清晰度也提高,但达到一定的强度后,再增加声强清晰度不再提高,此时所得的清晰度值称为最大清晰度值,或称最大言语识别率。测试时,一般在受试者纯音平均听阈上 30~40 dB HL 声强播出单音词表,该词表有 50(或 25)个单词,复诵正确 1 个单词得 2(或 4)分。根据不同声强级所听懂的百分数绘成的言语识别率和言语听力级之间的函数曲线(P-I 曲线),即言语听力图。临床上将言语听力图分为 5 型:正常型(A 型)、平移型(B 型)、平缓型(C 型)、回跌型(D 型)和低矮型(E 型)。正常型的言语听力图如一上下拉长的 S 曲线,其最大言语识别率高于 90%,甚至达到 100%;平移型曲线多见于单纯传导性听力损失,相当于正常曲线整体向右偏移;平缓型曲线代表以耳蜗损伤为主的听力下降,随着给声强度的增加,言语识别率得分缓慢上升;回跌型和低矮型曲线多见于耳蜗以上听觉系统的病变,患者的最大言语识别率低于正常人,并且当给声强度达到某一声强后,再继续加大声强反而会引起言语识别率的降低。

儿童言语测试包括四个重要功能:一是作为一种阈值测试;二是言语识别和理解能力的测试;三是用于蜗后听力鉴别测试;四是助听测试。儿童言语测试的项目包括言语察觉阈、言语接受阈、词识别、强度函数、看图识词(WIPI)。言语觉察阈和言语接受阈主要用于测试儿童对说话声音的可听能力,又叫可听度。词识别用来测试儿童对不同单字词的分辨和识别能力,属于对儿童的说话可懂度测试。平衡音位的强度函数测试(PIBP)主要用于蜗后听力鉴别,在儿童言语测试中较少使用。看图识词也属于可懂度测试。从性质上看,言语觉察阈和言语识别阈属于阈值测试,其他属于阈上测试。从测试应用范围看,言语觉察阈和言语识别阈分别用来鉴定听力损失程度,类似纯音听阈测试,词识别测试可用于儿童听力康复,比如用平衡音位的强度函数测试来排除听神经肿瘤等,而看图识词常用于小儿助听器评估。

(四)声导抗测试

声导抗测试是听力学评估的重要组成部分,是一种评估中耳传声系统、内耳功能、听神经以及脑干听觉通路功能的测试法。临床常用的声导抗测试包括鼓室导抗图、外耳道等效容积、同对侧声反射和咽鼓管功能测试,能提供听觉系统不同方面的特征性信息,结合纯音听阈测试可以对听力损失进行定性、定量和定位诊断。

1. 鼓室导抗图 用于检测外耳道气压改变时中耳顺应性的变化。由于中耳病变能够影响鼓室导抗图的形状,根据鼓室导抗图可以初步区分听力损失的性质,是婴幼儿听力评估不可缺少的工具。传统的鼓室导抗图采用低频探测音(226 Hz)进行检测,常见的有 A、B、C 三种类型,其中 A 型又分成 As、Ad 两个亚型。临床上根据鼓室导抗图的整体形态、峰压值、静态声顺值等测试结果,可以了解不同的中耳病变。

(1) A 型:又称为钟形,峰压值在 0 daPa(-100~50 daPa),声顺值成人为 0.3~1.65 mL,儿童为 0.35~1.4 mL,见于正常耳。①Ad 型:又称超限型,峰压值位置正常,声顺值大于 1.6 mL,多见于听骨链中断、鼓膜愈合性穿孔等。②As 型:又称低矮型,峰压值位置正常,声顺值小于 0.3 mL,多见于鼓膜听骨链活动度过小,如镫骨固定等。

(2) B 型:又称平坦型,鼓室导抗图曲线平直或渐升,没有清晰的最大声顺值,多见于中耳积液、鼓膜大穿孔或耵聍堵塞。

(3) C 型:又称负压型,鼓室导抗图形态正常,但峰压值偏负且超过 -100 daPa,多见于咽鼓管功能障碍。

采用低频探测音得到的鼓室导抗图,不仅可以了解鼓膜穿孔、萎缩或增厚等情况,还可以了解鼓室积液或压力异常等情况以及咽鼓管功能是否正常。但低频的鼓室导抗图对听骨链的病变如听骨链固定、中断和先天性畸形等,以及对新生儿中耳功能正常和积液的鉴别作用不太确切。近来有国内学者报道,1000 Hz 探测音鼓室导抗测试是诊断 25 周以下婴儿中耳功能的较准确的检查方法,226 Hz、678 Hz 探测音鼓室导抗测试则不能提供这些婴儿中耳功能较准确的信息。黄丽辉、李兴启经研究分析后认为,1000 Hz 探测音鼓室导抗测试可以更好地评估 6 月龄以下婴幼儿的中耳功能。

2. 外耳道等效容积 用于评估探头前方的空间容积,尤其是对于平坦的鼓室导抗图外耳道等效容积可以提供是否存在探头和外耳道的堵塞、鼓膜是否穿孔以及压力平衡管是否正常。探头和外耳道堵塞时,外耳道等效容积相当小,而鼓膜穿孔和压力管异常时外耳道等效容积异常大。4 个月的婴儿,外耳道平均等效容积为 0.3 mL 左右,3~5 岁为 0.7 mL 左右,成人为 1.1 mL 左右。虽然外耳道等效容积可以用来评估外耳道和鼓膜的情况,但也还存在鼓膜穿孔、压力平衡管异常和中耳病变患者的外耳道等效容积正常的现象。

3. 声反射阈值的测试 声反射阈值是引起镫骨肌收缩的最小声音强度,以 dB HL 表示。正常耳的声反射阈为 70~95 dB HL,同侧声发射阈比对侧低 2~16 dB HL。如果声反射引不出,应怀疑中耳存在病变。如果不存在中耳的异常,声反射阈值有助于估计耳蜗性听力障碍的程度:轻度的听力损失,声反射阈大致正常;中度的听力损失,多数患者能够引出声反射,但是阈值升高。如果听力损失超过 60~70 dB HL,声反射就难以引出。另外,耳蜗损伤伴有响度重振现象的患者,其声反射阈与纯音听阈之差小于 60 dB HL,临床上通常以声反射阈与纯音听阈之差小于 40 dB 作为阳性指标,这样可以降低假阳性率。

(五) 耳声发射

耳声发射(OAE)是一种产生于耳蜗,经听骨链及鼓膜传导,释放入外耳道的音频能量。其能量的产生来自耳蜗的外毛细胞的主动活动。OAE 仅在外耳和中耳功能正常的情况下才能检出,与听性脑干反应检测有所不同的是:OAE 不能反映听力损失的程度,而只是提示耳蜗的外毛细胞功能是否完好。OAE 能够检出,则能够证实外周听觉系统功能正常,相反,如果耳声发射幅度降低或未引出则表明需要进一步进行听力学评估。临床上 OAE 用于新生儿听力筛查。近年来,随着听神经病基础与临床研究的不断深入,耳声发射在蜗后病变的鉴别诊断价值越来越突出。

(六) 听性脑干反应

听性脑干反应(ABR)是给予一个瞬态特性较好的短声刺激后,在 10~20 ms 观察窗内观察到从头皮记录到的诱发电位。ABR 由 I~Ⅶ波组成,其中最突出、最稳定的是 V 波。给予的刺激声为短声、短纯音。临床常用于听功能异常的定位诊断以及用来作为评估那些传统的行为测试手段所难于评估出的婴幼儿的听敏度的一种手段。此外,作为外伤性听力障碍或心因性听力障碍的鉴定诊断,ABR 也是必不可少的。

用短声诱发的 ABR,是用于评估婴幼儿听敏度、应用较广泛的一种电生理检测手段,采用中等强度的短声刺激,可以激活耳蜗的大部分神经元,使中高频率范围的神经元放电,从而产生重复性较好的电位(波形)。正常儿童和成人,在 2000～4000 Hz 范围内,刺激声强度用不超过 30 dB SPL 的短声即可引出 ABR,因此,采用潜伏期、振幅、波形等指标,可以了解听神经和低位脑干通路的成熟性和完整性。而用短纯音诱发的 ABR,其反应阈与同频率纯音听阈相差 10 dB 以内。当评估斜坡形或不规则形状听力图的时候,用短纯音诱发的 ABR 比短声诱发的 ABR 能够更好地反映外周听敏度的情况。

ABR 不足之处和局限性:短声刺激所诱发的 ABR 电位只能反映高频 2000～4000 Hz 听力的情况,缺乏频率特异性,听力图呈低频上升型、高频陡降型或不规则型时,ABR 可能在多个频率上高估或低估听力损失的程度。因此,ABR 不能全面反映耳蜗功能。短纯音诱发的 ABR 虽然具有较好的频率特异性,但进行多个频率测试时需要耗费较长的时间,有的婴幼儿因镇静睡眠不够而无法完成测试,且低频短纯音诱发的 ABR 波形分化不好,判断其阈值会有一定困难,且波形不如短声诱发的 ABR 好辨认。

由于 ABR 阈值所反映的是神经结构及神经通路的电活动能力,不能完全代表个体对声音的内在感觉能力,因此 ABR 阈值不完全等同于听力。此外,ABR 的波形需要主观判断才能够得出反应阈值,如果没有丰富的临床经验和长期的训练,很难得出准确的结果。

(七) 40 Hz 听觉相关电位

40 Hz 听觉相关电位(40 Hz AERP)是一种稳态听觉诱发电位,描述的是使用 500 Hz 的短纯音作为刺激声源,刺激声源重复率为每秒 40 次,采样时间为 100 ms 内记录到的一组反应波形,反应稳定可靠,波形易辨认;除了可用高频短音(或过滤短声)外,也可用低、中频的短音诱发出 40 Hz AERP,故可以较好地弥补 ABR 对低、中频段听力反映不足的短处。由于反应阈值接近纯音听阈,因此对低中频的行为听阈有较好的复核作用。也可用于了解听力损失儿童的残余听力,有助于助听器的验配。不足之处:在睡眠和应用镇静药物的情况下,40 Hz AERP 的幅度降低,反应阈提高。

(八) 耳蜗电图

耳蜗电图(ECochG)通常用短声诱发 CAP。在临床测听中,由鼓膜记录到的 CAP 实际上是 SP-AP 复合波。临床常用 SP 与 AP 的比值是否大于 0.4,来了解耳蜗的病变情况。梅尼埃病患者中 40%～70% 的人,SP/AP>0.4。另外,可用 CAP 幅度与声强的输入/输出(I/O)函数曲线的非线性特点改变来判断耳蜗受损后的重振现象。CAP 是单侧特性,且有真正的阈值。用滤过短声或 blackman 诱发 CAP,还可以了解耳蜗各频率段的功能。耳蜗电图测试的不足在于,安放鼓膜电极有一定的难度,须经过专门培训后方能进行。

(九) 多频稳态听觉诱发电位

多频稳态听觉诱发电位(MASSEP)是由调制声信号引起的反应相位与刺激信号的相位具有稳定关系的听觉诱发电位,也称调幅调制跟随反应(AMFR)、听觉稳态诱发反应(ASSR)等。

测试环境要求、受试者的状态及电极的放置均同 ABR。结果判定以极坐标图的形式或频谱图表示。临床用于:①听阈的客观评估。MASSEP 具有频率特异性,刺激强度可达 120 dB,可绘制出反应阈图,并可以推导出纯音听力图。有研究表明 MASSEP 反应阈与纯音听阈图两者的相关性较好,个体差异性小,但是两者之间的差值随着听阈的提高而变化的。听力损失越重,与纯音听阈的差值越小。中度听力损失者,二者的差值在 10 dB 以内,而对于重度听力损失者,二者的差值小于 5 dB。婴幼儿 MASSEP 的反应波形幅度小,故得出的听阈较成人为高。②听力损失儿童听阈的评估及助听器的验配。MASSEP 具有客观、快速、有频率特性、声能量输出高等特点,可较好地评估婴幼儿的行为听阈,对听力损失儿童及早准确验配助听器提供了可靠依据。

二、儿童听觉能力评估

听觉能力评估分为数量评估和功能评估。数量评估主要是通过使用测听仪器测试儿童裸耳或佩戴辅听设备后的各个频率听阈值,来判断其听力损失程度及助听器补偿效果。对听障儿童进行听觉能力评估的工具可分为问卷类和测试类两种。问卷类听觉能力评估工具主要测试听障儿童在自然情境中的听觉表现;测试类听觉能力评估工具主要在评估室中对听障儿童进行标准化的听觉能力测验。

(一)问卷类评估

1. 有意义的听觉整合(MAIS)问卷 MAIS 问卷包括两部分:父母问卷和教师问卷。父母问卷和教师问卷的结构完全相同,只是涉及的具体场景不同,前者主要针对儿童在家庭日常生活中的表现提出问题,后者是针对儿童在康复机构或幼儿园、学校生活中的表现提问,问卷由熟悉受试者的父母(监护人)和老师填写。通过实施该问卷,评估人员可以了解听障儿童在日常生活中使用助听设备的情况、察知和理解声音信号的能力。

MAIS 问卷主要用于评估 3 岁及以上佩戴助听器和人工耳蜗儿童的听觉能力。问卷包括 10 个问题,这 10 个问题又可以分为以下三个方面。①儿童佩戴人工耳蜗的频率(第 1—2 题),反映儿童的佩戴习惯,儿童对佩戴助听装置是否有信心,所以这两道题的得分通常被称为"信心分"。②儿童对声音刺激的敏感程度(第 3—6 题),反映儿童的听觉注意,即儿童对声音的敏感性,这几题的得分之和被称为"警觉分"。③儿童能理解听到声音的意义(第 7—10 题),反映儿童对声音的理解能力,这几题的得分之和被称为"意义分"。

2. 婴幼儿有意义听觉整合(IT-MAIS)问卷 IT-MAIS 问卷是在 MAIS 问卷的基础上开发出来的,是 MAIS 问卷的一个延伸,用于评估 2 岁及以下的儿童的听觉能力。IT-MAIS 问卷只是将 MAIS 问卷的第 1、2 题做了调整,使其更符合低龄听障儿童的情况。

3. 小龄儿童听觉发展(Little EARS)问卷 Little EARS 问卷是 2001 年研发出来的一套专门用于评估小龄儿童听觉发展情况的工具。它不仅适用于评估佩戴助听设备 2 年以内的听障儿童的听觉发展状况,还可以被一般的医务人员、儿科医生、耳鼻喉专家当作听力筛查工具,检测 2 岁以内健听儿童的听觉发育状况。

4. 听觉行为分级标准(CAP) CAP 是评估患者日常生活环境中的听觉水平的一项问卷,其适用的年龄范围广,婴幼儿到成人均可使用,能满足患者从儿童成长为成人过程中听觉评估的需求。该问卷听觉能力分为 1~8 级。由患者生活环境中的密切接触者根据患者对于所有外界声音(包括环境声音和言语声)的行为反应程度对其进行分级评价(表 2-2)。

表 2-2 CAP 听觉行为分级标准

分级	判别标准
8	能使用电话与熟悉的人进行交流
7	不借助唇读即可与人交谈
6	不借助唇读即可理解常用的短句
5	不借助唇读,能够辨别一些言语声
4	能够辨认环境声音
3	对言语声(如"走"等)能够做出反应

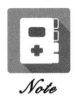

续表

分级	判别标准
2	能够感知环境声音
1	不能感知环境声音

（二）测试类评估

1. 林氏六音测试 林氏六音是由 Daniel Ling 于 1997 年首先提出的用于听力测试的一项简易方法。该测试运用广泛，实施也非常简单，选用"m""u""a""i""sh""s"这 6 个音作为测试音，考察听障儿童低、中、高不同频率的语音范围的察觉或识别能力。这种测试方法可以帮助教师、家长和专业人员监测听辅设备是否工作正常，了解患者的听力变化。林氏六音的频率范围如下。

(1) /m/：250 Hz。

(2) /u/：300～900 Hz。

(3) /a/：700～1500 Hz。

(4) /i/：300～2500 Hz（第 1 共振峰 250 Hz，第 2 共振峰 2500 Hz。第 2 共振峰必须获取才能区分前元音和后元音）。

(5) /sh/：2000～4000 Hz。

(6) /s/：3500～7000 Hz。

该测试一般适用于评估 6 个月以上的听障患儿。对于 18 个月以上的听障患儿，一般采用听声放物的方式。开始时测试距离可较近（30 cm 左右），如果听障患儿反映较好，可逐步增加距离。对于 6～18 个月的患儿，可以让他们坐在高脚椅上玩不发声的玩具。

2. 能力测试 能力测试材料包括自然环境声响以及声母和韵母、声调、单个词语、短句等各种声音，根据实际情况和评估目的，评估人员可选择适宜的项目及环境进行测试。

该测试工具在选择测试词语时，参照了汉语言语测听词表编制规则，同时考虑了儿童的言语特点及语音平衡等要素。考虑到儿童的认知特点，将所有测听词表用图画的方式表达出来，评估过程采用了听声识图的方式。

听障患儿听觉能力评估内容包括自然声响识别、语音识别、声调识别、数字识别、单音节词识别、双音节词识别、三音节词识别、短句识别和选择性听取 9 项（表 2-3）。可以通过自然口声和听觉言语评估计算机导航系统进行评估。

表 2-3 听觉能力评估表

序号	测试名称
1	自然声响识别
2	语音识别（含韵母识别和声母识别）
3	声调识别
4	数字识别
5	单音节词识别
6	双音节词识别
7	三音节词识别
8	短句识别
9	选择性听取

能力测试一般适用于 2 岁以上的儿童。对于 2 岁以内的婴幼儿，该评估体系提出了以下参考建议。①0～2 岁婴幼儿的言语听觉评估方法及刺激音的选择，要以婴幼儿的听觉言语发育指

标为重要依据。选择与各言语听觉发育阶段相适应的语音及词汇作为测试音,采用正常言语声强度(约 73 dBSPL),测试者注意回避婴幼儿的眼睛,在安静房间进行测试。②1 岁以内的婴儿可利用其熟悉的语音进行测试,通过观察其有无寻找声源的听性行为反应来判断听觉能力。1～2 岁婴幼儿可采用每个年龄段应掌握的词汇,回避看话,通过听说复述法来判断其听觉能力。

三、儿童言语功能评估

言语评估是实施言语训练的基础,儿童语言能力评估包括针对语音、语义、语法和语用几个方面的测量和评价。言语评估有定量与非定量评估方法。其中非定量评估主要通过观察、记录、分析儿童日常言语表现,对照健听儿童言语、语言发展的阶段性标志进行主观判断。定量评估可采用语言样本分析或使用标准评估工具,对听障儿童进行测量。

(一)语言样本分析法

语言样本分析法是评估口语能力的方式之一,在许多国家对于语言障碍儿童的鉴别和评估包含标准化测验和口语语言样本的分析。一般建议语言样本应包括 50～100 句话语。

口语语言样本在句子层面可被分析的内容有音韵、语义、语法、构词、说话速度等,在句子层面外可被分析的内容有故事文法的分析、篇章凝聚性与篇章形成和组织的分析。常用指标有以下几种。

1. 平均句长 平均句长常是用来判断儿童语法发展状况的一个指标。中文的平均句长计算若以词汇为准,则其计算方式为:平均句长=总词汇数/总句数。

2. 总共句数 总共句数常被当作评价儿童语言表达量方面的指标,指的是儿童在固定时间内(如 30 分钟)所说出来的句子总数。

3. 完整清晰总句数 完整清晰总句数是用来评价儿童在使用口语与他人交谈对话时其沟通能力发展水平的指标,指的是儿童在固定时间内说出完整而清晰的句子总数。

4. 总词汇数 总词汇数反映说话者说话的速度、组织句子的能力、词汇提取能力、言语动作成熟度等,总词汇数是指 100 句或 200 句的语言样本中的词汇总数。

5. 不同词汇数 不同词汇数可作为语意变化的指针,用以诊断是否存在语言问题。只在 100 句或 200 句语言样本中所使用的不同词汇数。

6. 不同词汇出现率 不同词汇出现率是评估与判断儿童词汇发展、语意能力的指标之一。它的计算方式是:不同词汇出现率=不同词汇数/总词汇数。

7. 其他 在语言样本分析中还应注意找出儿童谈话中是否有下列情形:中断、重复、停顿、重新再说、说了一个或一个以上之无关词汇后放弃。有这些现象判断儿童是否有词汇提取困难或句子组织困难等。

(二)标准化评估工具

1. 听障儿童语言能力评估标准 近 20 年来,在康复机构和特教系统普遍使用的听障儿童语言能力评估工具是由孙喜斌等专家编制的听障儿童语言能力评估标准及方法,该评估标准及方法主要评估听障儿童 6 个方面的语言能力,即语言的理解能力、表达能力、语法能力、语言的使用能力、言语清晰度及等级词汇量。各分测验的测试目的、测试方法包括语音清晰度、词汇量、模仿句长、听话识图、看图说话、主题对话 6 项。

2. 听障儿童语言功能评估 听障儿童语言功能评估方法是由吕明臣、孙喜斌主编的一套标准化的评估工具,该工具主要用于评估听障儿童实际运用语言的能力,即表达出的语言是否按成一定的交际意图、表达特定交际意图所使用的语言形式状况、表现特定交际意图的语言形式在他所有可能使用的形式(包括手语)中所占的比重。评估内容包括表述功能、工具功能、协调功能、表现功能与娱乐功能。评估方法采用故事评估、行为评估、问答评估、交谈评估、自然评估等。

第三节 听觉辅助设备

听觉器官是人类重要的感觉器官。当听觉丧失后，个体就失去了通过听觉接收信息的机会，进而会造成言语功能的缺陷以及信息获取受限，还会造成语言学习和交流的困难，以及认知能力、学习能力、心理和行为能力的障碍。因此，发现听力损失后及时采取补救措施，可使障碍降到最低程度。不同性质的听力损失，采用的听力干预方式不同。传导性听力损失，可以通过药物、手术等方式改善听力状况，感音神经性听力损失则需要选配助听器或进行人工耳蜗植入手术来重拾听力。此外，根据听力损失的程度来选择听力辅助装置。轻度和中重度听力损失者需要选配助听器，而重度或极重度听力损失者选配大功率助听器无效则需要进行人工耳蜗植入手术。

一、助听器

助听器是一种电子设备，它将外界的声音放大并调整，以适应听力损失患者的听力补偿要求，是帮助听力损失患者改善听力困难的有效工具。

（一）助听器的组成

助听器主要由麦克风、放大器、受话器、电池、音量控制等组件组成。其中麦克风是将声音信号转换为电信号的换能器。放大器是助听器的核心部分，在数字助听器中是一个芯片，声音信号经麦克风接收并转换为电信号，然后到达助听器的信号处理器件并根据需要进行处理。信号处理包括放大、频率响应调整和输入输出曲线调整等内容，最终将听力障碍者原来听不到的声音，放大处理成患者能够听到的声音。受话器则是将放大的电信号转换为声信号或机械振动，传递到耳道里或头骨上。电池提供助听器所需要的能源。音量控制是一个可变电阻或电位器，用以调节通过放大器的电流，音量随电信号的电阻变化而改变。音量调高，则需要的电流也更多；反之则减少。微调部件则为了使助听器能够满足不同听力损失的需要，助听器机身上常常设置一些按钮，允许患者根据自身需求对助听器的性能进行调节，以适应不同交际场景的需求。此外还有辅助器件，包括音频输入和电感线圈。

（二）助听器的类别

从广义上讲，只要是能把声音有效地放大，并传入耳内的各种电声装置都可以看成是助听器，但国际电工技术委员会（IEC）仅把佩戴式个人用电声放大装置称为助听器，而把集体用电声放大装置统称为电声补听设备。助听器可以做如下分类。

1. 按传导方式分类 按传导方式可以将助听器分为气导助听器、骨导助听器和触觉助听器。气导助听器是目前使用最多的，通过空气传导，把声音传至耳内的各类助听器。骨导助听器是振荡器通过骨质（乳突、牙齿、听骨）把声音传至耳内的助听器，主要用于严重的传导性听力损失患者。其中骨锚助听器（Baha）是一种可植入的骨传导听力系统，适用于传导性或混合性听力损失以及单侧听力损失。Baha采取直接骨传导的方式，通过一个固定在耳后头骨中微小的钛植入体，就会跟人体的骨头发生骨融合作用。骨融合一旦形成，就可以把一个桥基固定在钛植入体上，然后把言语处理器连在上面。言语处理器监测到声音时，就把声音通过骨头直接传送到内耳。触觉助听器又称为振动式助听器，它用一个振动器代替耳机，通过触觉对振动变化的感知来了解声音。但由于触觉感知语言信号效果不佳，这种助听器应用很少。

2. 按使用方式分类 助听器按外形可分为耳内式助听器、盒式助听器、眼镜式助听器、耳背式助听器。耳背式助听器外形纤巧，佩戴位置相对隐蔽，声学效果好，有多种功率，能满足不同听力损失患者的需求,是目前使用最多的一类助听器。耳内式助听器分为耳甲腔式和耳道式两种,耳甲腔式还可分成全耳甲腔式和半耳甲腔式,耳道式还发展出完全耳道式(深耳道式),使用时直接放在耳甲腔或耳道内,十分隐蔽,同时还保留了耳廓的集音功能和外耳道的共振作用,佩戴时更易适应。但目前的耳内式特别是耳道式助听器的功率不大,尚不能满足重度以上耳聋患者的需要。盒式助听器也称体佩式助听器,此型助听器功率较大,体积较大,价格低廉,便于调节,适合老年人及手指不灵活的人使用。眼镜式助听器由于眼镜腿重,佩戴者感觉极不舒服,眼镜架固定还需因人而异,比较麻烦,因此,此型助听器已不多见。

3. 按技术电路分类 助听器可以分为模拟助听器、数码助听器、全数字式助听器。模拟助听器是指助听器的电路采用模拟电路,其放大形式多为线性放大,适合于动态范围较宽的听力损失患者。数码助听器的控制程序采用数码技术,放大电路采用模拟电路,放大形式为压缩放大,更适合动态范围较窄的听力损失患者。全数字式助听器的电路采用逻辑电路,在信号的采集、分频段的滤波器和信号处理器上引入数字技术,适合各种听力损失患者。

(三)助听器选配适应证

助听器适用于长期听力损失者,对听力损失不稳定、可以通过药物或手术治愈的患者不适用,对于内耳未发育及中枢性听力损失者也不适用。

1. 按病因将适应证分类

(1)传导性听力损失,多见于中耳炎后遗症、咽鼓管阻塞或耳硬化症,但因种种原因不能手术者。

(2)感音神经性听力损失,包括迷路病变、脑膜炎后遗症、内耳药物中毒性听力损失、衰老、不可逆的血管病变等。

(3)混合性听力损失,伴有不同原因迷路病变者。

(4)儿童双耳听力损失在 30 dB HL 以上,一定要配助听器,否则将影响到儿童语言的发展。

2. 选择范围 据纯音听力图语言频率平均损失计算,平均听力损失在 41~80 dB HL 者,通过助听器验配一般可获得满意的助听效果;平均听力损失在 81~90 dB HL 者,通过助听器验配也可获得较为满意的助听效果;平均听力损失大于 90 dB HL 者,应首选人工耳蜗植入,如手术条件暂时不具备,应及时选配特大功率助听器,以辅助聆听。

3. 转诊指标 遇有以下情况首先考虑医疗诊治:①快速进行性听力下降;②近期发生的听力损失;③伴有耳痛、耳鸣、眩晕或头痛;④传导性听力损失;⑤外耳道耵聍栓塞超过外耳道腔 25% 或外耳道闭锁。

(四)助听器的验配过程

1. 病史采集 详细询问发现耳聋的时间,听力损失是否进行性加重,对生活中各种声音的反应。另包括母孕期的感染史和用药史、小儿既往疾病史、用药史、生长发育史、家族史等,询问病史应同时注意观察儿童生长发育情况。

2. 耳科常规检查 检查鼻咽部、咽鼓管和中耳腔的病变,这些部位的病变常可导致听力的波动,尤其要注意中耳病变等影响助听器选配的因素。

3. 听力测试 根据年龄不同,选择适当的行为测听方法,如 BOA(6 个月以内)、VRA(6 个月至 3 岁)、PA(3~6 岁)、PTA(6 岁以上)。大龄听力损失儿童除了测定气导听阈外,应同时检查骨导听阈和不适阈。对一些情况复杂的听力损失儿童或小龄听力损失儿童,很难从一种听力测试中得到确切结果,除行为测听外,常需结合声导抗测试、听性脑干反应、多频稳态诱发电位、耳声发射等客观测试方法共同确定其听阈值。分析测试结果,根据听力测试结果并结合病史初步判断听力损失的性质及听力损失的程度,向患者本人或家长详细解释听力测试结果、佩戴助听器的必要性和重要性。

4. 诊断与鉴别诊断　对疑有脑瘫、智力低下、自闭症、多动症、交往障碍、发育迟缓等疾病的小龄听力损失儿童,要请求神经科和精神科的帮助,进行学习能力测试及相关精神智力检查,排除非听力性言语障碍。若怀疑内耳及相关结构异常,可建议听力损失者进行颞骨的影像学检查。若怀疑听力损失与自身免疫有关时,应建议其进行相应的实验室检查。

5. 确定助听器选配耳　助听器选配耳的确定,原则上,只要双耳都有残余听力,应双耳佩戴助听器。但若由于各种原因,只能佩戴一只者,则遵循下列原则。

①双耳听力图相同,左右可交替佩戴。

②若双耳听力损失＞60 dB HL,且一耳较好者,则优先配听力较好耳。

③若双耳听力损失≤60 dB HL,且一耳较好者,则优先配听力较差耳。

④若双耳听力损失差距较大(各频率＞20 dB HL),听力曲线有一平坦型,有一陡坡型,应选择听力曲线较平坦一侧耳。

⑤语后听力损失者,可凭自己的感觉选择日常生活中的惯用耳。

⑥儿童可通过行为测听和脑干电位阈值、多频稳态检查来初步确定佩戴耳。

⑦如双耳听力曲线相似,但听觉区域不同,应选择听觉区域动态范围较大一侧耳。

6. 助听器种类的选择　从年龄上来看,儿童宜选用耳背式助听器。从听力损失程度上来看,轻度、中度、重度、极重度听力损失可分别选择小功率、中功率、大功率、特大功率的助听器。从听力损失性质上来看,传导性听力损失选择骨导助听器,感应神经性听力损失选择气导助听器。从残余听力情况来看,听觉动态范围宽、无重振现象者可选择线性放大电路的助听器,反之则选择压缩放大电路的助听器。

7. 助听器功率的选择(表 2-4)

表 2-4　助听器功率的选择

听力损失/dB HL	最大声输出/dB HL	功率	增益/dB
轻度程度≤40	＜105	小	＜40
中度程度 41～55	105～124	中	40～50
中重度程度 56～70	125～134	中大	50～60
重度程度 71～90	135～138	大	60～70
极重度程度＞90	＞138	特大	＞70

8. 耳模

(1) 耳模功用:将经助听器放大后的声音导入外耳道;固定助听器,使得助听器佩戴舒适,密闭外耳道,防止声反馈啸叫;在一定范围内改善助听器的声学效果。

(2) 耳模分类:根据制作材料的不同,耳模可分为软耳模、半软耳模和硬耳模三种。

(3) 耳模的更换:由于小龄听力损失儿童的耳廓和外耳道的不断发育,一段时间后,密封性降低,对于听力损失较重者,会出现声反馈啸叫,影响助听效果。因此,需定期更换,对于听力损失较重、佩戴的助听器声输出较大的小龄听力损失儿童,更是如此。3～9 个月小龄听力损失儿童,应 2 个月更换 1 次;9～18 个月小龄听力损失儿童,应 3 个月更换 1 次;18～36 个月小龄听力损失儿童,应 6 个月更换 1 次;3～6 岁小龄听力损失儿童,每 9 个月或 1 年更换 1 次。成人听力损失者助听器出现声反馈啸叫或耳模变形时也应及时更换。

9. 助听器验配

(1) 预选助听器:根据听力损失儿童听力情况在验配助听器之前选择助听器的输出、频响曲线与听力测试结果适当的助听器,并预设最大声输出,一般可根据情况预选 2～3 种助听器。听力图和年龄因素不同,选择的验配公式也不同,对小龄听力损失儿童利用 DSL 公式计算出不同类型助听器所需的 2 cc 耦合腔增益值(RCG)或真耳增益值(RREG)或所需的助听后听阈值(RAT),根据以上某项要求,选择符合要求的助听器,重点考虑助听器的频响曲线与所要求的频响曲线的吻合程度。对于有条件的、具备测试仪器的助听器验配机构,可用仪器进行预选。将得到的裸耳听力图按要求输入相应设备后,其可自动给出耦合腔的理想增益频响曲线,根据此频响曲线选择适当的助听器,通过调节音调、增益等,使其频响曲线与理想频响曲线最大接近。在无相应测试设备的情况下,可依据听力损失程度预选助听器的功率。

(2) 验配:将音量调节到一个相对适当的位置,进行真耳介入增益、功能性增益或助听听阈测试。目前国内临床上用得较多的是真耳介入增益和助听听阈测试法,例如:将在声场中所测得的助听听阈和目标曲线进行比较;将测得的助听听阈结果和言语香蕉图或长时间平均会话声谱(SS 线)对比,如不理想,重新编程或通过调节助听器的控制旋钮,如音调、音量、增益及改变耳模、耳钩的声学特性来实现,如效果仍不满意,可考虑换另一品牌或型号的助听器。

10. 指导家长 向家长交代如何佩戴助听器、控制音量、更换电池、佩戴耳模、保养助听器等问题,并指导家长进行操作。

11. 助听器效果评估

(1) 评估标准:一般分为四级。

一级为最适范围,音频感受范围在 250～4000 Hz,言语最大识别率在 90% 以上。

二级为适合范围,音频感受范围在 250～3000 Hz,言语最大识别率在 80% 以上。

三级为较适合范围,音频感受范围在 250～2000 Hz,言语最大识别率在 70% 以上。

四级为看话范围,音频感受范围在 1000 Hz 以内,言语最大识别率为 44%,需借助看话来理解语言。

(2) 言语香蕉图:言语香蕉图是指正常人的言语频率分布和强度分布的范畴。根据此范围描绘出的曲线形似香蕉,称为香蕉图。从言语香蕉图中可以看出语音分布的情况:"i""u""m"频率在 250～500 Hz,强度在 30～50 dB HL 之间;"a""o""e"频率在 500～1000 Hz,强度在 40～55 dB HL 之间;而"zh""ch""sh"频率在 2000～3000 Hz,强度在 10～30 dB HL;"z""c""s"则在更高的频率,即 4000～6000 Hz,强度在 10～25 dB HL 之间。由此可以看出,大多数听力损失的个体对元音分辨好,而对辅音分辨差,因为元音多在中、低频率的范围内,而且声响强度高,辅音则多在高频率范围内,但声音强度低。

在选配助听器时,经助听器放大后的听力范围如在言语香蕉图内,则表明该助听器的助听效果很好,对佩戴者较合适,这对于听清和理解语言是至关重要的,特别是听力损失儿童,对其学习语言有很大帮助。

(3) 评估方法:助听器效果评估方法通常有声场测试、言语识别率对照、六音测试、真耳介入增益测试、助听效果满意度问卷、简易评估法等。

二、人工电子耳蜗植入

人工电子耳蜗植入是为中度、极重度、全聋的成人或儿童恢复或获得听力的一种电子装置,可把声信号转变为电信号直接刺激听神经纤维从而产生听觉。

(一) 原理

人工电子耳蜗工作原理:外界声音由言语处理器的麦克风采集并转换成电信号,再经过特殊的编码处理,生成一种能保留语言特点和规律的电脉冲,再由发送装置变为无线电波通过戴在耳后的电磁感应线圈发射到体内。植入体内的接收线圈收到信号后,按照指令通过植入耳蜗内的电极刺激听觉神经,经听神经传入大脑产生听觉。

(二) 结构和类型

各种人工电子耳蜗产品在设计上细节不尽相同,但都出自相同的工作原理,且都由体内植入部分和体外部分组成,体内植入部分包括接收器/刺激器、电极;体外部分包括麦克风、言语处理器、传感线圈(耳机导线、传输导线)。目前国内销售的人工电子耳蜗主要来自澳大利亚、奥地利、美国。人工电子耳蜗按照外形可分为体配式和耳背式。临床使用的人工电子耳蜗都是多导人工电子耳蜗,即电极上的多个通道分别对应耳蜗鼓阶的不同部分,对于耳蜗不同频率的感音部位进行刺激,可最大限度地模拟听觉感音的过程。

(三) 适应证与禁忌证

1. 适应证 双耳重度或极重度听力损失,不能受益于特大功率助听器,且诊断病变位于耳蜗者可以选择人工电子耳蜗植入。9岁以下儿童适应证如下。

(1) 双耳重度感音性听力损失。

(2) 年龄为18个月至9岁。

(3) 佩戴3～6个月合适助听器,听力康复训练后听力改善、基本无效或效果甚微:

①5岁以下患儿不能建立有效的听力交流能力;

②5岁以上患儿开放式言语认知不超过50%;

③2 kHz及以上频率的助听听阈在言语频谱范围之外。

(4) 无手术禁忌证,如急慢性外、中耳炎发作期和全身器官不适合手术。

(5) 父母及家人对儿童改善听力具有强烈愿望。

(6) 良好家庭支持和良好家庭聆听环境。

(7) 对人工电子耳蜗有正确认识和适当的期望值。

(8) 针对儿童患者需要一套完整的听力语言康复教育计划。

2. 禁忌证

(1) 耳蜗及听神经因素:从影像学角度来说,人工电子耳蜗植入手术的相对禁忌证应该为耳蜗完全缺失和内听道严重狭窄。一般认为内听道直径不足2 mm是人工电子耳蜗植入的禁忌证,这是因为内听道内缺乏听神经和前庭神经。

(2) 中耳感染因素:植入人工电子耳蜗前,首先要将中耳炎病灶彻底清除。因此,化脓性中耳炎发作期是人工电子耳蜗手术的禁忌证之一。

(3) 耳蜗骨折:耳蜗骨折很可能损伤前庭耳蜗神经,使人工耳蜗植入无效。因此,耳蜗骨折导致听神经损害是人工电子耳蜗植入手术的禁忌证。

(4) 精神病:电刺激可能会刺激大脑皮层,因此精神病是人工电子耳蜗植入手术的禁忌证。

(5) 不适合蜗后性听力损失。

(6) 其他外科常规手术禁忌证:如患其他外科常规手术禁忌证,也不考虑人工电子耳蜗植入。

3. 术前评估 术前患者的选择和评估,主要目的是从医学、听力学及心理学等多方面综合评估和决定患者是否适合实施人工电子耳蜗植入手术。

(1) 听力学评估:包括电生理测听和纯音测听,以确定听力损失的程度及类型,排除功能性耳聋存在的可能。

(2) 耳科学及其他医学评估:通过术前的医学评估,可以确定患者目前的身体情况是否可以手术等。术后患者定期检查,以便观察是否有继发其他耳科疾病的可能。术前影像学评估也是术前检查的一项重要内容,对耳蜗发育和结构进行计算机辅助断层成像(CT)或磁共振成像(MRI),了解耳蜗结构发育的完整性以及有无畸形,为选择合适手术方案或手术侧别提供依据。

(3) 心理评估。

（四）人工电子耳蜗植入术后调试

1. 术后开机调试时间安排 术后开机是指由听力学专业人士为人工电子耳蜗术后患者安装人工电子耳蜗体外设备并对人工电子耳蜗系统进行调试。开机时间一般为术后1个月左右。开机后1个月内，每周调试1次，共4次。之后根据患者的情况，改为每2周调试1次，共2~3次。随后为每3个月调试1次，共2~3次。最后患者应每半年至一年到专业机构随诊一次。

2. 开机调试内容

（1）电极阻抗测试：电极阻抗测试主要用于测试植入患者耳蜗内的电极及功能是否正常。对于电极阻抗值异常的电极及可引起非听性反应的电极均应关闭。

（2）阈值、舒适阈的调试：阈值（T值）是患者每次均可听到的最小电流刺激强度，舒适阈（C值）是患者不产生不适响度感觉的最大电流刺激强度。可用游戏测听法、语言表达和指图的方法来确定阈值。

（3）电极响度平衡测试：此测试是为了尽量减少原始声音信号经人工电子耳蜗系统处理产生失真。患者连续听2~3个电极，并指出哪个电极比其他电极听起来响度轻，以确保响度平衡。

（4）电极排序测试：主要是了解电极的频率范围分布是否与耳蜗感受音调的部位相对应。即耳蜗顶部的电极感应低频，蜗底部的电极感应高频。如两者有差异，则需对这些电极进行重新排序。调试时，主要让患者说话，看声音的频谱是否与之相对应，再做相应的调试。

（五）使用时注意事项

人工电子耳蜗植入后的注意事项：①注意保管和防丢失，同时注意人工电子耳蜗的保养和维护。②注意保持人工电子耳蜗外部部件的清洁，避免潮湿、静电，避免头部植入部位的剧烈撞击等。③定时更换电池。④不能接受产生诱导电流的医学治疗，包括电外科手术、透热疗法、神经刺激疗法、电痉挛疗法、离子放射治疗。如需做磁共振，需先暂时取出植入体内的磁铁。⑤不使用时，储存于原盒中，松掉耳机和导线。如需长期储存，应将电池去除。

（六）术后护理与语言训练

人工电子耳蜗手术安全且并发症较少，术后注意抗感染治疗，创口1周左右愈合。

成功手术是儿童重新获得听觉的基础，有效康复训练是儿童回归主流的必要手段。由于耳蜗植入装置不能完全模拟正常的耳蜗功能，所接收到的多为失真或畸变的声音。为使听力损失儿童达到语言交流的目的，进行术后的听力培建和听觉言语训练是十分重要的。人工电子耳蜗植入术后听力培建和训练过程大致遵循声音察觉、分辨、识别和理解能力几个阶段。术后的听觉言语训练，应符合小儿语言发展规律，按听力损失儿童"听力年龄"分阶段从浅到深逐步进行，大体可分为三个阶段，即听觉训练阶段、词汇积累阶段、语言训练阶段。

三、辅助听觉装置——无线调频系统的应用

助听器和人工电子耳蜗虽然能够有效地改善或治疗听觉损伤，给听力损失儿童带来福音，但远距离交流、噪声环境及空间声回响对于听力损失儿童而言始终是难以克服的困难。而无线调频系统是改善这些困难的有效工具。目前无线调频系统主要是应用于各个康复机构及聋校。

（一）无线调频系统的作用

语言识别能力最重要的一个指标就是信噪比，即信号和噪声之间的比率，通常用S/N来表示，提高信噪比可以使语言听得更清楚。听力损失儿童比听力正常者需要更高的信噪比，使用无线调频系统可以有效提高信噪比。调频系统利用无线调频电波的频率性，以电磁波替代声波来传递声音信号。由于声源与麦克风的距离一般在30 cm以内，减少了背景噪声、回音的干扰以及

说话者同聆听者之间的距离所带来的影响,使说话者的声音直接传给聆听者,有效地提高了信噪比,使佩戴者能听得更清楚,提高了言语识别能力和言语可懂度。因此,通过无线调频系统,可以达到以下作用:第一,放大和传送讲话者的声音,不放大周围的背景噪声;第二,课堂内无论学生坐在哪里,都仿佛老师在他们耳旁讲话一样;第三,通过无线调频传送,避免声波反射的影响;第四,提高信噪比,提升言语辨别能力。

（二）无线调频系统的组成

无线调频系统由发射机、接收机和助听器/人工电子耳蜗(外置部分)组成。助听器/人工电子耳蜗通过音靴与调频系统的接收器相连接,说话者的声音由麦克风接收后经发射器以调频信号传送至接收器,之后经助听器/人工电子耳蜗,传给听话者。

（三）无线调频系统的连接方式

无线调频系统的接收器依其与不同个人助听辅具的连接(助听器、人工电子耳)有不同的连接方式。

1. 与助听器连接　调频系统常见的与助听器连接的方式为接收器外加音靴。经由音靴,接收器所接收的信号可传入使用者的助听器。连接音靴的助听器需有直接音源输入的功能,常见为助听器机体上的金属接点。若助听器本身无此外接音源接点,则无法适用此项连接方式。另外,有些较高级助听器有直接连接的专用接收器,可省去拆卸音靴及接收器的麻烦,但缺点为价格较高。

2. 与人工电子耳蜗连接　人工电子耳蜗佩戴者所使用的 FM 系统与助听器佩戴者基本相同,只是将接收器与人工电子耳蜗的言语处理器相连接,接收器将接收到的无线调频电波转换为电信号,直接刺激使用者的听神经,从而达到聆听效果。人工电子耳蜗依不同的型号,有不同的方式与调频系统相连接。比较常见的接收方式与助听器使用音靴的原理类似,需要透过专用的转接接口。与助听器相同的是,市面上也有直接与人工电子耳蜗连接的接收器,但价格昂贵且只能针对特定型号的言语处理器。

第四节　听障儿童听觉语言康复训练

听觉语言康复训练的目的在于通过听觉、言语、语言及相关的功能评估、训练,建立听障儿童自主运用听觉和有声语言进行交流的习惯与能力。听觉和语言训练虽有不同,但密不可分,与听障儿童认知能力的发展紧密联系。听障儿童听觉语言康复训练以听觉口语法为代表,在实施听觉、语言训练的同时,也强调语言、认知、交流等能力的同步培养。听觉语言训练依照听障儿童的听觉、言语和语言的发展规律,采用结构化教学方法实施。

一、听觉语言康复的原则

1. 坚持早发现、早诊断、早干预的原则　无论是临床或是基础研究,还是长期的康复实践普遍证明"早发现、早诊断、早干预"对确保听障儿童康复效果至关重要。早期干预能够帮助听障儿童按照正常发展模式学习言语、语言,同时也可以为听障儿童的情感、认知等健康发展打下良好的基础。健听儿童在出生前就已具备听觉能力和听觉经验,因此,听障儿童只有在出生后尽早接受干预,尽早接受听觉刺激,才能避免言语、语言等能力发展滞后。

2. 坚持医教结合、综合干预的原则　听障儿童康复涉及听力补偿(重建)、听觉言语训练、言语矫治、语言教育、学前教育等诸多方面,必须坚持医教结合、综合干预。由听力师、听觉言语康复教师、言语病理师、学前教育教师等组成跨学科团队共同参与，协调实施。

"能听会说"是听障儿童康复的基本前提和基础。实现这一目标需要两方面的工作保障。首先，要通过听力补偿（重建），确保听障儿童听到清晰、完整的言语及环境声音，使听障儿童的大脑尽早接受听觉刺激。其次，要通过有计划的教学和日常生活活动，为听障儿童提供以听觉为基础的、丰富的适宜其听觉语言发展水平的日常交流机会。

3. 坚持遵循儿童发展规律的原则 儿童的身心发展是康复的依据。听障儿童康复的复杂性不仅在于听说障碍本身，还在于承载障碍的主体处于幼稚的、动态的发展过程中。听障儿童首先是儿童，听障儿童的发展自然要受到儿童一般发展规律的制约。开展听障儿童康复不能违背儿童发展的一般规律，不能只追求速效、片面、表象的康复效果，应把听说能力发展放在儿童发展的整体视野中考虑。

开展听障儿童康复必须遵循儿童听觉、言语的发展规律。儿童的听觉、言语发展具有阶段性、渐进性，有鲜明的阶段特征和递进增长的规律。新能力的获得需要建立在已有能力的基础上。

4. 坚持促进儿童全面发展的原则 康复的最终目的是促进残障人士平等、全面地参与社会生活。实现这一目标需克服功能障碍，也需要消除物理及社会环境的障碍，更需要全面提高残障人士素质。同样，听障儿童要与健听儿童一样平等接受教育。全面参与社会活动除了要有良好的听说能力，还必须有健康的身心及全面的知识、能力。只有全面发展，具备全面参与和竞争的能力，听障儿童才能最终实现康复的目标。

5. 坚持发挥家长主导作用的原则 家长是孩子的第一任教师和终生教师。家长在听障儿童康复中扮演着不可替代的角色。家长与孩子有先天的血缘和情感联系，家庭教育有强烈的感染性、渗透性，家庭环境、家长的交流方式对听障儿童的言语、语言发展有重要影响。Hart 和 Risley 的研究认为，家长的说话方式和言语丰富程度决定了儿童的语言发展水平。通过调查，他们发现在专业人员家庭中家长平均每小时能对孩子讲 2100 个词（英语），在工人家庭中家长平均每小时对孩子讲 1200 个词（英语），而在需社会福利救济的家庭中，家长平均每小时只对孩子讲 600 个词（英语）。在经济社会条件较差的家庭中，家长不仅话语量少，而且话语质量不高，谈话中较少修饰和提问，经常忽视孩子的交流愿望。日常生活提供了丰富的、不断重复的听说机会。每天重复进行的起床、穿衣、洗漱、吃饭等日常活动为家长提供了与孩子对话交流的机会。家长如果能掌握适当的方法，将听说融入日常生活，对听障儿童康复无疑是最好的推动。

二、听觉康复训练

听觉康复训练是指依照儿童听觉的发展规律，通过听觉评估为听障儿童制订训练计划，并加以实施的过程。听觉康复训练计划既包括听觉发展的目标、时间，也包含针对每名听障儿童选择的训练内容、方法以及活动形式等。听觉康复训练的主要内容包括聆听习惯、技巧培养。听觉康复训练的目的：最大限度地开发和利用听障儿童的残余听力，尽量减少耳聋带来的不良影响；培养、建立听障儿童的聆听习惯，逐步提高其听觉能力，为听障儿童借助听觉学习，获得言语、语言，进行自然沟通交流。听力是听觉能力发展的基础，只有声音信息传递到大脑，个体接收丰富的听觉刺激，具备充足的听觉经验，才能发展良好的听觉能力。

（一）听觉能力发展的四个阶段

听觉能力是指通过后天学习获得的感知声音的能力，尤其是感知言语声的能力。听觉能力是一种能整合听力和聆听，并处理听到的声音信息的能力。听觉能力发展是一个复杂的、连续的过程，具有一定的阶段性特征。在听觉的发展过程中，有一些对个体学习非常重要的听觉处理能力，即听觉能力发展的四个阶段。Erber 于 1982 年提出听觉能力发展的四个阶段。

1. 听觉察觉 能够感知声音的有无并作出反应,包括环境声音的有无和语音的开始和结束,并能够有意识地聆听声音。

2. 听觉分辨 能判断声音的频率、长短、大小并进行区分,包括不同的声音,以及音质、音量、音长、音高或元音和子音的差异等。

3. 听觉辨识 指能够将声音与物体连接,理解已经标记或命名的物体,或者去标记、命名某种物品。

4. 听觉理解 能够理解语言,合成并了解整体的含义,并且能将其与已知的信息发生关联。

(二) 听觉训练的原则

1. 确保最佳听能,注重听觉发展 听觉训练的前提是确保听障儿童的助听辅具处于最适的状态,在康复的过程中必须牢固树立听能管理的意识,指导家长帮助听障儿童始终佩戴使用助听设备。康复师要准确了解每名听障儿童双耳的裸耳听力及补偿效果,明确优势耳。关注听障儿童佩戴助听设备的时间、型号。掌握助听设备的基本使用和保养方法。坚持每次训练前使用听能保养包对听障儿童的助听设备进行检查,并使用林氏六音测试,确定幼儿各个频率都能听到,发现问题及时联系听力师处理。

在确保听障儿童听力补偿效果最优的基础上,尽早培养听障儿童的聆听意识和听觉反馈能力,培养听障儿童借助听觉进行沟通交流的习惯。交流时首先呈现口语,引导儿童利用听觉获得信息,进行交流,减少或消除听障儿童对视觉等辅助手段的依赖。

2. 鼓励指导家长深度参与 听觉能力的发展是一个持续的过程,康复师应通过有针对性的指导,帮助家长积极地参与到康复训练中,使家长了解、掌握在家庭中培养孩子听觉能力的基本知识、方法,在日常生活中培养孩子的聆听习惯,营造良好的聆听环境等。康复机构的训练无法代替听障儿童在日常生活中的听觉学习,日常生活中充满了丰富的听觉环境,有大量培养孩子聆听能力的机会,家长应学会善用这些机会,最大限度地丰富孩子的听觉经验,培养其听觉能力。

3. 尊重听障儿童在训练中的主体地位 听觉训练应充分考虑听障儿童的个体差异,采用一对一个别化教学的形式,并选择恰当的训练目标和内容。康复师应对孩子的听力状况、听觉发展水平进行定期评估,及时根据变化调整训练的目标、内容和方法。

4. 营造丰富而有意义的听觉刺激环境 丰富的听觉经验是听障儿童听觉能力发展的基础,因此,在机构和家庭环境中都要为听障儿童提供丰富多彩的声音,包括不同音调、响度的言语声和自然环境声响。在家庭生活中,要引导孩子注意聆听周围的自然声响,如电话铃声、流水声、汽车喇叭声等,并逐渐理解声音的意义。听觉训练应较少做无意义的声响刺激,如经常性地在听障儿童身后拍手、敲桌子或呼喊名字,当孩子做出反应后,又没有后续跟踪。

5. 遵循由易到难的发展规律 在实施听觉训练的活动中,要注意根据听障儿童的不同听觉发展水平,及时调整训练难度。训练的难度体现在听觉训练形式、呈现的语言内容、语音特征的相似度、上下文或语境线索、聆听环境等多个方面。

(三) 听觉训练的内容和方法

1. 感知声音的有无 听障儿童刚佩戴助听设备时不能马上准确地捕捉声音。在这个阶段要引导听障儿童听各种声音,包括不同音调、不同响度的声音。这种训练既可以提高听障儿童聆听意识,也能帮助听障儿童尽快配合测听和调机。

在助听设备佩戴初期,听到言语声或环境声响时,康复师要立刻引导听障儿童聆听并帮助其逐步理解声音的意义。引导听障儿童注意听,如"听,有没有声音?找一找是什么声音。"康复师可以有意识地制造一些有意义的声响,丰富听障儿童的听觉训练内容。在每日的训练中康复教师可以记录下听障儿童对什么声音有反应,而哪些声音还无法获取。而语音是听障儿童听觉训练中最重要的声音刺激,除了让听障儿童听各种各样的自然声响外,还要给听障儿童提供丰富的语音刺激,叫他的名字,和他进行简单的语言交流等。

2. 辨听训练　包含闭合式听觉训练和开放式听觉训练。闭合式听觉训练是指通过物品或图片的呈现来提供听觉信息的线索,以降低听觉训练的难度。开放式听觉训练是指不给出听觉选择范围,在没有猜想线索的情况下对听障儿童实施的听觉训练,相对于闭合式训练有较大的提高。

辨听训练主要包括辨听拟声词、辨听音节数量不同的词汇、辨听音节数量相同但差异显著的词语、辨听发音较为接近容易混淆的词、辨听韵母不同但声母和声调都相同的词、辨听声母不同但韵母和声调都相同的词、辨听声调不同但韵母和声母都相同的词、听觉记忆、听觉描述等。

(1) 听觉记忆:听觉记忆能够对听到的语言信息进行加工处理、储存在大脑中,能够回忆出听到了什么,这其中包含了注意、倾听、处理、储存、记忆的技能。

①听觉记忆的意义:能够发展听觉能力并建立语言理解的基础,能依据听到的句子做出正确的反应;能够通过听获得更长、更多的语言刺激并进行信息的扩展;能够发展说长句的能力;能够培养注意力。

②听觉记忆的目的:培养注意力;发展听觉能力并建立语言理解的基础,使听障儿童能够根据听到的句子做出正确的反应;使听障儿童能听懂更长的句子、更复杂的句子,发展听障儿童说长句子的能力,通过听获得更长、更多的语言刺激并进行信息的拓展。

③听觉记忆有多种组合形式:一项、两项、三项、四项、五项、句子、短文、小故事等。

一项听觉记忆的发展是指在短句中重复拟声词,能做音义连接。如"红色的汽车开来了:嘀—嘀嘀—嘀嘀嘀。"理解相关指令、相关动作的识别,对日常用语做出反应或执行指令,如"不能动""开门""小脚跳一跳"等。还有不同词性的听觉记忆,如"给我小猫""宝宝饿了,要吃饭""球在桌子下面"等。

两项听觉记忆的发展,在这个过程中,我们基本提供6~8个选择项,幼儿根据听到的信息进行选择。包含两个名词、名词加动词、形容词加名词、数量词加名词、两个动词等多种组合形式,如爸爸困了要睡觉,既要给幼儿提供名词选择项还要提供动词选择项,我们可以提供"爷爷""爸爸""妈妈"等名词选择项,"起床""刷牙""喝水"等动词选择项。

(2) 听觉描述:听觉描述是指以描述性的语句来叙述所要表达的人、事、物,而不是直接说出名称。

听觉描述是以发展听能为主的目的,由听到的描述句做出正确的选择或判断,练习听较长的完整句型,通过听能建立完整的思维。

听觉描述是以辅助语言等能力发展的目的,可以培养推理、联结、思考的能力,促进口语表达及描述人、事、物的能力,练习使用问句并能使用条件删除法找出答案。

听觉描述有不同的发展阶段,我们可以根据有无提供视觉线索,分为闭合式听觉描述和开放式听觉描述。

①闭合式听觉描述,即有视觉线索,它可以分为四个阶段。

第一个阶段是重复拟声词,我们提供四个不同类别的物品,使用3~4个小短句,对熟悉的语词或拟声词进行描述,最后一句重复拟声词或熟悉的词。备选的物品没有共同的特征,例如,幼儿面前有汽车、苹果、小狗、球,我们此时会说"它是交通工具,在马路上开,我们可以坐在里面,发出嘀嘀嘀的声音,它是……"

第二个阶段加入关键词,我们也提供四种不同类别的物品,使用3~4个小短句,对熟悉的物品进行描述,在描述的过程中加入能代表事物明显特征的关键词。

第三个阶段加入相似特征,我们提供四个不同的物品,但描述的物品中具有相似的特征,先描述物品的共性,然后描述物品的特性,分为两两同类且相似和四个不同类物品的两两相似。

A. 两两同类且相似,例如:西瓜、苹果、汽车、公共汽车四个物品,我们可以使用这样的描述句"请你帮我拿出一个物品,它是圆形的水果,摸起来滑滑的,里面有红红的瓤、黑黑的籽。"西瓜和苹果是水果类,汽车和公共汽车是交通工具类,描述句中前两句描述它们的共性,最后一句是描述其中一个物品的特性。

B. 四个不同类物品的两两相似,例如:西瓜、球、飞机、鸟四个物品,我们可以使用这样的描述句"它的形状是圆形,摸起来滑滑的,可以在地上滚,漏气了需要打气。"

第四个阶段属性相同,是指属性相同且差别较小的同一类别物品。例如:我们提供动物类的四个物品,小鸟、蝴蝶、蜜蜂、蜻蜓。

②开放式听觉描述,即没有视觉线索,也分为四个阶段。

第一个阶段:重复拟声词。

第二个阶段:加入关键词。

第三个阶段:复杂描述。

第四个阶段:问问题、找答案。

3. 林氏六音 林氏六音测试是一项应用相当广泛,实施也极为简便的听觉测试方法,该测试选用"u""a""i""s""sh""m"6个音作为测试音,考察听障儿童的察觉或识别能力。这个测试方法可以帮助我们快速地监测助听设备是否正常,了解听障儿童的听力变化以及是否出现问题。它是由Daniel Ling于1977年首先提出的,是用于听力测试的一项简易手段。这6个音包含了低、中、高不同频率的语音范围。林氏六音的频率范围如下。"m":250～500 Hz;"u":300～900 Hz;"a":1300 Hz;"i":250～2500 Hz(第一共振峰250 Hz、第二共振峰2500 Hz,第二共振峰必须获取才能区分前元音和后元音);"s":2000～4000 Hz;"sh":3500～7000 Hz。

上课之初,检查完助听设备后便可以开始进行林氏六音的检查,在训练初期,向听障儿童说明任务及如何做出反应,测试者位于听障儿童优耳的侧面或侧后方,并且给孩子提供玩具或增强物,让听障儿童把增强物放在耳朵或脸颊的位置做好准备。等听障儿童准备好后,再逐一发音。当听障儿童对声音做出反应后,要立刻给予强化,然后记录听障儿童对6个音的反应,包括6个音的察知和辨识。

三、言语康复训练

言语康复的内容包括呼吸训练、言语器官训练、构音语音训练、言语韵律训练等多个方面,下面主要介绍呼吸训练和言语器官训练。

(一) 呼吸训练

有效控制自身的呼吸是人进行流畅的、清晰的语言交流的重要条件。如果呼吸不均匀、气流控制不佳,那么将导致声带控制不佳,极有可能出现发音不清甚至无法言语。在听力损失儿童中,经常出现的言语呼吸问题有气息支持力度不足,发音微弱而不清晰;不会停顿换气、语音缺失严重;口腔、唇、舌等无法配合,发音短促,没有声调。实践发现,听力损失儿童的呼吸问题大多由于其过度依赖胸式呼吸,而非腹式呼吸(或歌唱呼吸)造成的,而后者在人的言语呼吸中占有重要的作用。因此,对听障儿童进行言语呼吸训练的重点在于建立正确的呼吸方式和气流控制训练。

根据听力损失儿童的呼吸特点,有两种比较可行的训练方法:腹式呼吸训练和歌唱呼吸训练。二者的目的都是将听损儿童的胸式呼吸转换为腹式呼吸,使听力损失儿童言语时有足够的气息支持。腹式呼吸训练最主要的工作是训练听力损失儿童能够自如地运用腹部进行呼吸。歌唱呼吸训练法是通过唱歌的形式来训练听力损失儿童的呼吸运动,属于一种难度较高的呼吸方式。

(二) 言语器官训练

构音系统、发声系统等言语器官是进行口语发音的基础,也是影响语言清晰度的重要因素之一。构音器官主要包括唇、舌、软腭、口等部位,而发声器官主要指声带。如果这些器官得不到合理的锻炼,听力损失儿童会常出现各种构音和发声障碍。因此,需要对构音器官和发声器官进行功能训练。

1. 口部运动 口部运动治疗是为准确和清晰地构音奠定生理基础,形成说话所必需的口部运动技能,包括舌、唇和下颌的治疗。

(1) 舌运动治疗:在通过刺激和强化运动增加舌肌自身的感知觉和肌力的基础上,通过一些较为复杂的舌运动阻止异常的舌运动模式,建立正常的舌运动模式,同时增加舌运动的多样性和灵活性。舌运动包括五个部分:吮吸运动、伸展运动、舌尖运动、打扫运动、向后运动。

①吮吸运动。

舌与上齿吮吸:将舌尖抵住上齿内侧,舌两侧向上卷起,轻轻回吸,发出"啧啧"声,重复数次。

舌与上齿龈吮吸:将舌尖抵住上齿龈,轻轻地回吸,发出"嗒嗒"音,重复数次。

舌体与硬腭吮吸:将整个舌体吮吸至硬腭中部,收紧,放松,回吸发音,重复数次。

②伸展运动。

向上伸展:将舌尖抵住硬腭前部,轮流抬高和降低下颌,感觉到舌部在伸展,重复数次。

向下伸展:将舌头伸出,尽可能地向下伸展,重复数次。

捉迷藏:将压舌板放在口内或口外的某个地方,用舌头触碰它以找出它的位置。

③舌尖运动。

舌尖上卷:将舌尖卷到上齿龈的外表面,上唇向下用力,坚持10秒,然后放松,重复数次。

舌尖发音:将舌尖上抬抵住上齿龈内侧,发"兔、兔、兔、兔、兔""肚、肚、肚、肚、肚""怒、怒、怒、怒、怒"的音,重复数次。

舌尖上下运动:张开嘴巴,将舌尖向上抵住上齿龈,接着向下抵住下齿龈,上下交替运动,重复数次。

④打扫运动。

舔硬腭:想象正在用舌尖舔去硬腭部位的冰淇淋。用舌尖上抬抵住硬腭从前向后进行舔扫,重复数次。

舌尖顶脸颊:用舌尖顶住右侧脸颊的内侧,然后从右侧移至左侧,重复数次。

舌尖碰嘴角:用舌尖碰触右侧嘴角,然后从右嘴角移至左嘴角,重复数次。

舌尖洗牙水平面:将舌尖放在上排牙齿最里面的一颗牙面上,依次缓慢地扫过每颗牙齿,然后沿着下排牙齿重复这一动作,重复数次。

舌尖洗牙外表面:将舌尖放在最里面的牙齿上,围绕整口牙齿做连续的转圈动作,重复数次。

⑤向后运动。

发"k"音:将舌根抬向软腭,连着发"k"音,重复数次。

(2) 唇运动治疗:唇运动治疗的目的是增加患者对唇肌运动的感受性和正常唇肌的敏感性,增加正常的唇运动模式,提高唇肌运动的多样性,包括:①模仿大笑:闭住双唇,嘴角上提,作出大笑的表情,坚持5秒,放松,重复数次。②感觉酸的表情:将嘴唇噘起,就像在吸柠檬汁,坚持5秒,重复数次。③亲吻,微笑:将嘴唇从亲吻样转变为微笑样,来回重复4次。④亲吻,皱眉:将嘴唇从亲吻样转变为苦笑(嘴角下拉)并皱眉,来回重复4次。⑤夹住压舌板:用嘴唇将压舌板夹住,坚持5秒钟,重复数次。⑥出声吻:将嘴唇紧闭,然后分开,发出一个接吻声,重复数次。⑦夹住吹哨管,吹:用嘴唇夹住一根吹哨管,吹,重复数次。

(3) 下颌运动治疗:下颌运动治疗是通过咀嚼来提高下颌的灵活性、协调性,同时可以降低构音肌群的紧张度。如果做夸张咀嚼动作的同时进行发声运动,还会使声带的紧张度下降。这样,音调微有变化,声音听起来较为自然放松,声带接触也更趋完善,音质也随之好转。为此设计的治疗内容有以下几种。

①模仿做大幅度的咀嚼运动。让患者对着一面镜子张大嘴,好像咬住了4到5块饼干(或咀嚼器),大幅度地咀嚼。偶尔碰到不配合的患者,就让他真吃饼干,仔细观察言语治疗师的咀嚼动作,然后再进行模仿。言语治疗师要指出患者张嘴的程度以及下颌骨运动的错误所在,然后让其掌握咀嚼动作的要领。

②咀嚼的同时柔和发声。刚开始时,许多患者忙着运动下颌,舌部平伸不动,只能发单一声音"yam-yam"。言语治疗师应指导患者运动舌部,使发声有所变化。练习时,请患者用手指按压在甲状软骨上,即能感到有轻微的振动。

③在咀嚼的同时发一些具体的单音"a""i""u"。

④在咀嚼的同时数数,从一数到十(要强调音调的变化)。有条件的可以应用实时言语测量仪,将音调的变化实时地反馈给患者进行模仿。

⑤在这个阶段,每天的训练应该间断进行,大约5次为宜,每次10分钟。经过几周的训练之后,逐渐减小咀嚼的幅度,恢复颌部的正常运动。

⑥让患者慢慢地体会口腔的开闭、颌部的运动以及声带放松的感觉。

(4)构音运动训练:构音运动训练是在口部运动治疗的基础上,促进已经建立的口部运动模式准确地应用于构音,进一步强化各种构音运动中下颌、唇、舌位置的准确性和过渡切换能力,促进口部运动与构音的统一。构音运动训练的材料非常丰富,配以重读训练(一种使呼吸、发声、构音三大言语系统协调运动,培养和维持舒适的发音功能,缓解各类言语问题,以期达到清晰、舒适发音目的的整体性治疗方法,主要由慢板节奏训练、行板节奏训练和快板节奏训练三个部分组成),可进一步提高口部结构的运动能力,使之顺利过渡到清晰的发音。单韵母发音时,下颌、唇、舌处于某一构音位置(点),才能准确发音,如发"a"音对应着下颌低位、自然唇形和舌中下位。复韵母发音时,则是两个或三个点之间连续、协调运动的结果,如发复韵母"ai"音时需要"a"和"i"音两点之间的连贯运动。因此,构音运动治疗包括下颌、唇和舌三部分的单一运动模式和转换运动模式训练。治疗时,按下颌、唇、舌的顺序进行,一般先进行单一构音运动训练,再进行转换构音运动训练。例如:下颌构音运动先利用材料"a—i—a—i—a—i—a—i—a—i—ai、a—e—e—a—e—a—e—a—e—ae"发音,训练下颌的位置转换和稳定,达到提高发音时下颌上下运动的灵活性、稳定性和协调性。然后,再根据韵母和声元音位的构音运动特点选择具有上、下位的词(如阿姨"a-yi";洗卡车"xi-ka-che";爸爸喝茶"ba-ba-he-cha")进行上下运动训练,达到提到发音时下颌转换运动能力的目的。

2. 发声器官训练 发声器官及相应组织的训练是听障儿童口语发音训练的热身运动。由颈部放松、声带放松、喉部按摩、哈欠-叹息训练和咀嚼训练等方法组成,其主要目的是让喉部肌群放松并进入"运动"准备状态,从而使呼吸肌群、发声肌群以及构音肌群之间达到协调与平衡。

(1)哈欠—叹息训练:打哈欠时呼吸器官、发声器官和共鸣器官都处于放松的状态,在哈欠后发叹息声是自然的、放松的嗓音。具体方法:①让患者模仿很困时打哈欠的动作,接着在叹气时发叹息声"hai",重复练习数次。②叹息时发一些简单的音,如发单音节音"哈、哈、哈";发双音节音"蛤蟆"等。

(2)咀嚼训练:咀嚼训练可以帮助患者张大嘴巴,起到使嘴和喉部放松的作用。在咀嚼的同时训练说话,就能形成与自己的自然音调非常接近的音调。这种训练简单且易操作,趣味性强,而且效果明显。具体方法:①咀嚼运动:想象着在咀嚼一块很大的口香糖或橡皮糖,需要很大幅度地运动下颌和舌头进行咀嚼,连续咀嚼,重复数次。②咀嚼拟声训练:模拟咀嚼的同时发一些简单的音,如发"yam、yam、yam""ye、ye、ye"或"yao、yao、yao"音等,这样的声音听起来比较放松、柔和。③咀嚼发声训练:逐渐减小咀嚼运动的幅度,发"娃娃"或"呱呱"音以及与之相关的词组,如"娃娃的手机"等。

3. 构音语音训练 构音异常的临床表现之一是韵元音位构音异常和声元音位构音异常,所以构音语音训练的目的就是让患者掌握韵元音位和声元音位的正确构音。

韵元音位的发音较为简单,因为除了鼻韵母外,其余的韵母皆为单纯的元音,发音时声道不会受到阻碍,仅涉及下颌、唇、舌不同位置的摆放及转换,因此仅仅通过前面介绍的口部运动治疗和构音运动治疗,就能够基本解决韵元音位的构音问题。声元音位的发音则较为复杂,需要两个不同部位形成不同程度的阻塞或约束,即患者首先必须明确是哪两个部位形成阻塞或约束,其次必须能理解、掌控这两个部位如何通过特定的运动形成特定程度的阻塞或约束,因此,仅通过口部运动治疗和构音运动治疗不能完全解决声元音位的构音异常,必须对患者进行系统、有序的引导和训练。故声元音位构音异常的矫治,应包括音位诱导、音位习得、音位对比和音位强化四个主要环节,在训练过程中,根据患者的实际需要,加入相应的口部运动治疗和构音运动治疗。

4. 言语韵律训练 在口语表达时,韵律的实现涉及语音的重音、停顿、时延、声调等要素,是人类口语中极为重要的一个组成要素,对交流中的表情达意具有重要的帮助,对言语的清晰度、可懂度也具有极大的影响。国外多用重读训练对患者的言语韵律进行训练,它是以音乐节奏为引导,首先对患者进行不同节律模式(包括慢板、行板、快板)的简单言语训练,让患者打下良好基础后,再由易到难地进行句子、短文的韵律训练。在句子、短文的训练中,要求患者先分析材料的韵律结构,然后再配以不同的节拍进行朗读。该方法紧扣口语表达时的重音,将节拍与言语结合进行训练,能取得良好的训练效果。

除此之外,还可以通过儿歌来培养听力损失儿童的节奏感、韵律感。通常,引导听力损失按照一定的节拍进行,同时以适当的动作、表情配合律动。在选择朗诵训练材料时,还要注意选用不同韵脚的字,以便听力损失儿童练习不同的押韵形式。

四、语言与交际训练

在听力损失儿童早期康复实践过程中,常将语言训练的内容项目分为两类,即语言基本训练和语言交际训练。听觉训练、呼吸训练、发音训练、词语训练和句子训练统称为语言基本训练;对话训练、复述训练、朗诵训练和体态语训练等统称为语言交际训练。为了突出听和说在听力损失儿童听力语言康复中的重要作用,其训练内容常常以听觉康复(培建)和言语康复的名称单列出来。其他主要的语言训练内容介绍如下。

(一) 词语训练

词语训练是一件将物品和词汇对应起来的训练过程,儿童不仅需要学会一个词如何发音,更要注意这个词汇所代表的含义。在幼儿时期主要以名词、动词和形容词的学习为主。在词汇训练过程中,需要遵循以下三个原则:①在日常生活中进行词汇积累,这是听力损失儿童比较有效的学习方式。幼儿词汇的积累依赖父母无时无刻对其进行刺激和教学,如采用在家庭和日常中可以接触到的事物(如家具、水果、蔬菜、交通工具等)。待词汇积累了一定量后,还需要采取游戏等方式帮助儿童进行分类。②通过不同感官体验来表达感知方面的词汇。如通过视觉观察远近、快慢、大小、各种颜色等;通过触觉来分辨粗细、硬软等;通过味觉来识别苦、甜、酸、辣等;通过心理感受来习得哭、笑、生气、惊讶等表情。③先教学基本词,再教学复杂的词。如:一般先学习名词,再学习相关的动词,之后才学习代词。

(二) 句子训练

在幼儿时期,儿童所能够习得的句子类型有限,有陈述句、祈使句、疑问句、把字句等。在这阶段的训练中,同样要遵循先简单再复杂的程序。一般先教陈述句、祈使句,再教疑问句,最后教感叹句。在陈述句中,先教简单陈述句,让听力损失儿童进行替换练习,然后不断扩展句子。简单陈述句、祈使句的训练取得一定进展以后,即可教疑问句。例如先教字句"苹果是红色的",然后再加上"吗"和语调,并要求儿童用"是"或"不是"给予回答。在学会这种问句之后,可以转换成选择问句,如"苹果是不是红色的?"在简单句式的句子达到一定水平之后,可以训练句式变换,如把字句和被字句等。复句的训练相对地应该放在最后一阶段。复句表达的内容比单句复杂,在教复句时必须设计一定情境,让儿童在情境中反复观察和体验。例如:教师先说出复句中有关的单句,然后用特定的关联词语把它们串起来。句子中的句法规则是一种抽象的模式,而抽象又是听力损失儿童的一大难点。因此,教师或家长要根据句型多造句,灵活地运用句型,让听力损失儿童从大量的同类句子中领悟语法规则,逐步能自由造句。同时,句子训练可在日常对话情境中进行,通过教师或父母与听力损失儿童的日常说话来提高句子的运用能力。

在词汇训练和句子训练的过程中,教师或父母不要过度关注听力损失儿童的发音问题,只要适当地矫正即可,更多的注意力应该放在培养听力损失儿童的积极性,鼓励听力损失儿童多用口语表达词汇和句子,在日常生活中多与他人交流。

(三) 对话训练

对话训练(谈话活动)是指在良好的语言环境中,帮助儿童学习倾听别人谈话,围绕一定话题进行谈话,习得与别人交流的方式、规则,培养与人交往能力的专门活动。对话训练可以采用多种方式进行,可以是教师(或家长)和听力损失儿童对话,也可以是听力损失儿童间的对话,前者主要是由教师(或家长)引发;后者则由听力损失儿童自由发展。通常的对话训练,可以采取角色游戏的形式。教师(或家长)和听力损失儿童分别扮演不同的任务角色,在特定环境下进行对话。角色游戏过程中,家长只是引导的角色,而非语言的主动者,需要注意引导听力损失儿童成为语言发展的主导者。

(四) 复述训练

复述训练(讲述活动)是指创设一个相对正式的语言运用场合,要求听力损失儿童依据一定的凭借物,使用比较规范的语言来表达个人对某事、某物或者某人的认识从而进行语言交流,是以培养听力损失儿童独立构思和表述一定内容的语言能力为基本目的的专门活动。此项训练多以听故事或看图听故事为基础,然后由听力损失儿童复述故事内容。复述故事,不是让听力损失儿童一句一句地背诵故事,而是要求其能用自己的话讲述,不一定完整地说出来。一开始会出现背诵现象,但教师或家长不要干涉,逐步训练到能用自己的话去说故事大意。在此基础上,还可以采用实物讲述、情境表演讲述、续编故事或创编故事、生活经验讲述等方法进一步拓展听力损失儿童的语言。

人的语言能力包括掌握语言结构和运用语言结构完成特定表达功能两个方面,并且语言的最终价值在于运用。所谓的语用,其实就是利用已经学得的词汇、句式,与他人进行恰当的、符合情境的语言交际。如果听力损失儿童的语言及交际训练能遵循语言教学的普遍规律,在听力损失儿童掌握一定词语及句子的基础上,有目的地引导他们运用某些有共性的语言成分变换、扩充短语或句子,有规则地进行组合和替换。那么听力损失儿童就能掌握更多的词语和句子,并能举一反三地进行运用。最终,听力损失儿童的语言发展将达到比较理想的水平。

(张婷 张颖)

能力检测

一、名词解释
1. 传导性听力损失
2. 感觉神经性听力损失
3. 赫兹

二、简答题

1. 常见致聋原因预防的内容是什么?
2. 助听器有哪些类型?
3. 聋儿听觉语言训练的原则有哪些?

第三章 失语症

第一节 失语症概述

一、定义

失语症是指大脑言语功能区、补充区及其联系纤维的局部损伤,导致出现口语和(或)书面语的理解、表达过程的信号处理障碍,表现为获得性言语功能减退甚至丧失的一类言语障碍。

失语症是脑损害所致的语言交流能力障碍,即后天获得性的对各种语言符号的表达及认识能力的受损或丧失。患者在意识清晰、无精神障碍及严重智能障碍的前提下,无视觉及听觉损伤,亦无口、咽、喉等发音器官肌肉瘫痪及共济运动障碍,却听不懂别人或自己的谈话,说不出要表达的意思,不理解也写不出病前会读、会写的句子。

失语不只影响以听觉信号为基础的说听语言,也影响以视觉-运动符号为基础的符号语言,还可累及语言的更多方面,如句法、词汇、构词法,构词法是把音素合并成词素,是把个别语音合并成一个词的有意义的最小单位。失语不仅影响语言交流,也常影响决断力、创造及运算能力,对患者的情感也有影响。

二、常见病因

(一) 脑血管病

各种急、慢性脑血管病,脑血栓形成,脑栓塞,脑出血等疾病是失语症常见病因。我国有关资料显示,1/3 以上的脑血管患者可出现各种语言障碍。语言中枢内分布的动脉主要包括大脑中动脉和大脑后动脉,如果优势半球的大脑中动脉或大脑后动脉出现血栓、栓塞、出血,就极有可能造成失语症。

(二) 脑外伤

一些意外事故,如车祸、高空坠落、剧烈撞击等都可能引起相应的区域的脑组织损伤,从而引起不同的失语症临床表现。

(三) 脑肿瘤

大多数脑肿瘤引起的失语症在早期表现为暂时性发作,很可能伴随局部运动性癫痫症状。命名性失语和表达性失语是脑肿瘤患者常见的失语类型,尤其是命名性失语多见。

(四) 感染

耳源性疾病引起的额叶脑脓肿可引起持续性失语,脑炎、脑膜炎可导致暂时性失语。一些躯体感染性疾病（如肺炎等）也可以引起暂时性失语。

（五）其他因素

一些中枢神经变性疾病，如阿尔茨海默病和皮克病的发展过程中会出现失语症。血管性痴呆病灶累及语言中枢可出现失语症状。

三、解剖学基础

经典的言语中枢：听觉性言语中枢位于颞上回后部（22 区），视觉性言语中枢位于顶下小叶的角回（39 区），书写中枢位于额中回后部（8 区）、运动性言语中枢位于额下回中部（44 区）。其不同部位的病变可以引起不同的失语症类型。Broca 区主要为表达性言语功能，受损引起 Broca 失语。Wernicke 区具有接收性言语功能，此区为听觉联合皮层，受损可出现 Wernicke 失语。角回区是人类听言语和读写言语的桥梁，它把语音转化为视觉信息，使人能写下听到的话语，又能将文字信息转化为语音，使人能朗读文字。书面语的视像和口语的音像在这个区域建立了联系，角回受损，视像与音像的联系中断，书面语不能转化为有声口语，形成书面语的理解障碍，患者看不懂书面语的含义，不能从词语整体来识别语义，即出现失读。额中回后部为书写中枢，与书面语的表达有关，受损引起失写。除了 4 个经典的言语中枢外，还有其他部位具有言语功能，如连接 Broca 区与 Wernicke 区的弓状束、枕颞叶交界区、颞顶叶交界区、顶枕叶区、中央后回下部、左颞区中部。各言语功能区之间相互连接，语言链的任何一个环节出现联系中断都会出现言语障碍。

> **知识链接**
>
> 对于是否存在言语中枢，19 世纪中叶起，反定位派与定位派展开了激烈的争论。定位派强调言语中枢是主管言语的核心部位，但言语功能包括感觉、运动、联系、组合在内的复杂功能，它的脑机制不会局限于大脑皮层的一个狭小的区域。反定位派主张与言语有关的广泛区域是分司言语功能的相关部分。汉字为方块文字，且绝大部分为象形文字，有其独特的音和形，汉字一个字一个音节，汉字的言语处理过程与西方文字是否相同，汉语失语症与西方失语症是否相同，是国内外言语学和失语症学界关注的问题。

四、常见症状

（一）自发语流畅度障碍

根据失语症类型的不同，会出现不同的言语表现，如滔滔不绝、言语内容空洞、答非所问，或出现说明语、言语迂回、觅词困难、电报式言语、刻板言语、大量的新造语及缄默等。

（二）言语听理解障碍

言语理解包括字词、单句及复句等不同层次、不同等级的理解，它是高水平的大脑功能的整合过程，包括语音听辨别的能力、音义转换能力及足够的听觉记忆跨度，其中任何能力的降低均会导致言语听理解不同程度的损伤。

（三）言语表达障碍

觅词困难患者一般表现为看到图片心里明白但却不能准确地说出来，或者患者看到图片时虽然找不到适当的词汇进行表达，但能描述物品的形状、颜色、用途，或是用什么原料制作出来的。失语患者有不同程度的命名障碍，如果发现患者在说话中有过多的中断和找词困难就需要检查患者能否对其所看见的物品命名，或者对其所触摸的物品命名。通常命名不能可以分为：表达性命名不能、选字性命名不能、词义性命名不能、特殊范畴命名不能、特殊传导道命名不能。

(四) 复述障碍

复述能力的强弱是失语症分类的重要依据，复述困难提示病变在优势半球外侧裂周区即额下回后部、额上回后部及其联系纤维。复述障碍一般分为以下几种情况：语音听辨别障碍；语音听辨别无障碍；对口语听辨别及理解都非常好，说话也基本正常，但复述却明显障碍，通常见于传导性失语症；患者自发谈话及口语理解有困难，但复述非常好，通常见于经皮质性失语症。

(五) 阅读、朗读障碍

大脑病变导致阅读能力受损称为失读症。表现为不能正确朗读和理解文字或者能够朗读但是不能理解朗读的内容。

(六) 书写障碍

由于脑损伤而使书写能力受损或丧失称为失写症。书写比其他语言功能更为复杂，它不仅涉及语言本身，而且还有视觉、听觉、运动觉、视空间功能和运动的参与，任何一方面有障碍均可影响书写。

五、国内分类

(一) Broca 失语

Broca 失语亦称运动性失语主要标志为语法缺失，其特征性缺欠是不能按照语法规则将词字组成句子，突出表现为误用或不用语法词素。语法缺失的结果是使患者语言成为电报缩语。Broca 失语患者的言语发音亦有一定程度的受损变形，在音素发音时可有省略地加语音成分的现象即语音蜕变。引起持续的 Broca 失语的病灶部位在语音优势侧额下回后部，包括 Broca 区，后延至中央回下部，深至侧室周白质。Broca 失语的主要特征见表 3-1。

表 3-1　Broca 失语的主要特征

项目	主要特征
流畅性	非流畅
口语理解	相对好，对语法结构句维持词序困难
复述	发音启动困难，错误主要为辅音错误
命名	障碍，可接受语音提示
阅读，朗读	常有障碍，比谈话好
理解	相对好
书写	有字形破坏，语法错误
运动	右偏瘫
感觉	右半身障碍
视野	多正常

(二) Wernicke 失语

Wernicke 失语亦称感觉性失语其语言是流利的，发音及语调、韵律正常，有适当的语法结构，但谈话内容难以理解，严重的听理解障碍为此型失语的最突出特点。Wernicke 失语患者对每个音的发音毫无困难，但常把个别音或音组的次序更换或省减，而把要表达的字扭转误传，即音位错误，若音位错误连续频繁，言语将变得不可理解，字词正规发音被扭曲成为新语词症。Wernicke 失语患者常有命名障碍，但其错误词句和所欲表达之词在意义上常很接近。Wernicke

失语的主要特征见表 3-2。

表 3-2　Wernicke 失语的主要特征

项目	主要特征
流畅性	非流畅
口语理解	障碍重
复述	不能复述
命名	障碍,难接受提示
阅读,朗读	障碍重
理解	不正常
书写	形态保持,书写错误
运动	多正常
感觉	多正常
视野	有时伴上象限盲

(三) 传导性失语

与患者的口语表达和听理解相比,复述障碍更为严重是传导性失语患者的特征。复述不成比例地受损是最有诊断意义的特点。其语言缺欠是不能逐字重复别人的句子和不能有效地把音素编成词句而出现音位错误。传导性失语的主要特征见表 3-3。

表 3-3　传导性失语的主要特征

项目	主要特征
流畅性	流畅,找词困难,语音错误为主
口语理解	相对好,含语法结构词句困难
复述	发音不准,辅、元音均可错误
命名	障碍,可接受选词提示
阅读,朗读	不正常
理解	不正常
书写	不正常
运动	不正常
感觉	不正常
视野	不正常

(四) 经皮质运动性失语

经皮质运动性失语患者言语行为类似于运动性失语,复述较好是与其不同的一个重要特点。患者谈话呈非流利型,但说话不像 Broca 失语患者那样费力,发音和语调障碍也不像 Broca 失语患者那样明显,口语表达突出的特点为启动困难和自发线性扩展言语发生明显障碍,不能连贯地详细叙述谈话内容,患者常以单词或简短地以适当的短语、短句表达意思,如要求患者详细描述,患者则感到困难、犹豫;听理解及阅读理解障碍轻,主要是对含有语法结构的句子和长句子的理解有困难;复述较好,甚至达到正常,如要求复述的句子是错的,患者复述时常可纠正;命名和阅读均有不同程度障碍;书写不正常,与其他功能相比,书写障碍较重。经皮质运动性失语的主要特征见表 3-4。

表 3-4 经皮质运动性失语的特征

项目	主要特征
流畅性	非流畅或中间型
命名	部分障碍
口语理解	多正常
复述	正常
阅读,朗读	有缺陷
理解	有缺陷
书写	严重缺陷

(五)经皮质感觉性失语

经皮质感觉性失语较少见,患者言语行为表现类似于感觉性失语,复述好是与其不同的一个重要特点。患者在不需要重复时,也能正确重复刚刚讲过的话,如模仿言语。患者口语为流利型,错语以语义错语为主,可有新语、赘语、空话及奇特语言。与 Wernicke 失语患者不同,经皮质感觉性失语患者口语中常用词可部分保留,但常为词义错语,表达信息比 Wernicke 失语患者略好。听理解障碍严重,但比 Wernicke 失语患者轻。检查者说的错话、不懂的短语都可以复述,推测复述功能保留是由于损害了语言区周围结构,造成感觉语言区和概念区联系中断。与经皮质运动性失语患者不同,经皮质感觉性失语患者命名有明显障碍,主要是词义错语和新语,有些可接受选词提示,有些则不接受提示,甚至对被告知的正确名称也否认,属于语义性命名不能,阅读和书写均有明显障碍。经皮质感觉性失语的主要特征见表 3-5。

表 3-5 经皮质感觉性失语的主要特征

项目	主要特征
自发口语	流畅性、错语、模仿语言
命名	有缺陷
口语理解	严重障碍
复述	相对好
阅读,朗读	有缺陷
理解	有缺陷
书写	有缺陷

(六)经皮质混合性失语

经皮质混合性失语很少见,言语行为表现如完全性失语,但复述保留,可以是模仿言语。主要临床特点是除复述部分保留外,所有语言功能均明显受损。口语倾向非流利型,但严重者口语仅限于强迫模仿及完成现象。完成现象为自动反应,可随着语言损伤的好转或口语理解的恢复而逐渐消失。听理解、命名、阅读及书写均有严重障碍,甚至对这些测试除强迫复述检查者指令外,并无欲完成这些测试的行为表现,患者的复述也不完全正常,复述限于词、短语和短句,无意义词组及句子则复述困难。经皮质混合性失语的主要特征见表 3-6。

表 3-6　经皮质混合性失语的主要特征

项目	主要特征
流畅性	非流畅,伴模仿语言
口语理解	严重障碍
复述	相对好
命名	严重缺陷
阅读,朗读	缺陷
理解	缺陷
书写	缺陷

(七) 完全性失语

完全性失语是一种严重的获得性的全部语言传导功能的损害,而不只是单一功能的损害,非语言的视觉理解功能也受到严重损害。患者几乎完全丧失语言理解和表达能力,它汇总了 Broca 失语和 Wernicke 失语的全部表现,经思考的言语表达减少只剩几个字或句子,并反复使用相同的词句徒劳无效地表达一个思想。未经思考的言语表达却保存完好。这类患者口语交流特征是普通咒骂语使用得当,音位、发音和音调变化皆保持正常;其他常用自动言语保持完整;患者仍能哼唱过去熟悉的歌曲、小调;听觉理解仅限于少量的名词、动词和成语,不理解连接词、前置词和代名词等,也不能理解复杂的句子。完全性失语的主要特征见表 3-7。

表 3-7　完全性失语的主要特征

项目	主要特征
流畅性	非流畅,伴模仿语言
口语理解	严重缺陷、刻板言语
复述	严重缺陷、刻板言语
命名	严重缺陷、刻板言语
阅读,朗读	严重缺陷、刻板言语
理解	严重缺陷、刻板言语
书写	严重缺陷、刻板言语

(八) 命名性失语

命名性失语是对人、物和事件名称回忆的障碍,其语言障碍的关键是命名不能或命名困难。在临床实践中,不要把所有命名困难和命名错语都认为是命名性失语,因为所有失语症中只要语言表达有缺陷都会造成命名障碍,伴随文字或口语错误出现的命名障碍是副产物,没有独立的定位诊断。命名性失语的主要特征见表 3-8。

表 3-8　命名性失语的主要特征

项目	主要特征
流畅性	流畅、有空话
口语理解	正常或轻度缺陷
复述	正常
命名	有缺陷
阅读,朗读	好或有缺陷

续表

项目	主要特征
理解	好或有缺陷
书写	好或有缺陷

(九) 皮质下失语

1. 基底节性失语 基底节性失语具有 Wernicke 失语听觉理解障碍的特征,复述功能保存完好或受损,且伴有轻偏瘫等其他类型失语的特征,是由于病变累及左侧尾状核头部以及内囊前白质所致,尾状核体部和尾部以及壳核病损并不出现失语。基底节性失语的主要特征见表3-9。

表 3-9 基底节性失语的主要特征

项目	主要特征
流畅性	非流利性多见
口语理解	有缺陷,特别是复合句
复述	相对好
命名	可有障碍
阅读,朗读	好或有缺陷
理解	好或有缺陷
书写	明显障碍

2. 丘脑性失语 左侧丘脑受损,多为梗死,可造成失语,前外侧核受损是出现失语所必需的。失语特征亦是语言理解障碍,言语流畅,甚至流畅过度而造成多言症,复述能力保存完好,最突出的特点是音调低,自发语言少,找词困难,其他核的损害可伴有躯体感觉障碍,注意力缺欠和记忆力损害等症状和体征。丘脑性失语的主要特征见表3-10。

表 3-10 丘脑性失语的主要特征

项目	主要特征
表达	声音小,可有语音错语,找词困难
口语理解	有障碍
复述	相对好
命名	有缺陷
阅读,朗读	相对好
理解	有障碍
书写	大多有障碍

六、失语症的评估

(一) 国内常用检查法

1. 北京医科大学汉语失语检查方法 北京医科大学汉语失语成套测验(ABC)是按照失语检查的基本原则,主要参考西方失语成套测验(WAB),结合我国国情和临床经验,经过探索,修改而编制的。此检查法按规范化要求制定统一指导语,统一评分标准,统一图片、文字卡片及统一失语症分类标准。已经过标准化研究,客观有效。

2. 中国康复研究中心汉语标准失语症检查 该检查法于1990年编制完成,经40例正常人测试后,开始试用于临床。此检查法是引用了发达国家失语症检查法作为基础,在语句的选用方面严格依据汉语习惯和规则。此检查由30个分测验组成,分为9个大项目,包括听、复述、说、朗读、阅读、抄写、描写、听写和计算。

(二)国外失语检查法

1. 波士顿诊断性失语症检查(BDAE) 此检查是目前英国普遍采用的标准失语症检查法,它既包括语言功能本身的检查,又包括非语言功能的检查;既可对患者语言交流水平进行定量分析,又可对语言特征进行定性分析;既可确定患者失语症严重程度,又可作出失语症分类,故该检查法是一个详细、全面的检查。但检查所需要的时间较长,评分较困难。其特点包括突出对患者自由叙述时语言交流信息量及流利程度的检查;制订了失语症严重程度、发音和言语特征的分级标准,并可用评分的百分数表示以直观地比较和评价患者口头言语的交流能力;除对失语症进行上述半定量的分析外,还对每个患者语言障碍进行质的分析,即每个患者言语特征的分析,包括节奏、短语长度、构音能力、语法形式、错语、复述和找词能力;此检查法与临床联系密切,除可确定失语症严重程度外,还可与临床常用的失语综合征相对应,有利用判断病变部位,对失语症作出诊断和分类,确定治疗方案。

2. 西部失语症检查(WAB) 此检查法是BDAE修改后的短缩版,比较实用,而且可单独检查口语部分,根据检查结果可作失语症的分类。此检查法的内容除了检查失语症之外,还包含运用视空间功能、非言语性智能、结构能力、计算能力等非语言功能内容的检查。此检查法可以从失语检查结果中计算出失语指数、操作性指数、大脑皮质指数,并以最高为100%来表示。

第二节 失语症的治疗

失语症是一种复杂性的语言障碍,不同类型的失语症可表现为不同程度的听、说、读、写、计算等多种语言功能的损伤。故言语治疗师在治疗时要全面考虑,综合利用各种方法,系统地对失语症患者进行治疗,尽可能地恢复患者的语言功能和最大限度地改善其日常生活交流能力。

一、治疗原理

(一)失语症的适应证与禁忌证

原则上所有失语症患者都是失语症康复的适应证,但有明显意识障碍,情感、行为和精神异常以及全身状态较差者不能配合相应训练的不适合失语症治疗。

(二)失语症治疗的主要机制

据研究发现,失语症患者的语言障碍可以获得一定程度的自然恢复,对于未自然恢复的语言障碍,系统的语言治疗有良好的效果,而失语症主要是和语言有关的结构和组织损伤所致,语言治疗有两种学说。

1. 功能代偿学说 某些神经细胞可以代偿受到损伤的神经细胞功能。

2. 功能重组学说 利用其他神经通路,用不同的方法完成被破坏的神经结构所承担的功能。

(三)失语症治疗的时机与时间安排

急性期已过,患者病情稳定,能够耐受集中训练至少30分钟,即可逐渐开始训练。

时间安排建议每周少于3~4次,每日1~2次,每次30~60分钟。患者每日的训练时间应根据患者的具体状态决定,当患者的状态良好时,可适当延长训练时间。

二、治疗要求

1. 训练开始时间 急性期已过,患者病情稳定,能够耐受集中训练至少 30 分钟,可逐渐开始训练。发病 3~6 个月为失语症恢复的高峰期,但对发病 2~3 年后的患者,也不能下语言机能完全不会恢复的结论。

2. 训练的时间安排 患者每日的训练时间应根据患者的具体状态决定。状态差时,应提前结束;状态良好时,可适当延长训练时间。还需与患者的运动疗法、作业疗法的训练时间进行统筹安排。一般来说短时间、多频率的训练比长时间、少频率的训练效果要好。

3. 训练场所要求 避免噪声,尽可能确保安静。安排舒适稳定的座椅及高度适当的桌子。室内照明、温度、通风等要适宜。

4. 训练器材和仪器 录音机、录音带、呼吸训练器、镜子、秒表、压舌板、喉镜、单词卡、图卡、短语和短文卡、动作画卡、情境画卡、各类报刊、书籍、彩色纸张、颜料、各类笔纸等。

三、失语症训练方法

(一) 以改善语言功能为目的

1. Schuell 刺激疗法 以对损害的语言符号系统应用强控制下的听觉刺激为基础,最大限度地促进失语症患者的语言再建和恢复。Schuell 刺激疗法的主要原则见表 3-11。

表 3-11 Schuell 刺激疗法的主要原则

刺激原则	说明
强听觉刺激	刺激方法的基础,因为听觉模式在语言过程中居于首位,而且听觉模式障碍在失语症中也很突出
适当的语言刺激	采用的刺激必须能输入大脑,要根据失语症的类型和程度,选用适当的控制下的刺激,难度应以使患者感到有一些难度但尚能完成为宜
多途径的语言刺激	多途径输入,例如,给予听刺激的同时给予视、触、嗅等刺激(如实物),可以相互促进效果
反复感觉刺激	一次刺激得不到正确反应时,反复刺激可能会提高其反应性
应引出反应的刺激	一项刺激应引出一个反应,这是评价刺激是否恰当的唯一方法,它能提供重要的反馈而使治疗师调整下一步的刺激
强化有正确反应的刺激,矫正不当刺激	当患者对刺激反应正确时,要鼓励和肯定(正的强化)。得不到正确反应的原因多是刺激方式不当或刺激不充分,要修正刺激

2. 阻断去除法 20 世纪 60 年代由 Weigl 在简单再学习机制假设上提出,是将未受阻断的较好的语言形式中的语言材料作为前刺激,引出另一语言形式中有语义关联的语言材料的正反应,而使阻断去除。强调不让患者有意识地注意学习的内容是什么,而在训练设计上,前刺激所运用的语言材料应与需去除阻断的语言材料在语言功能上有某种关联,并要求前刺激的语言形式应是完整保留的,具体的操作有单纯法和连锁法两种。此方法是基于功能重组的理论,用刺激来促进神经系统的功能重组,完全性、混合性等失语症患者大脑损伤区域较多,适合用这种方法治疗。

3. 功能重组法 功能重组法的观点是损伤干扰了功能系统,恢复是通过对功能系统残存成分的重新组织或再加上新的成分,从而产生出一个适合操作的新的功能系统。功能重组法分为系统内重组与系统间重组两种。

4. 旋律语调治疗 此法是利用左大脑半球代偿来弥补受损的言语功能。主要方法是用一些富有旋律的句子做吟诵训练,学会使用夸张的韵律、重音、旋律来表达正常的语言。最近的研究通过一些有关脑部的图像发现,在完成旋律语调治疗后,该治疗可以重新激发大脑左半球的正常语言领域,且美国神经病学会已经鉴定了旋律语调治疗法。

5. 程序操作法 此法是 Lapointe 提出的,它是运用操作条件反射原理,把认知刺激法和操作条件反射法有机地组合起来的。其治疗是在通过对自发正常状态下获得的行为进行结构分析,在此基础上,设计一系列细致的、严格限制的逻辑性步骤,指导患者一步步接近所希望的行为。

(二)以改善日常生活交流能力为目的

1. 交流效果促进法(PACE) 在训练中利用接近实用交流的对话结构及信息,在治疗师与患者之间双向交互传递,使患者尽量调动自己的残存能力,以获得实用化的交流技能。在训练中通常遵循交换新的未知信息、自由选择交往手段、平等分组会话责任、合理的良性反馈等原则。操作方法:将一叠图片正面向下放于桌面上,治疗师与患者轮流摸取,不让对方看到自己手中图片的内容,然后用各种表达方式(如呼名、迂回语、手势语、指物、绘画等)将信息传递给对方,接收者通过重复确认、猜测、反复质问等方式进行适当反馈。

2. 功能性交流治疗(FCT) 此方法是在传统刺激方法基础上,应用语言学原理发展而来的。主要侧重于日常的交际活动和信息交流。治疗强调要充分利用患者残存的能力,使患者灵活地应用多种交流技能,把多种信息传达手段结合起来并同时运用,提高接受和表达能力。目前应用较多的是 PACE 技术。在 Schuell 刺激疗法、阻断去除法和功能重组法中,当患者对刺激的信息反馈传递不成功时,可以期待治疗师提示和引导。可是在 PACE 的治疗中由于治疗师也同样不知道刺激物的内容,只能依靠患者调动自身的能力,这种情况下要特别注意患者的情绪变化。

3. 小组治疗 根据治疗的不同目的,可以设计以心理调整为目的的小组治疗、以社会交往为目和以语言治疗为目的的小组治疗。在治疗中使用的直接疗法与个体治疗的作业相似,确定治疗目标,并根据难度分层次排列,使各种程度的患者能够在一个组中接受治疗。小组治疗最大的特点是突破了以往治疗中以治疗师为主、患者为辅的治疗格局,使患者成为主角,充分调动了患者的积极性。但是在治疗中,患者的恢复程度各不相同,要及时调整患者心态,并调整小组。

四、失语症分类治疗

(一)汉语失语症的分类治疗

虽然失语症绝大多数涉及听、说、读、写四种语言模式的障碍及计算障碍,但由于失语症的类型不用,这些障碍的程度也是不同的,如某种失语症以听觉理解障碍为突出表现,某种失语症以口语表达障碍为主要表现,故其治疗侧重点也不一样,要根据不同类型的失语症选择相应的课题进行治疗,然后选用不同的言语治疗技术。如 Broca 失语的治疗课题的训练重点在构音训练、口语和文字表达;命名性失语的课题训练重点在执行口头命令、口语命名、文字称呼(见表 3-12)。

表 3-12 不同类型失语症训练重点

失语症类型	训练重点
Broca 失语	构音训练、口语和文字表达
Wernicke 失语	听理解、复述、会话
传导性失语	听写、复述
经皮质运动性失语	以 Broca 失语课题为基础
经皮质感觉性失语	听理解(以 Wernicke 失语课题为基础)
完全性失语	视觉理解、听觉理解、手势、交流板应用
命名性失语	执行口头命令、口语命名、文字称呼

（二）二分法的分类治疗

1. 非流畅性失语的治疗 非流畅性失语症患者表现为口语量少、发音费力、语调障碍，常伴有言语失用，其治疗以口语表达训练为主。非流畅性失语的治疗可概括如下：①言语表达训练；②自主性言语训练；③命名训练；④看图说话；⑤描述训练；⑥朗读训练；⑦交流效果促进法训练。

2. 流畅性失语的治疗 流畅性失语患者一般保留了流利的说话能力，但口语中混有大量的错语及新语，语法错乱，缺乏内容，无法有效地传递信息。治疗流畅性失语要参考综合评定的结果及患者的个人情况（如文化水平、社会背景、生活方式、主观需要等）来制订相应的康复治疗方案。

（冯丽丽　尹文静）

能力检测

一、名词解释

1. 失语症
2. Broca 失语
3. Wernicke 失语

二、选择题

1. 某患者，其听和阅读理解正常，说话言语节律紊乱，复述困难，右半身瘫痪，在失语症类型中该患者最有可能是（　　）。

　　A. 运动性失语　　　　　　　B. 感觉性失语

　　C. 经皮质运动性失语　　　　D. 经皮质感觉性失语

2. 下列病因中最易引起失语症的是（　　）。

　　A. 脑血管病　　B. 感染　　C. 心肌梗死　　D. 肺部感染

3. 下列哪项不是 Schuell 刺激疗法的原则（　　）。

　　A. 言语刺激尽可能简单　　　B. 强化正确反馈

　　C. 多途径的言语刺激　　　　D. 反复利用感觉刺激

4. 下列哪个不是国内失语症评估量表（　　）。

　　A. 汉语标准失语症检查　　　B. 汉语失语症成套测验

　　C. 汉语失语症测查量表　　　D. 波士顿诊断性失语症检查

三、简答题

1. 简述运动性失语与经皮质运动性失语的区别。
2. 简述失语症的常用治疗方法。

第四章 语言发育迟缓的言语治疗技术

第一节 认识语言发育迟缓

一、语言发育迟缓的定义

语言发育迟缓是指儿童在发育过程中,其语言发育没有达到与其生理年龄相应的水平。这类儿童的语言发育遵循正常的发育顺序,但比正常发育速度要慢。这些儿童多数具有精神及对周围人反应的发育延迟或异常。

二、语言发育迟缓的病因

语言发育迟缓的病因很多,如癫痫、21-三体综合征、儿童自闭症等。一般认为,阻碍语言发育的主要原因有以下六个方面。

1. 听觉障碍 听觉对儿童语言的发育尤为重要,如在语言发育时期长时间存在声音的输入障碍,要实现较好的语言发展相当困难。语言障碍程度与听觉障碍程度相关。

2. 社交障碍 儿童的语言绝大部分是在生活中与人交往中发育起来的,如果对作为语言交流对象的存在及语言刺激本身的关心不够,儿童语言发育必然会受到影响。自闭症儿童即是这一障碍的典型。

3. 智力发育迟缓(精神发育迟缓) 智力发育迟缓在语言发育迟缓中所占的比例最大,其定义为:儿童在发育期间整体智能显著低于正常平均水平,并伴有适应性行为障碍。国际上公认的精神发育迟缓诊断标准有以下几点。

(1) 智能低下,比正常平均水平低两个标准差以上,IQ 值不足 70。

(2) 存在与实际年龄不相符的社会适应行为障碍。

(3) 在发育期(18 岁以前)出现。

对智力发育迟缓的儿童来说,听理解、言语表达、构音运动等方面都比正常儿童迟缓一些。一般来说,智力发育迟缓的儿童表达能力障碍较理解能力障碍更为严重,常到了 5~7 岁,还只能用手势、点头、摇头表达思想。目前多数的精神发育迟缓原因不明。

4. 受语言学习限定的特异性障碍(发育性运动性失语及发育性感觉性失语) 发育性运动性失语是语言的接受与年龄相符,但语言表达障碍,此类病例预后较好。发育性感觉性失语是指对语言的理解和表达同时出现极度的迟缓,语言发育预后不理想。

5. 语言环境的脱离 儿童自身发育无问题,但在儿童语言发育的早期,被剥夺或脱离语言环境也可导致语言发育障碍。如长期完全被隔离正常语言环境而导致的语言发育迟缓。

6. 构音器官的异常　以脑性瘫痪为代表的运动障碍性疾病及以腭裂为代表的构音器官的结构异常等;这些疾病单独或同时存在均会阻碍语言的产出以及表达,导致语言发育迟缓。

三、语言发育迟缓的表现

语言发育迟缓多数是由于大脑功能发育不全或者功能障碍导致的,所以除了语言的问题之外,还多数伴有智力低下,注意力不集中,乱扔东西,不与人对视、注视及追视时间短暂,多动,自残或者伤害他人的一系列问题。

语言发育迟缓的具体表现如下。

(1) 过了说话的年龄仍然不会说话,说话比较晚或者很晚。
(2) 开始说话时,音量小、声调低、语言获得时间较长。
(3) 语言的技能获得、语言应用词汇和语法,均低于正常儿童。
(4) 与人交流时,仅用单字词交流,不会用句子表达,回答问题反应慢。
(5) 对于指令不能完全遵循及语言的理解困难。

四、正常儿童语言发育顺序

语言发育迟缓儿童虽然语言发展落后于正常儿童,但其仍然遵循正常的语言发育顺序,要真正理解儿童语言发育迟缓,首先必须掌握正常儿童语言的发育规律。正常儿童的语言发育过程中,需要经历前语言阶段和语言发展期两大阶段。

(一) 前语言阶段(0~1.5岁)

前语言阶段是语音的核心敏感期,围绕语音,儿童发展了三方面的能力:前语言感知能力、发音能力、交际能力。语音包括音素、音节、说话的语调、重音、停顿等规则。

1. 感知能力的发展　前语言感知能力的发展分为辨音、辨调、辨义三种水平。

(1) 辨音:0~4个月,婴儿能分辨言语声音和其他声音的区别。
(2) 辨调:4~10个月,语调是表示情绪状态的一种基本手段,这一阶段的婴儿已经开始注意句子的语调,并能感知其中所蕴含的情感。
(3) 辨义:10~18个月,这一阶段幼儿可将音和义结合起来,例如能对"门"作出正确反应。

2. 发音能力的发展

(1) 单音发声阶段:0~4个月,新生儿的哭声,2个月时"哦、啊"的喉音,4个月"咯咯"的笑声等都是婴儿的最初发音。
(2) 音节发声阶段:4~10个月,6个月时发出的唇音"ba""ma",7~8个月时能重复音节"baba""mama"等,9~10个月时在指导下模仿叫"爸爸""妈妈"等。
(3) 前词语发声阶段:10~18个月,10~12个月时能有意识地叫"爸爸""妈妈",15个月时能说"耳朵""眼睛"等词语,18个月时能说出10~20个词。

3. 交际能力的发展

(1) 产生交际倾向:0~4个月,这一阶段的交际需要来自生理需求,如饿了、不舒服了。
(2) 学习交际规则:4~10个月,学会应答,出现听说轮流倾向,开启新话题,学会语调运用来表达情感。
(3) 扩展交际功能:10~18个月,逐步学会用语音、语调和动作表情达到交际目的。

(二) 语言发展期(1.5岁以后)

儿童的语言发展主要以使用简单句、完整句、复合句三阶段。

1. 简单句

(1) 单词句(1~1.5岁):如主要使用"爸爸""妈妈""抱抱""杯"等单词句(表示"我要杯子"或

者"这是杯子")。

单词句的特点:与动作紧密结合;意义不明确、语音不清晰;词性不明确(如饭不仅表示名词"饭",还表示动词"吃饭")。

(2)电报句(1.5~2岁):例如,"妈妈抱抱(我)。"

电报句的特点:语句简略,结构不完整。句子成分常常缺漏,主要使用名词、动词、形容词等实词,略去连词、介词。

2. 完整句阶段

(1)无修饰简单句(2岁):如娃娃睡觉(主谓结构),坐车车(谓宾结构)。
(2)简单修饰句(2~2.5岁):如一个娃娃吃米饭(主谓宾结构)。
(3)复杂修饰句(3岁):奶奶给宝宝糖(主谓双宾结构)。

3. 复合句阶段 复合句是由两个或两个以上的意思关联较密切的单句合起来构成的句子。儿童2岁开始发展复合句,4~5岁发展较快。

(1)复合句类型:并列复句,如因因果果。因果复句,如这辆车坏了,不能玩了。
(2)复合句特点:由几个单句并列而成,结构松散,缺少连词。

从混沌一体到逐步分化、表达内容分化(边说边用动作对未能表达的意思进行补充)、词性的分化、结构层次的分化(从主谓语不分的单词句、双词句如"喝水水"逐步发展"我要喝水"这类结构层次分明的句子)。

从不完整到完整,从松散到严谨:单、双词句是词句中不体现语法规则,到出现主谓、主谓宾的简单句,出现结构基架,但句子成分之间的相互制约不明显。如3.5岁以前幼儿说"宝宝狗狗拿"意思是"宝宝拿狗狗"。句子缺主要词类,次序混乱。随后幼儿的句子中会逐渐出现复杂修饰语,结构逐渐完整、严谨。

由压缩、呆板到逐步扩展和灵活:句子由几个词组成的压缩句到简单修饰语,再到复杂修饰语。如"毛毛去动物园"到"毛毛和爸爸坐公交车去动物园"到"毛毛和爸爸放学后一起坐公交车去动物园看很多的动物"等。

第二节 语言发育迟缓的评定

一、评定目的

(1)发现和确定患儿是否存在语言发育迟缓,判断语言发育迟缓的类型,患儿所处的阶段。
(2)根据评定结果制订康复训练计划。
(3)根据训练后再评定结果,评价治疗效果,调整训练计划,帮助判别预后。

二、评定程序

语言发育迟缓的评定采用SOAP法,内容包括主观资料、客观资料、功能评定和制订康复治疗计划。评定可涉及多学科、多专业知识,基本的评定程序如图4-1所示。

三、评定方法

(一)评定内容

1. 病史采集 病史采集非常重要,主要通过问诊从家长或看护人员那里获得,在内容上主

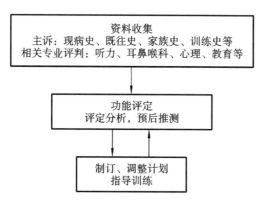

图 4-1 语言发育迟缓评价流程图

要了解与儿童语言发育迟缓相关的情况,包括主诉、现病史、既往史,家族史等。

(1) 主诉:语言发育迟缓的主要症状及时间。

(2) 现病史:要尽量详细询问患儿原发病的情况以及进展情况,病情程度,发病后对语言的影响和语言发展速度,是否接受过语言相关的检查、治疗、训练及其效果等。

(3) 既往史上要记录儿童出生时的有关情况,如是否足月出生、分娩方式、胎次、产次、出生时的体重、生后有无窒息和黄疸情况等,必要时还要详细询问母亲妊娠的情况。生长发育史方面要询问患儿的发育情况,重要发育指标包括患儿抬头、坐、爬、叫爸爸和妈妈的月龄或年龄,还要询问儿童出生后由谁抚养以及关系等。此外还应了解患儿的语言环境是否良好,生活习惯方面要询问儿童的生活是否规律,平时的兴趣以及是否有特殊的爱好,某一阶段患儿的性格上是否有较大的转变和表现等。

(4) 家族史:主要询问家庭中是否有成员与患儿有类似表现,父母及亲属是否有遗传病史,父母及看护者的文化程度及与患儿的关系,患儿的语言环境情况等。

(5) 康复治疗及训练史:询问患儿来医院以前是否接受过针对性的康复治疗和训练,治疗或训练的情况如何及治疗时间和效果。

以上内容对于正确评定患儿的语言情况、推测预后以及采取哪种训练方式是很重要的。为了方便检查,可以将需要了解的主要内容制成表格,这样既省时间又不易遗漏重要资料。

2. 语言及相关专业情况检查　通过进行相关语言评定,了解语言发育迟缓儿童的语言发育年龄与实际生活年龄的差距,以及语言发育迟缓的现状与性质。另外,还要尽量了解相关专业和学科的情况,比如儿童的整体发育情况、吞咽和咀嚼能力的发展、是否有吞咽困难等;听力情况要了解是否曾经检测听力及其结果;心理方面要注意儿童的性格特点、情绪变化、注意力、社会适应性能力发展、智力等。

(二) 常用评定方法

1. 语言行为评定　语言行为的评定大体上从语法学、语义学、语用学三个方面来进行。这也就是美国心理学家 Bruner 所说的:①语言的构造形式;②辨别、记忆的产生、范畴化等内容;③交流关系的建立、维持、展开等使用方面。在 S-S 法中这些分别被称为符号形式与指示内容关系、基础性过程和交流态度,也称为语言行为的三个方面(表 4-1)。

表 4-1　语言行为的三个方面

语言行为的侧面	内容
语言行为的基础	辨别、记忆的产生(认知)
语言行为的构造形式	符号形式与指示内容关系(构造、语法、意思)
语言行为的功能	交流态度

2. 汉语儿童语言发育迟缓评价法(S-S 法) 汉语儿童语言发育迟缓评价法是根据符号形式-指示内容关系,由中国康复研究中心语言治疗科于1990日本引进。在原检查法的原理基础上,根据中国汉语体系制作成 CRRC 版检查法,经临床实践证明,此法在临床应用上是切实可行、方便可靠的检查法。

3. 其他相关检查

(1) 一般体格检查和构音检查:构音检查包括构音器官检查和构音功能评定等。

(2) 行为观察:观察小儿在生活中,尤其是游戏中的技巧使用、眼手协调、大运动,注意力情况,以及自发语言和沟通技能等,了解儿童认知水平及言语语言能力。

(3) 听力检查:儿童对声音反应很差时,必须鉴别是听力障碍的问题还是注意力的问题,所以对于每个语言发育迟缓儿童都要进行听力检查,有条件的先进行500～4000 Hz 频率的筛查,如发现听力问题再进行详细的听力检查。要根据儿童年龄和发育情况选择检测方法。如:听觉行为反应检查(BOA)、配景听力检查(PS)、游戏听力检查(PA)、听力计检查法、听觉诱发脑干反应检查(ABR)等。

(4) 格塞尔发育量表:美国耶鲁大学心理学家格塞尔及其同事于1940年编制,测试儿童行为发育的五个方面:①适应性行为:主要包括知觉、定向行动、手指操作能力、注意、智力等发育;②大肌群运动行为:主要包括姿势、移动运动等;③小肌群运动行为:主要包括抓握与放开、手指精细操作、手眼协调运动等;④言语行为:包括模仿能力、人与人之间的交流能力、相互理解沟通能力;⑤个体和社会行为:包括对他人的反应,对所属民族文化压力的反应,对家庭、集团、社会习惯等的反应及态度等。

(5) 皮博迪图片词汇测验(PPVT):此检查应用较普遍,共有150张黑白图片,每张图片上有4个图,其中还有150个分别与每张图片内一个图词义相符的词,测验图片按从易到难的顺序排列。测验时测试者拿出一张图并说出一个词要求被试者指出图片上的4个图中哪一个是最和词义相符的,记录下被试者的反应结果,每答对1个词记1分,连续8个词中错6个停止测试,最后根据被试者的成绩转化成智龄、离差智商或百分位等级,即可将被试者与同龄正常儿童进行比较了解其语言水平发育情况。整个测验要求10～15分钟内完成。该测验适用年龄为2.5～18岁。由于 PPVT 只考虑到词汇的理解,而不涉及语言的表达,所以对儿童语言发育的水平很难作出一个系统完整的评定。

(6) 伊利诺斯心理语言能力测验(ITPA):该检查由美国柯克和麦卡锡于1968年修订并推广,以测查能力为主,并且从儿童交往活动的侧面来观察儿童的智力活动情况。整个检查由五大部分、十个分测验构成,分别是:理解能力(言语的理解、图画理解);综合能力(言语推理、图画类推);表达能力(言语表达、动作表达);构成能力(作文、构图);记忆能力(数字的记忆、图形记忆)。适用年龄为3岁至8岁11个月。ITPA 对于探明精神发育迟滞儿童、语言发育迟缓儿童语言心理的个别差异有显著的效果。

(7) 韦氏学龄儿童智力检查修订版(WISC-R):该测验为智力检查,分为语言测验和操作测验两个部分,共12个分测验。每个分测验完成后都可算成标准分(量表分),可以和正常儿童的水平相对照,同时各个分测验之间也可以进行对照。每一项分测验的成绩相加即为总量表分,由总量表分可以查出该儿童的离差智商,全面掌握儿童的智力发展情况。适用年龄为6～16岁。

(8) 韦氏学龄前儿童智力量表(WPPSI):该测验也是分成语言测验和操作测验两部分,每部分又分成若干个分测验。结果统计和 WSCR 基本一致,结果也用离差智商表示,同时还可评定儿童整体智力发育的情况。适用年龄为4～6.5岁。

(9) 构音障碍检查:在部分语言发育迟缓儿童中可能存在发音和言语困难,因此,需要判断患儿的哪些音不能发,发哪些音时出现歪曲音、置换音等,并要掌握其问题的基础是否为运动障碍,特别是口、舌的运动功能障碍,掌握其发声时间,音量、音调的变化,另外还要评定患儿的口腔感觉能力等。

四、汉语儿童语言发育迟缓评价法

(一)原理

从认知研究的角度,一般将语言行为分为语法、语义、语言应用三方面,S-S 法是依照此原理论对语言发育迟缓儿童进行评定的,在此检查法中对符号形式与指示内容关系、促进学习有关的基础性过程和交流态度三个方面进行评定,并对其语言障碍进行诊断、评定、分类和针对性训练。

(二)适应证

S-S 法适用于各种原因引起的语言发育迟缓,原则上适合 1.5~6.5 岁的语言发育迟缓儿童,有些儿童的年龄已超出此年龄段,但其语言发展的现状如未超出此年龄段水平,也可应用。此法不适合听力障碍性语言障碍或学龄前的儿童获得性失语。

(三)评定内容

检查内容是对符号形式与指示内容关系、基础性过程,交流态度三个方面进行综合评定但以言语符号与指示内容的关系评定为核心,其比较标准分为五个阶段(表 4-2)。将评定结果与正常儿童年龄水平相比较,即可判断儿童是否语言发育迟缓。

表 4-2 符号形式与指示内容关系的阶段

阶段	内容
阶段 1	对事物、事物状态理解困难
阶段 2	事物的基础概念
阶段 2-1	功能性操作
阶段 2-2	匹配
阶段 2-3	选择
阶段 3	对事物用符号理解表达
阶段 3-1	手势符号(象征性符号)
阶段 3-2	言语符号、幼儿语(象征性符号)、成人语(任意性符号)
阶段 4	词句,主要句子成分
阶段 4-1	二词句
阶段 4-2	三词句
阶段 5	语句,语法规则
阶段 5-1	主动语态
阶段 5-2	被动语态

1. 阶段 1 事物、事物状态理解困难阶段。此阶段儿童对语言尚未掌握,并且对事物、事物状态尚未分化。此阶段儿童对物品的舔咬、抓握、晃动、敲打等一般为无目的性的行为,属于自我刺激、自我娱乐。例如,拿起杯子不是为了喝水而是在桌子上敲打或者扔到地上等,这一阶段的儿童对于自己的需求不能用某种手段来表现与实现,在日常生活当中常可见到他们毫无目的地晃动身体、啃咬玩具、咬手,或是在玩耍时无缘无故地大哭大笑、发脾气、扔东西等,进行反复的自我感知刺激行为。

2. 阶段 2 事物的基础概念阶段。此阶段儿童也是对语言尚未获得。但是与阶段 1 不同的是,此阶段儿童对事物开始概念化。此阶段儿童可将人领到物品的面前出示物品向他人表示自己的需求。由于儿童个人发育水平存在差异,此阶段从初级水平到高级水平,因此根据儿童的发育水平分为三个亚项阶段。阶段2-1:功能性操作;阶段2-2:匹配;阶段2-3:选择。其中匹配与选择都是利用示范项进行操作,因为检查顺序不同,对儿童来说意义也不同。

(1) 阶段2-1:功能性操作。此阶段的儿童可对事物进行功能性操作。例如:拿起手机,可放到耳朵上模仿打电话。生活中,对常见事物多加练习即可形成习惯,如:戴帽、围围巾等。此阶段检查有三项,即实物、配对实物、镶嵌板(见检查用具)。

(2) 阶段2-2:匹配。在日常生活中,儿童能将两个以上的物品放到合适的位置上,匹配行为即完成。如将鞋放入鞋架,将碗放入橱柜,上述将不同的事物区别开再放入不同的地方为日常生活中的常见场面,在生活中我们很容易将儿童的匹配行为引导出来。此阶段检查有三项,即3种实物、3种成对实物、3种镶嵌板。

(3) 阶段2-3:选择。此阶段儿童能够根据他人给予的示范项,从几个选择项中将与示范项有关的成对事物选择出来。与阶段2-2不同点在于:匹配是儿童拿物品去匹配示范项,而本项则是他人拿着物品或出示物品作为示范项。例如:检查者出示帽子、鞋、牙刷,然后拍拍玩具娃娃的头,看儿童能否选择出相关联的事物"帽子"。

选择检查时,儿童与展示的示范项之间要有一定空间距离,也就是说以儿童抓不到物品的距离为好。如果示范项太远,儿童眼神关注不到,示范项就起不到示范作用。发育水平低的儿童视线转移很困难,因此选择行动很难成立。检查用具同阶段2-2。

3. 阶段3 事物的符号阶段。此阶段的符号形式与指示内容关系开始分化。语言符号大致分为两个阶段,即受事物特征限定的象征性符号也就是手势符号与幼儿语;与事物的特征关联极少的任意性较高的成人语。

本检查法将手势符号、幼儿语、成人语全部包括在阶段3里。又分别做了具体的分类。

(1) 阶段3-1:手势符号。此阶段儿童开始学习运用手势符号来理解与表达事物,可以通过他人的手势表现开始理解意思,还能够用手势向他人表示自己的要求,如伸手表示需要,摇摇手表示再见等。

手势语与幼儿语并不是同一层次的符号体系。手势符号为视觉-运动回路,而幼儿语则为听觉-言语回路。视觉-运动回路的指示内容的关系都是直接的、鲜明的。听觉-言语回路较视觉-运动回路反应复杂,难以掌握。所以在此检查法中将此两项分为阶段3-1(手势符号)及阶段3-2(言语符号)。

(2) 阶段3-2:言语符号。此阶段儿童能将言语符号与事物相联系。言语符号可以分为四种:①能用手势语、幼儿语、成人语三种言语符号表达。例如,剪刀的表示:用食指与中指同时伸开做剪刀剪物状(手势语);手势语和"咔嚓、咔嚓"声同时表示(幼儿语);说出"剪刀"一词(成人语)。②无幼儿语,只能用手势语及成人语表达。例如:"手套"。③只能用幼儿语和成人语表达。例如:"公鸡"。④仅能用成人语表达。例如:"爱"。从语言发展的角度来看,理论上儿童是按①→②→③→④顺序来获得言语符号的。

在检查中,阶段3-2共选食物、动物、交通工具和生活用品方面16个词,身体部位6个词,动词5个,表示属性的2个种类的词。阶段3-1手势符号的检查词汇中,使用的是阶段2(事物的基础概念)中用的词汇以及阶段3-2(言语符号)词汇中的手势语。

4. 阶段4 组句(语言规则)阶段。此阶段儿童能将事物及事物状态用2～3个词连成句子,又根据句子的长短及语法关系将此阶段分为二词句和三词句2个阶段。

(1) 阶段4-1,二词句。开始学习用2个词组合起来表现事物和事物状态,儿童在此阶段能够理解及表达的二词句多种多样,在本检查法中列举了四种形式。[属性(大小)+事物],如"大香蕉";[属性(颜色)+事物],如"红苹果";[主语+谓语]如"宝宝拿";[谓语+宾语],如"搭积木"。

在日常生活中,如不设定一定的场面,检查是很困难的。另外,注意选择项图片不宜太多,否则儿童进行起来很困难。

（2）阶段4-2，三词句。由于考虑到此阶段儿童句子的表现形式及语法关系是多种多样的，仅限定两种形式：[属性（大、小）＋属性（颜色）＋事物]，如"大红衣服""小黄袜等"；[主语＋谓语＋宾语]，如"爸爸喝可乐"等。

在本阶段中，要求句子为非可逆态，主语与宾语不可相互颠倒，如"爸爸喝牛奶"不能为"牛奶喝爸爸"。

5. 阶段5 语句（语法规则）阶段。此阶段的儿童可理解三词句与表达事物状态，但与阶段4-2的不同点在于，此阶段的句子为可逆状态。如"小猫追老鼠"可逆为"老鼠追小猫"，但句子的意思却完全不同。阶段5-1为主动语态，阶段5-2又加进了"被"字结构，组成被动态句型。此阶段要求儿童能理解事情与语法规则的关系，如"小猫追老鼠"等同于"老鼠被小猫追"。

（四）评定用具

1. 检查用具 检查用具及图片目录见表4-3。

表4-3 检查用具及图片目录

检查用具		图片目录	数量
实物		A：帽子、鞋、牙刷、玩具娃娃 B：电话-听筒、鼓-鼓槌、茶壶-茶杯	4 3
镶嵌板		鞋、剪刀、牙刷	3
操作性课题用品		小毛巾、小玩具、小球、积木6块、装小球容器1个、3种图形镶嵌板、6种图形镶嵌板、10种拼图	
图片	日常用品	鞋、帽子、眼镜、手表、剪刀、电话	6
	动物	象、猫、狗	3
	食物	面包、香蕉、苹果、米饭	4
	交通工具	飞机、火车、汽车	3
	身体部位	眼、嘴、手、鼻、耳、脚	6
	动词	睡觉、洗、吃、哭、切	5
	大小	帽子（大、小）	2
	颜色	红、黄、绿、蓝	4
	词句	（妈、弟）＋（吃、洗）＋（香蕉、苹果）	8
	大小＋颜色＋事物	（大、小）＋（红、黄、绿、蓝）＋（鞋、帽）	8
	语言规则	（小鸡、乌龟、猫）＋（小鸡、乌龟、猫）＋追	6

2. 检查顺序 一般水平较差的患儿应从头开始进行全部检查。对于年龄较大或水平较高的患儿，为了节省时间，没有必要进行全部检查，可按以下顺序：①不可用图片检查的患儿，可用实物进行阶段1至阶段2的检查；②可用图片检查的患儿，在阶段3-2以上，用图片检查单词、词句；③发育年龄在3岁以上、能进行日常会话者，进行阶段4及以上阶段检查，以词句检查为主。

（五）评定结果分析

检查结束后，要对检查结果和问诊情况进行分析，再综合各种信息对儿童进行评定与诊断。

1. 评定总结 将S-S法检查结果显示的阶段与实际年龄语言水平阶段进行比较，如低于相应阶段,可诊断为语言发育迟缓。符号形式与指示内容的关系及各年龄可通过阶段见表4-4,基础性过程检查结果(操作性课题)与年龄阶段对照表见表4-5。

表4-4 符号形式与指示内容的关系及各年龄可通过阶段

年龄	1.5~2岁	2~2.5岁	2.5~3.5岁	3.5~5岁	5~6.5岁
阶段	阶段3-2	阶段4-1	阶段4-2	阶段5-1	阶段5-2
言语特征	言语符号	主谓+动宾	主谓宾	语序规则	被动语态

表4-5 基础性过程检查结果(操作性课题)与年龄阶段对照表

年龄	镶嵌形状	积木	描画	投入小球及延续性
5岁以上			◇	
3岁6个月至4岁11个月			△□	
3岁至3岁5个月	10种图形10/10(+)		+○	
2岁至2岁5个月	10种图形7/10(+)	隧道		
1岁9个月至1岁11个月	6种图形3/6~4/6	排列	一、丨	
1岁6个月至1岁11个月	3种图形3/3	堆积	+	
1岁至1岁5个月				部分儿童+

2. 分类

(1) 按交流态度分类:分为两群。Ⅰ群,交流态度良好;Ⅱ群,交流态度不良。

(2) 按言语符号与指示内容的关系分类:原则上适用于实际年龄3岁以上儿童。分为ABC个主群,见图4-2。但这种分群并不是固定不变的,随着语言的发展,有的儿童会从某一症状群向其他症状群过渡。

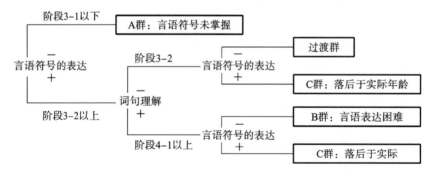

图4-2 语言发育迟缓症状分群

根据言语符号与指示内容的相关检查和操作性课题(基础性过程)的完成情况的比较,将以上的A群和C群又分为6个亚群。

A群:言语符号尚未掌握,符号与指示内容关系的检查在阶段3-1以下,不能理解口语中的名词。

A群a:操作性课题、符号形式与指示内容的相关检查均落后于实际年龄。

A群b:操作性课题好于符号形式与指示内容的相关检查。

B群:无亚群,但应具备以下条件和言语表达困难。

条件:①实足年龄在4岁以上;

②词句理解在阶段4-1以上;

③一般可以用数词表达;

④言语模仿不可,或有波动性;

⑤有上述②~④的状态,持续1年以上;
⑥无明显的运动功能障碍。

C群:语言发育落后于实际年龄,言语符号与指示内容相关检查在阶段3-2以上。

C群a:操作性课题=言语符号的理解=表达。

C群b:操作性课题>言语符号的理解=表达。

C群c:操作性课题=言语符号的理解>表达。

C群d:言语符号表达尚可,但理解不好,此亚群多见于自闭症或有孤独倾向的儿童。

第三节　语言发育迟缓的训练

一、训练原则

（一）以儿童语言评定的语言阶段为训练的出发点

根据每个患儿语言发育迟缓情况评定儿童语言所处的阶段水平、语言特征等,由训练者制订训练目标、方法和内容等。

（二）横向扩展与纵向上升相结合

（1）在同一阶段内横向扩展:如患儿通过学习已经掌握了某一阶段的部分内容,则可以学习这一阶段的其他尚未掌握的内容。患儿可以用幼儿语命名日常常见事物,如"b"音的"宝宝""杯杯"等。那我们可根据患儿现有的音节继续引导发音,如"蹦蹦""拜拜""宝宝拜拜"等。继续引导发音,扩大词汇量。

（2）向下一阶段水平纵向提高:如果横向扩展训练已达到目标,则训练以转向下一阶段水平的纵向提高为目标。例如阶段3-2的训练达到目标后,我们就要进入阶段4的词句阶段,用主谓宾的短句来表达需求。如"吃饭饭"转向"宝宝吃米饭"。

（三）丰富语言环境,康复训练与家庭相结合

训练不能只局限于治疗室或固定场所进行,只要有需求,任何时间、地点均可进行。教,不必刻意,学,自然而生。家长在儿童语言训练过程中是主要的参与者,应指导家长把训练模式在日常生活中加以应用,巩固治疗效果,提高疗效。

（四）去除不良因素,改善患儿语言发展

训练者以及家长应充分考虑影响患儿语言发展的因素,如听力障碍、唇腭裂、精神发育迟缓、自闭症等。治疗方法因人而异,因此,针对不同病因的患儿,除开展言语训练之外,还要注意病因治疗,如听力障碍者要佩戴助听器及人工耳蜗,以消除听力障碍对语言学习的影响;唇腭裂者要及时进行手术改善构音器官障碍;精神发育迟滞者要提高其发育水平,自闭症患儿应建立良好的交流态度以及社交环境等。

二、训练目标

（一）音声符号尚未掌握——A群

训练目标为获得言语符号（理解）与建立初步的交流关系,先建立符号的理解后再形成基础概念,重点是首先导入手势语、幼儿语等象征性较高的符号。

(二)音声表达困难——B群

训练目标为掌握与理解水平相一致的言语表达能力,此时的训练并不是单一进行表达方面的训练,而是与理解性课题共同进行,重点是将手势语、言语作为有意义的符号进行实际性的应用,在表达基础形成的同时从手势符号向言语符号过渡,从而达到既定的目标。

(三)发育水平低于实际年龄——C群

训练目标是扩大理解和表达范围。在进行提高理解方面训练的同时不仅要进行表达、基础性过程等各侧面的平衡性训练,也要导入符合水平的文字、数量词学习、提问与回答方面的训练。

(四)语言符号理解但不能说话——过渡群

训练目标为获得词句水平的理解,全面扩大表达范围,在提高理解水平的同时也要提高表达方面的能力。与C群相同,不能一直进行表达方面的训练,而忽视了其他方面的训练。首先可以导入用手势符号进行表达的训练。

(五)交流态度不良——Ⅱ群

根据语言符号的发育阶段进行以上的训练。对于交流态度不良的儿童的训练,我们要以改善其交流态度为目的进行训练。

三、语言符号的发育阶段的个体差异的训练目标

希望通过训练后患儿的语言发育能达到正常水平,但因为儿童的个体差异,所以设有不同的目标。

1. 语前阶段至阶段2、阶段3　以获得言语符号(理解)与建立初步的交流关系为目的,先建立符号的理解后再形成基础概念,重点是首先导入手势语、幼儿语等象征性较高的符号。

2. 阶段3至阶段3-2　掌握与理解水平一致的表达能力,在表达基础形成的同时从手势符号向言语符号过渡,从而达到既定的目标。

3. 阶段4　扩大理解和表达范围。在进行提高理解方面训练的同时也要进行表达、基础性过程等各侧面的平衡性训练,也要导入符合水平的文字、数量词学习、提问与回答方面的训练。

4. 阶段4至阶段5　获得词句水平的理解,全面扩大表达范围,在提高理解水平的同时也要提高表达方面的能力。

5. 根据语言符号的发育阶段进行以上的训练　对于交流态度不良的儿童的训练,我们要以改善其交流态度为目的进行训练。

四、训练模式

训练模式一般包括直接训练、间接训练、个别训练和集体训练。

(一)直接训练

直接训练是以治疗师为主,制订训练计划并直接对患儿进行训练。通常也会与患儿父母或其他专业人员合作制订训练计划,选择训练场所、训练频率等。

(二)间接训练

间接训练是指治疗师指导患儿父母或其照顾者执行治疗工作。当治疗师通过评估,认为患儿父母或其照顾者是改变儿童行为的最佳人选时可采用此方法。治疗师协助,与患儿父母共同制订训练计划,并根据患儿的训练反应修订治疗计划,多为家庭康复。

(三)个别训练

根据患儿自身能力的不同,治疗师选择以单独训练的模式对患儿进行一对一的个别训练,可

根据患儿能力进行辅助,关注度较高。

(四)集体训练

集体训练是在患儿具备一定能力的前提下,帮助患儿获得沟通与交流最直观的方式,根据需求选择同伴共同完成课程。

一般来说,当语言发育异常患儿需建立新的行为时,直接训练和个别训练最为恰当。而在横向扩展其所学的沟通行为形成习惯时,可采用间接训练及集体训练方法,指导父母让患儿使用新近建立的行为在日常生活中活用及巩固。训练模式可以单独或并行使用,使患儿语言学习得到迅速、有效的发展。

五、获得语言感知的基础能力训练方法

(一)注意力的训练

选择患儿感兴趣的玩具或物品吸引其注意,如患儿喜欢动物则教其模仿动物的叫声和动物的跑、跳、飞等动作;患儿喜欢吃,让其咬、切、摘水果等;患儿喜欢车,教其推的动作,模仿车声;患儿喜欢球,教其拍、扔、滚动等动作;患儿喜欢搭积木,教其叠、放置不同的形状。采用这些刺激可促进患儿对事物的注视及随着活动的事物持续进行追视的训练。

(二)对事物的持续记忆训练

让患儿注视眼前存在的事物,然后把事物用手遮住或藏在盒子中,虽然事物从视野中消失了,但只要把手拿开或除去盒子,就会发现物品仍存在,使患儿理解这一点,即理解事物持续存在的性质。最初仅藏事物的一部分来进行训练,通常用患儿感兴趣的物品(如苹果、饼干等)来进行训练较为容易。

(三)促进主动交往的训练

对于不大注视人及物的患儿、物品操作未成熟的患儿,可导入使其因触觉及身体感觉变化而感到快乐的游戏,如哄抱、背、抓痒、举高、转圈、追赶等不需器具的、大人与患儿仅身体接触就能玩的游戏,以及荡秋千、使用治疗球等大型游戏用具的游戏等。通过这些游戏,增加患儿对人的注视,促进意识传递方法的学习。训练时要注意细心观察患儿的反应找到训练的切入点,尽快与患儿取得沟通。游戏一段时间后还可以暂停,等待患儿"还想玩"的要求行动出现,从而提高其主动交往能力。

(四)事物的操作训练

事物的操作训练是学习对外界的事物进行某种操作而引起变化的过程,在此充分进行视觉刺激与听觉刺激的灵活应用。从触摸、抓握、晃动、敲击、拉等单一的事物操作,发展到用物敲打另一物(如敲鼓),再发展到物品的拿出、放入等复杂操作。由于许多患儿开始难以引出所希望的反应,最初可使用帮助的手法,以逐渐引出适合事物用途的操作,如通过不断的帮助使患儿理解在头上戴帽子、在脚上穿鞋等事物的功能性操作。

六、按语言符号与指示内容关系发育阶段进行的训练

(一)阶段1的训练

此阶段的患儿对外界刺激尚不能充分理解,训练时要利用各种方法、玩具等吸引患儿注意,使其充分认识到外界事物和人的存在,并能进行主动交往,再逐渐过渡到能进行事物的功能性操作。

(二)阶段2的训练

事物的基础概念阶段:此阶段患儿已能意识到外界事物与人的存在,主要训练其对日常事物

的基本理解,具有事物的匹配、选择能力,并能听懂事物的名称和要求。

1. 物的功能性操作训练 通过模仿学习,使患儿懂得身边日常事物(如电话、碗、衣服、玩具等)的用途。并能扩大操作场所,即在治疗室、家庭、幼儿园等场所都能进行操作,这就需要治疗室训练与家庭指导同时进行。

2. 多个事物的辨别训练

(1)以外部特征为基础的操作性课题:训练患儿将多种事物按颜色、大小、形状等不同属性进行分类来认识事物的外部特征。

(2)以内部特征(功能)为基础的操作性课题:训练患儿将多种事物按用途进行分类,建立事物的类别概念。训练方法有匹配和选择两种。①匹配训练:如训练者出示1黄1红2张卡片,要求患儿将其手中的1张红色卡片与训练者的红色卡片相匹配。②选择训练:如给患儿鞋子、帽子和杯子,训练者做喝水的动作,要求患儿在3个事物中选出相关的1个(杯子)。

3. 训练注意事项

(1)家庭指导:对尚处于不能理解语言、行动差的患儿尤为重要。对这类患儿,家长往往不知怎么办才好而放任自流或进行不适当帮助。因此,家长应尽可能提供包括有关语言发育、基本养育等方面的具体指导。许多患儿仅靠治疗师指导还不理想,必须向其家长教授介助的方法。

(2)交流的指导:训练时应注意设定以形成交流为目的的课题。在实施以概念形成及符号理解为目的的课题时,不是机械地实施各课题,应考虑到交流行为的圆满进行,故应通过目光接触、奖励(抚摸,鼓掌等)来促进患儿交流的主动性。

(三) 手势符号训练(S-S法评估处于阶段3-1)

手势符号是利用本人的手势作为一定意义的示意符号,可以通过手势符号表示意愿,也可以用来与他人进行非语言的交流。

特点是手势符号与指示对象的关系更直接,更容易理解;手势符号用的是视觉-运动回路,而言语用的是听觉-言语回路;手势符号与言语符号相比,语言范围受限。

1. 手势符号的种类

(1)特定环境下的手势符号:在特定环境下使用,例如需要东西时,伸出手来表示"要";出门时,挥一挥手表示"再见"等。

(2)描述事物的手势符号:如用手指口腔外面,表示"牙刷";用两手的食指和中指放在头上表示"小白兔";双手做抓握方向盘旋转动作,表示"开汽车"等。

(3)表示动作的手势符号:如持续咂嘴表示"吃";两手合在一起放在脸的一侧,表示"睡觉";将两手握在一起做搓洗状表示"洗东西"等。

(4)相对关系的手势符号:如用手指向上或向下指表示"上""下";手指指向自己身体前面或后面指表示"前""后"等。

2. 适用对象 适合训练中度到重度语言发育迟缓者。此阶段患儿表达能力尚未产出,有基本的理解能力,可通过简单的手势语表达自己的需求及与其他人进行沟通,此阶段是表达能力产出的准备前期阶段。

3. 训练方法与顺序

(1)特定环境下手势符号的训练:此阶段的训练必须先明确特定的环境。例如:出门时,与其他人分开时,才可做"拜拜"的手势;有需求时做"伸手、拍自己"的动作表示自己需要。

(2)描述事物的手势符号训练:要求手势符号与指示内容相结合。例如:看见小白兔或者听见旁边人说起小白兔,才将两手的食指、中指放置头上做小白兔;患儿爸爸说开车,患儿做手握方向盘的动作。一般从实物→镶嵌板→图片、简单到复杂的顺序进行训练。如起初患儿不能完成时,所有的训练均以辅助—部分辅助—撤出辅助的方法开始训练。

(3) 动作的手势符号的训练:要根据患儿的行为及日常生活进行选择。例如:需要洗手时,搓手做洗手动作;需要睡觉时,双手合在一起放置脸一侧表示需要睡觉。手势符号宜选用简单易行的动作及表情,将学会的手势符号运用在每天的日常生活当中予以强化。

(4) 相对关系的手势符号训练:用手指指向上、下、左、右、前、后表示位置;用开心的表情、假装哭等表示喜欢与不喜欢等。

4. 注意事项

(1) 患儿是否注意治疗师的手势语。

(2) 患儿对治疗师所示的手势语是否理解,是单纯的模仿还是准确理解手势语的含义。

(3) 所有的手势语教学均与日常生活相结合。

(4) 从简单到复杂,从辅助到自主完成。

(5) 注意手势语在日常生活中的泛化。

(四) 词汇训练(S-S法评估处于阶段3-2)

此阶段主要是患儿对口语的理解,可通过体态语符号→幼儿语→成人语逐步上升的步骤,以形成概念形式→理解→表达的顺序进行。

1. 适用对象 患儿的理解处于手势语符号阶段时,此时训练其通过听口语来理解事物(词汇训练)。

2. 训练方法

(1) 名词训练:学习事物的名称及建立事物概念,形成体态语符号。

训练选择的词汇以日常的、接触机会多的、患儿十分感兴趣的词汇为主。先以不同种类物品习得区分,逐渐向同种类的词汇扩展,如"狗""猫""鸡","苹果""香蕉""西瓜","衣服""袜子""裤子"等从而促进词汇范畴内分化。

举例:主要诱导患儿用幼儿语或成人语表示名词,如患儿手势语指汽车表示需要时,训练者要求患儿说"汽车",当患儿说"汽车"或"车车"时,治疗师及时将汽车给患儿,多次进行强化,使患儿习得该名词。

(2) 动词训练:主要适用于名词基本掌握,习得动词的训练。

举例:比如习得吃的动词,在特定的环境下,如患儿想吃食物时,每次有需求时,均引导说"吃",通过吃的网络系统,完全理解"吃"这一动词及在生活中的应用,反复训练,鼓励患儿在日常生活中用言语来表达需求,泛化所有动词。

(3) 形容词训练:适用于可理解事物的名称和多数动词,但二词句少的患儿。

此阶段表示颜色的词出现较早,因此训练可以先选择容易掌握的红色、绿色、黄色、蓝色等。然后再进行描述味觉、触觉和机体觉等形容词的训练,如甜、咸、苦、烫、热、冷、痛、饱、饿、痒等。最后才是对空间维度形容词的训练,如大小、长短、高低等形容词。

(五) 语句训练

儿童词语发展的次序及发展趋势大致为:不完整句→简单句(主语+谓语)→复杂句(主语+谓语+宾语)。训练形式以图片为主,根据患儿具体的实际水平而选择;先进行言语理解训练,然后进行言语表达调练。

1. 简单句训练(S-S法评估阶段4-1)

(1) 动词+名词:适用于可以理解动词的语言发育迟缓的儿童。方法:二词句,动作+对象。如:动词"吃",对象"香蕉""苹果"。

(2) 主语+谓语训练:句型是主谓结构。如:出示卡片"宝宝吃",先指认人物"宝宝",再问"干什么",提示"吃",引导说"宝宝,吃"。

(3) 形容词+名词训练:适用于对人名、大小、颜色名称、事物名称等构成句子的要素逐一可以理解,组合多词句项目中的一个指示内容和对应关系掌握困难的语言发育迟缓的患儿。训练方法:①将同一种事物不同大小的 2 张图卡并列出示,确认患儿是否可以理解词的属性。治疗师问:"哪个是大的?""哪个是小的?"让患儿选择相应的图卡。②同一场景下做二词句的言语刺激。③从图片中抽出不同大小的鞋和帽子的图片并列摆放,看示范图然后选择相同的图片。④促进二词句理解:不同大小的帽子和鞋的图片 4 张并列摆放,用"大的帽子、小的鞋子"等言语刺激促使孩子选择相应的图片。

(4)三词句训练:句型是主谓宾结构(动作主语+动作+对象),适用于可以理解二词句"动作主+动作"以及"动作+对象"的患儿。训练程序:确定构成三词句的各词是否理解→能理解表示三词句的图→三词句的理解→三词句的表达。训练方法同上。

2. 复杂句训练(S-S 法评估阶段 4-2)

(1)主动语态训练:适用对象为可以理解不可逆句的句型(如"妈妈吃苹果"等)的患儿。

例:学习"宝宝吃苹果"句子。训练程序:①出示一张"妈妈吃苹果"的大图片,让患儿注意观察其中的动作主语;②训练者从小图卡中选择,按"妈妈"+"吃"+"苹果"的顺序从左到右排列好,这时动作主语的位置要被患儿注意到;③让患儿根据排列的顺序,依次说出"妈妈吃苹果"的句子成分。

(2)被动句训练:适用对象为可以理解可逆句语句形式的患儿。

例:学习"苹果被妈妈吃"句子。训练者将图片按"妈妈"+"吃"+"苹果"的顺序依次排列好,指引患儿按照从左到右的顺序依次表示,到人称后面,提示"被"字提醒,反复练习。

3. 注意事项

(1)简单句的习得,患儿必须掌握足够的对名词、动词、形容词、人称词的理解。

(2)被动语态的习得,患儿必须掌握可逆语句的形式。

(3)语句习得后需做重复强化,以至于在生活中重复运用。

(4)强调家属在家中通过日常生活泛化学习句子成分的重要性,并鼓励患儿主动表达。

七、语言符号理解大于口语表达的训练

1. 适用对象 训练的适用对象为能理解语言符号,口语困难或口语很少的患儿,大多数语言发育迟缓患儿均适合。

2. 进行手势符号表达训练 不能接收或发出言语符号的患儿,或者即使能模仿言语符号而不能自发发出有意义言语符号的患儿,必须从手势符号表达训练开始。

3. 进行口语表达训练 能模仿言语的患儿,应促进其主动口语表达。

(1)先引导用一字词表示人称代词名词、动词、形容词,再以前后提醒的方式诱导表达成人语。

(2)在前一阶段基础上组合人称代词+动词,动词+名词,形容词+名词,主谓宾等句子成分组合。

(3)主动语态及被动语态训练,同复杂句子成分训练。

4. 注意事项

(1)从早期就导入有意义符号的表达,即用有意义的单词表达。

(2)基本顺序是从模仿到主动表达,再进一步到生活实用。

(3)以手势符号及文字符号为辅助形式,发展到单纯用言语表达。

(4)用可能达到的手段先形成表达结构。

(5)言语符号获得困难时,可考虑使用代用性交流手段。

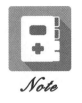

八、文字训练

正常儿童的文字学习是在全面掌握了口语的基础上再进行文字学习的。但语言发育迟缓患儿语言学习困难时,将文字符号作为语言行动形成的媒介是一种很有效的学习方法,另外文字符号还可以作为口语的代用手段。

1. 适用对象

(1) 音声语言的理解能力好而表达困难的患儿,应先使其获得文字语言,以文字作为表达媒介来促进音声语言的表达。此外,文字还可作为交流困难时的辅助手段或代偿手段。

(2) 轻度或临界全面发育迟缓,学龄前到低年级的病例,考虑到在学校的适应问题,所以有必要进行文字学习指导,在文字符号获得的同时进行音节分解、词汇、句子等语言学习。

(3) 既有上述原因又伴有构音障碍,说话清晰度全面低下的患儿,在用文字进行沟通的同时,纠正其发音,提高清晰度,完成简单的沟通。

九、家庭康复训练

1. 对家长的指导

(1) 家长对患儿要有耐心,不能因为自己的情绪及患儿的能力问题影响对患儿的教学。

(2) 每天都要抽出时间,为患儿做训练,根据治疗师的要求,严格执行家庭康复训练计划。

(3) 每天抽出一定的时间,带患儿去游乐场、超市或有同伴的地方,引导患儿与正常儿童玩耍沟通,融入社会。

(4) 避免患儿长时间使用手势语表达,随时随地强调口语表达的重要性,认真倾听患儿所表达的任何语言,并做出回应,让患儿感觉说话的乐趣。

(5) 生活中扩展患儿所学东西的范围,增加患儿的感官体验。

(6) 当发现孩子存在语言发育迟缓问题时,家长应该及时带孩子去医院就诊,寻找语言发育迟缓的原因。

2. 家庭环境调整

(1) 语言发育迟缓患儿对环境的特殊要求:语言训练的目的在于促进患儿的语言发展,儿童的语言发展最终是在生活环境和学习环境中得以实现的。在不同的年龄段对语言学习也有不同的要求,大部分语言发育迟缓患儿在学习语言时还表现出许多幼儿的特征,所以家长要考虑他们能适应的训练方法,调整相应的语言环境。

(2) 改善和调整患儿的语言环境的方法:

①改善家庭内外的人际关系,给患儿创造一个和谐、温暖、健康的家庭生活环境。

②培养患儿健康的性格、良好的兴趣和良好的交往态度。要使患儿养成有事一定要商量的良好习惯,而不是用哭闹等手段来达到目的,家长在日常生活中待人接物的态度,易成为患儿模仿的对象。因此,家长要特别注意自己在日常生活中的言行,为患儿树立良好的榜样。

③改善对患儿的教育方法。家长在发觉孩子语言有落后情况时,一定要带孩子到有经验的语言治疗单位,找有经验的语言治疗师检查,诊断语言发育迟缓的程度以及类型,制订出训练计划,在家中也要按照训练计划进行训练,使语言训练和家庭的养育环境真正做到从儿童的语言发育年龄和特点出发,适合儿童,而不是让儿童去适应家庭的养育环境。

④帮助患儿改善交流态度和社会关系。随着年龄增长,患儿会进入社会环境,比如幼儿园、学校以及邻里之间等。语言发育迟缓患儿在与其他儿童交往时,往往会因为语言障碍受到其他儿童的嘲笑和轻视,而这些现象会逐渐导致患儿产生对交流的厌恶和恐惧,失去交流的兴趣和动力,严重者会导致心理障碍。另外,孩子们在一起玩时,不仅是进行语言的运用和实践,还在语言上有互相促进、互相学习的功能。所以在家庭和学校中,家长和老师都要参考语言治疗师的意

见,给患儿更多的注意和关心,帮助他们改善人际关系和交流态度,同时也要教育其他小朋友要用自己的爱心去帮助患儿,让他们在团结、和谐、友好的氛围里尽快地、更好地发展语言和其他各方面的能力。

十、治疗师对患儿反应的处理方法

在训练过程中治疗师运用各种技巧引发患儿的适当反应,这是训练的关键。对于患儿的反应,治疗师要有适当的处理技巧,才能有效提高患儿的能力及学习动机。处理技巧包括以下几个方面。

1. 示范 患儿若缺乏反应或反应不当时,应予以示范,帮助其达到治疗的要求。若患儿仍反应不正确,可予以口语或手势的提示,降低困难度,提高反应的正确率;若多次示范提示均不正确时,治疗师应思考自己所采用的方法是否适用于该患儿,尽早修改治疗方案,以减轻双方的挫折感,增加患儿的学习兴趣。

2. 扩展 扩展是在患儿讲话的同时,治疗师予以语言回应,保留患儿讲话的主要内容,将患儿不足的话语补充起来。如患儿说:"吃饭",治疗师可以说:"对,弟弟吃饭"等。扩展的同时,治疗师也可就儿童说话的主题进行延伸,如前例,治疗师可说:"对,弟弟累了。"也就是除了对患儿的口语给予适当的赞同外,还让他注意到两句话的关联,更有效地提高其能力。

3. 说明 当患儿正在进行一项活动的同时,治疗师可时时予以相关的说明。如患儿在玩玩具,治疗师可问:"你在做什么?"患儿回答:"车车"。治疗师可予以扩展说:"对,你在玩车车。"继续说"车车跑得很快,很好玩对不对?"对尚无口语的患儿也可根据物品相关的声音去提示,使其理解语言的用途。

4. 鼓励 鼓励可使患儿乐于学习,勤于学习,鼓励患儿的行为大致分两种方式。

(1) 物质鼓励:即对患儿的反应给予物质上的鼓励,如吃东西、玩玩具等。

(2) 精神鼓励:即对患儿的反应给予精神上的鼓励,如口头的称赞、贴星星或对患儿展现愉悦的表情等。

(智娟　李婉莹)

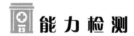

能 力 检 测

一、名词解释

1. S-S 法
2. 手势符号阶段
3. 语言训练的横向扩展

二、填空

1. S-S 法包括(　)(　)(　)三部分内容。
2. 事物的符号阶段分(　)和(　)阶段。

三、简答题

1. 语言发育迟缓用什么方法评估,内容有哪些?
2. 语言发育迟缓的训练原则有哪些?
3. 语言发育迟缓的主要表现有哪些?
4. 语言发育迟缓的病因有哪些?

第五章　构音障碍的言语治疗技术

第一节　认识构音障碍

一、言语产生的运动控制

人类声音产生的过程是从肺部呼出气流,气流向上经过喉头使声带振动,再通过口腔和鼻腔的共鸣,克服口腔中构音器官形成的各种阻碍,发出不同的声音。

1. **呼吸器官**　呼吸器官是由气管、支气管、肺、胸廓及呼气肌群、吸气肌群和膈肌组成,是人类语言的发声动力器官。

2. **喉**　喉的功能有两个方面:一是呼吸时,声门大开;二是发声时,声门做有节律的开闭动作,使肺中呼出的平直气流调节成为脉冲气流。这种携带着声能的脉冲气流成为言语产生的基本声源。

声带是喉部最重要的组织。受到来自声门下气流的冲击作用,声带出现有规律的振动,进入发声的状态。

3. **构音器官**　构音器官是由双唇、舌、硬腭、软腭、咽、下颌、鼻腔等共同组成的,是从声带至嘴唇长约 70 mm 的通道,发音时形成咽腔、口腔两个共鸣腔。

声音的产生由呼吸器官、喉、构音器官的协调活动实现。

二、构音障碍的概念

构音障碍(dysarthria)是指由于构音器官的神经肌肉病变、与构音相关的肌肉麻痹、收缩力减弱或运动不协调所致的言语障碍。言语症状为发声障碍,言语清晰度下降,鼻音过重,音调、音量及速度、节律等异常。构音障碍是口语的语音障碍,但是词义和语法正常。

正常情况下的构音运动是指自胸腔呼出的气流经声带的振动后,经由咽喉、上腭、舌、齿、舌、唇等构音器官的摩擦或阻断发出语音的过程。但在构音运动过程中,由于构音的部位、方式、强度或动作出现不协调,就会形成构音障碍。

三、构音障碍的常见病因

构音障碍的常见病因有脑血管疾病、颅脑损伤、脑肿瘤、脑瘫、肌萎缩侧索硬化、小脑损伤、帕金森病、重症肌无力、多发性硬化症等。构音障碍有时单独存在,有时也会与其他语言障碍同时存在,如构音障碍常与失语症合并存在等。据统计资料显示,各种脑损伤相关的沟通障碍中,构音障碍的发病率为 54% 以上。

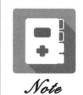

四、构音障碍的分类及言语表现

构音障碍一般分为以下三大类型。

(一) 运动性构音障碍

运动性构音障碍是参与构音的器官(肺、声带、软腭、舌、下颌、口唇)的肌肉系统或神经系统的疾病所致的运动功能障碍,即言语肌肉麻痹,收缩力减弱和运动不协调所致的言语障碍。

运动性构音障碍依据神经系统损害部位和言语受损严重程度不同,可以分为以下六种类型。

1. 痉挛性构音障碍 痉挛性构音障碍是构音障碍常见的类型,是上运动神经元损伤后构音肌群的肌张力增高及肌力减退所致。如脑血管疾病、假性球麻痹、脑瘫、脑肿瘤、脑外伤、多发性硬化症等。其言语表现为说话急促、费力、字音不清、鼻音过重、粗糙音、缺乏音量控制、语音语调异常等。

2. 迟缓性构音障碍 迟缓性构音障碍是下运动神经元损伤后肌肉运动障碍、肌力下降、肌张力降低所致。如脑神经麻痹、球麻痹、肌肉本身障碍、外伤、感染、进行性肌营养不良、循环障碍、代谢和变性性疾病。其言语表现为鼻音过重、气息音、语句短促、低音调、音量减弱、字音不清、不能正确发声母和韵母等。

3. 运动失调性构音障碍 运动失调性构音障碍是小脑系统障碍或脑干内传导束病变后运动不协调所致。如肿瘤、多发性硬化、酒精中毒、外伤等,造成构音肌群运动范围、运动方向的控制能力差。其言语表现为韵律失常、声调高低强弱呆板、震颤、初始发声困难、声音大、重音和语调异常、发音中断明显等。

4. 运动过强性构音障碍 运动过强性构音障碍是锥体外系病变后的肌张力障碍所致。如舞蹈病、手足徐动症、肌阵挛、肝豆状核变性等,其言语表现为发音高低、长短、快慢不一,说话缓慢,费力音,嗓音发哑紧张等。

5. 运动过弱性构音障碍 运动过弱性构音障碍是锥体外系病变后肌肉的运动范围和速度受限、僵硬所致。如帕金森病,其言语表现为单一音量、单一音调,重音减少,声音嘶哑、有呼吸音或失声现象等。

6. 混合性构音障碍 混合性构音障碍是上下运动神经元病变后的多种运动障碍混合或合并所致。如肝豆状核变性、肌萎缩侧索硬化、多发性硬化症等。其言语表现混合了痉挛性、失调性、运动过弱性构音障碍的部分特点,表现为声音粗糙、费力声、音调降低、发声时间缩短、言语速度缓慢等。

(二) 器质性构音障碍

器质性构音障碍是构音器官的形态异常导致机能异常而出现构音障碍。造成构音器官形态异常的原因有以下几种。

(1) 先天性唇腭裂。

(2) 先天性面裂。

(3) 巨舌症。

(4) 齿裂咬合异常。

(5) 外伤致构音器官形态及机能异常。

(6) 神经疾病致构音器官麻痹。

(7) 先天性腭咽闭合不全。

器质性构音障碍中最常见的是腭裂,其主要的言语表现如下。

(1) 声门破裂音:声门强力封闭后,瞬间突然放开,气流进出的发音方式。

(2) 咽摩擦发音:由于长期的代偿作用,患者咽部肌肉活动度较强。发声时,咽腔缩小形成带有"咝咝"声的发音方式。

(3) 腭化发音:发声时舌前中部向硬腭拱起的发音方式,是腭裂患者最常见的发声方式。

(4) 鼻腔发音:气体从鼻腔中除阻的发音方式。发音时,鼻音会随发音而颤动。这些患者在临床上容易明确诊断,其主要方法是在发音时堵住其鼻孔,就难以发出声音。

(5) 齿间化发音:舌尖位于上下齿间发出语音的方式。患者表现出舌体伸出齿列的特点。

(6) 边音化发音:舌体抵住口腔顶部封闭,气体从舌与两颊间的空隙一侧或两侧同时逸出。患者常用舌尖抵上齿或下齿缘,气体与声音发出过程中,可见两颊轻度颤动。常见构音障碍的发生音素见表5-1。

表5-1 常见构音障碍的发生音素

构音障碍类别	常见音素
声门破裂音	b、p、f、d、g、k、j、q、zh、ch
咽摩擦音	j、q、x、sh、r、g、k、h
腭化发音	d、t、l、g、k、q、x、zh、ch、sh、r、z、c
鼻腔发音	全部音素
齿间化发音	d、t、n、l、g、k、j、q、x、sh、r、s
边音化发音	t、x、sh、r、s、z、c

(三) 功能性构音障碍

功能性构音障碍是指构音器官无形态异常和运动机能异常,听力在正常水平,语言发育已达4岁以上水平,但存在构音错误并呈现固定化。

功能性构音障碍的病因目前尚不十分清楚,是在学龄前儿童和学龄期儿童中最常见的语言障碍,影响了患者的交流、学习、工作和日常生活,大多患者通过构音训练可以完全治愈。

其言语表现如下。

(1) 最常见的构音障碍错误方式为置换,如将"l"发成"y","k"发成"t"。

(2) 声母、韵母的歪曲、省略,如将"duan"发成"uan",省略"d"音。

(3) 鼻腔发音用舌背闭锁口腔,从鼻腔发出气流和声音,如发"i""u"音等。

第二节 构音障碍的评估

一、构音障碍的评估方法

国内外对于构音障碍的评估方法至今尚未有统一标准。对构音障碍的主要检查方法有以下几种。

(一) 描述法

言语治疗师根据眼看耳听及判断分析来描述言语障碍。治疗师必须具备语音学、音位学、正常言语知识的专业知识,才有助于该方法的实施。但是描述法受主观影响,所用术语不一,并且易受临床经验和判断能力的影响,不便于进行复查。

(二) 音标法

为了克服描述中出现的某些问题,治疗师用音标注明构音障碍患者言语的语音,这样使检查更为精确,可复查。中国康复研究中心语言治疗科参照日本构音障碍检测法,结合汉语特点编写的构音障碍评价法由两部分组成,一部分是构音器官检查,另一部分是构音检查。此法在我国应用较为广泛。

(三) 可理解度分级法

该测验是进行标准化语词、语句、对话可理解度测验法。通过测验进行分级,可以了解患者言语的清晰程度。这种方法的主要不足之处是仅根据这类方法进行评价,不宜指导构音障碍的治疗。可以将这种方法结合其他构音障碍的评价法,才能更好地发挥作用。

(四) 构音器官功能性评价

河北省人民医院康复中心改编的汉语版弗朗蔡构音障碍评价法从反射、呼吸、唇、颌、软腭、喉、舌、言语8个大项和28个细项来评价构音器官运动障碍的严重程度。每个细项设定5个级别的评分标准。此测验在构音器官功能检测方面分级较细,评分方便,利于治疗前后定量化比较,能为临床动态观察病情变化、诊断分型和疗效判断提供客观依据,但对构音障碍的临床治疗缺乏针对性的指导。

(五) 仪器检查

对构音障碍患者的仪器检查法包括空气动力学检查法、声门肌电图检查法、电子腭位图检查法、喉动态描记仪检查法、舌压力传感器检查法、纤维频闪喉内镜检查法、录像荧光放射照相术检查法、鼻流量测定检查法、多参数声学语音分析软件检查法等,仪器检查作为对构音器官功能性检查的补充,可以精确而客观地反映构音器官的病理和功能状态。但我国较少将仪器检测用于构音障碍的治疗与研究。

二、中国康复研究中心构音障碍评定法

此评定方法是中国康复研究中心李胜利结合汉语普通话特点,参照日本构音障碍检测法编制而成的。它由两部分组成,一部分是构音器官评定,包括呼吸、喉、面部、口、硬腭、舌、下颌、反射等功能检查;另一部分是构音评定,包括会话检查、单词检查、音节复述检查、文章水平检查和构音类似运动检查。全套评定较为详细、全面,不仅能对患者构音障碍的有无、种类和程度进行判定,对患者的错误构音进行甄别,而且便于制订有针对性的治疗措施。

(一) 评定的目的和内容

(1) 构音障碍的有无、种类和程度判定。

(2) 原发疾病及损伤部位的推定,可作为制订治疗计划的依据。

构音障碍常涉及运动障碍和所有的言语水平(呼吸、发声、发音、共鸣、韵律等),因此构音障碍的评定包括构音器官评定和构音评定两部分。

(二) 构音器官的评定

1. 目的 通过构音器官的形态和粗大运动检查来确定构音器官是否存在器官异常和运动障碍。常常需要结合医学、实验室检查、言语评定才能作出诊断。另外,病史、交往史、听觉和整个运动功能的检查可促进诊断的成立。

2. 范围 包括肺(呼吸情况)、喉、面部、口部肌肉、硬腭、腭咽机制、下颌、反射。

3. 用具 压舌板、笔式手电筒、长棉棒、指套、秒表、叩诊锤、鼻息镜等。

4. 方法 在观察安静状态下构音器官的同时,通过指示和模仿,使其做粗大运动并对以下方面作出评定。

(1) 部位:构音器官的哪个部位存在运动障碍。

(2) 形态:确认各器官的形态是否异常。

(3) 程度:判断异常程度。

(4) 性质:如发现异常,要判断异常是中枢性、周围性或失调性的。

(5) 运动速度:判断是单纯运动,还是反复运动,是否速度低下或有无节律变化。

(6) 运动范围:判断运动范围是否受限,协调运动控制是否不佳。

(7) 运动的力:判断肌力是否低下。

(8) 运动的精确性、圆滑性:可通过协调运动和连续运动来判断。

通过此项构音器官检查,不仅可以发现构音障碍的发病基础,还可以发现先天性构音器官的异常,另外也能作为功能性构音障碍的必要检查。

5. 检查说明 做每项检查前应向患者解释检查目的,按检查记录表和构音器官检查方法的要求记录(表 5-2、表 5-3)。

表 5-2 构音器官检查记录表

Ⅰ. 呼吸

  1. 呼吸类型:胸腹___ 胸___ 腹___   2. 呼吸次数___ 次/分

  3. 最长呼气时间___ 秒   4. 快呼气:能___ 不能___

Ⅱ. 喉功能

  1. 最长发音时间___ 秒

  2. 音质、音调、音量

  a. 音质异常___   b. 正常音调___   c. 正常音量___   d. 总体程度 0123   e. 吸气时发声___

    嘶哑___   异常高调___   异常音量___   气息声 0123   费力声 0123

    震颤___   异常低调___   异常过低___   无力声 0123   粗糙声 0123

  3. 音调、音量匹配

  a. 正常音调___   b. 正常音量___

    单一音调___   单一音量___

Ⅲ. 面部

  a. 对称___   b. 麻痹(R/L)___   c. 痉挛(R/L)___   d. 眼睑下垂(R/L)___

    不对称___   e. 口角下垂(R/L)___   f. 流涎___   g. 怪相___   扭曲___   抽搐___

    h. 面具脸___   i. 口式呼吸___

Ⅳ. 口部肌肉

  1. 噘嘴   2. 咂唇   3. 示齿   4. 唇力度

  a. 缩拢范围正常___   a. 力量正常___   a. 范围正常___   a. 正常___

    缩拢范围异常___   力量减低___   范围缩小___   减弱___

  b. 对称缩拢___   b. 口角对称___

    不对称缩拢___   口角不对称___

Ⅴ. 硬腭

  a. 腭弓正常___   b. 新生物___

    高窄腭弓___   c. 黏膜下腭裂___

Ⅵ. 腭咽机制

  1. 大体观察   2. 软腭运动

  a. 正常软腭高度___   a. 中线对称___

    软腭下垂(R/L)___   b. 正常范围___

  b. 分叉悬雍垂(R/L)___   范围受限___

  c. 正常扁桃体___   c. 鼻漏气___

    肥大扁桃体___   d. 高鼻腔共鸣___

续表

```
        d.节律性波动            低鼻腔共鸣
          或痉挛                鼻喷气声
     3.鼓颊                 4.吹
        a.鼻漏气               a.鼻漏气
          口漏气                 口漏气
Ⅶ.舌
     1.外伸          2.舌灵活度        3.舔唇左右侧
        a.正常外伸      a.正常速度        a.充分
          偏移(R/L)      速度减慢          不充分
        b.长度正常      b.正常范围        扭曲
          外伸减少        范围减小
                        c.灵活
                          笨拙
Ⅷ.下颌
     1.颌张开闭合
        a.正常下拉  b.正常上抬  c.不平稳扭曲          d.下颌关节杂音
          异常下拉    异常上抬    或张力障碍性运动      膨出运动
     2.咀嚼范围
        a.正常范围
          减少
Ⅸ.反射
     1.角膜反射   2.下颌反射   3.眼轮匝肌反射
     4.呕吐反射   5.缩舌反射   6.口轮匝肌反射
```

表 5-3 构音障碍检查方法

器官	用具	说明	方法及观察要点
Ⅰ.呼吸（肺）	无	"坐正,两眼往前看"	患者的衣服不要过厚,较易观察呼吸的类型。观察方式有胸式、腹式、胸腹式。如出现呼吸笨拙、费力、肩上抬,应做描述
	无	"请你平静呼吸"	检查者坐在患者后面,双手放在胸和上腹两侧感觉呼吸次数。正常人为16～20次/分
	无	"请你深吸气后,以最慢的速度呼气"	检查者将手放在患者的胸腹,感觉患者是否可慢呼气及记录最长呼气时间,注意同时看表记录时间,呼气时发[f][s]音
	无	"请用最快的速度吸一口气"	仍将双手放在胸腹部感觉
Ⅱ.喉功能	无	"深吸一口气然后发'啊'的音,尽量平稳发出,尽量长"	不要暗示出专门的音调音量,按评定表上的项目评定,同时记录时间,注意软腭上提、中线位置 a.正常或嘶哑,气息声急促、费力声、粗糙声及震颤; b.正常或异常音调,低调; c.正常或异常音量; d.吸气时发声
	无	"请合上我唱的每一个音"	随着不同强度变化发出高音和低音,评定患者是否可以合上,按表上所列项目评定

续表

器官	用具	说明	方法及观察要点
Ⅲ.面部	无	"请看着我"	这里指的是整个脸的外观,脸的绝对对称很可能不存在,不同的神经肌肉损伤,可具有不同的面部特征: a.正常或不对称; b.单侧或双侧麻痹; c.单侧或双侧痉挛; d.单侧或双侧下垂; e.单侧或双侧口角下垂; f.流涎; g.扭曲、抽搐、鬼脸; h.面具脸; i.口式呼吸
Ⅳ.口部肌肉检查	无	"看着我,像我这样做"(同时示范缩拢嘴唇的动作)	评定嘴唇: a.正常或范围缩小; b.正常或不对称
	无	"闭紧嘴唇,像我这样(示范5次)。准备,开始"	评定嘴唇:正常或接触力量降低(上下唇之间)
	无	"像我这样龇牙"(示范2次)	观察要点: a.正常范围或范围减小; b.口角对称或偏移
	带绒线的纽扣	"请张开口,把这个纽扣含在唇后,闭紧嘴唇,看我是不是很容易地把它拉出来"	把指套放在纽扣上,把它放在唇后、门牙之前,患者用嘴唇含紧纽扣后,拉紧线绳,逐渐增加力量,直到纽扣被拉出或显出满意的阻力: a.正常唇力; b.减弱
Ⅴ.硬腭	指套、手电筒	"头后仰,张口"	把指套戴在一只手的食指上,用另一只手打开手电筒照在硬腭上,从前到后,侧面及四周进行评定,用食指沿中线轻摸硬腭,先由前到后,再由左到右。观察指动: a.正常腭弓或高窄腭弓; b.异常生长物; c.皱褶是否正常; d.黏膜下腭裂
Ⅵ.腭咽机制	手电筒	"张开口"	照在软腭上,在静态下评定软腭的外观及对称性。观察要点: a.正常软腭高度或异常软腭下垂; b.分叉悬雍垂; c.正常大小,扁桃体肥大或无腭扁桃体; d.节律性波动或痉挛
	手电筒和小镜子	"再张开你的嘴,尽量平稳和尽量长地发'啊'音(示范至少10秒)。准备,开始"	照在软腭上,评定肌肉的活动,并把镜子或鼻息镜放在鼻孔下。观察要点: a.正常中线无偏移或单侧偏移; b.正常或运动受限; c.鼻漏气; d.高鼻腔共鸣,低鼻腔共鸣,鼻喷气

续表

器官	用具	说明	方法及观察要点
Ⅵ.腭咽机制	小镜子或鼻息镜	"鼓起腮,当我压迫时不让气体从口或鼻子漏出"	把拇指放在一侧面颊上,把中指放在另一侧面颊上,然后两侧同时轻轻地施压力,把鼻息镜放在鼻孔下。 观察要点:鼻漏气或口漏气
	气球和镜子	"努力去吹这个气球"	当患者企图吹气球时,把镜子放在鼻孔下。 观察要点:鼻漏气或口漏气
Ⅶ.舌	无	"请伸出你的舌头"	评定舌外伸活动: a.正常外伸或偏移; b.正常或外伸缩短,如有舌肌萎缩,肿物或其他异常要做记录
	无	"伸出舌,尽量快地从一侧向另一侧摆动(示范至少3秒)。准备,开始"	评定速度、运动状态和范围: a.正常或速度减慢; b.正常或范围受限; c.灵活、笨拙、扭曲或张力障碍性运动
	无	"伸出舌,舔嘴唇外侧及上下唇"(示范至少3次)	观察要点:活动充分、困难或受限
Ⅷ.下颌(咀嚼肌)	无	"面对着我,慢慢地尽量大地张开嘴,然后像这样,慢慢地闭上(示范3次)。准备,开始"	把一只手的食指、中指和无名指放在颞颌关节,评定下颌是否沿中线运动或有无异常的下颌运动 观察要点: a.正常或异常的下颌下拉; b.正常或偏移的下颌上抬以及不自由的张力障碍性运动弹响或异常突起
Ⅸ.反射	细棉絮	"患者睁眼,被检侧眼球向内上方注视"	用细棉絮从旁边轻触侧角膜,引起眼睑急速闭合,刺激后闭合为直接角膜反射,同时对侧眼睑闭合为间接反射。 a.被检侧消失,直接反射(+),对侧消失,间接反射(+)。 反射类型:一侧三叉神经疾病 b.患侧直接反射(+),间接反射(-)。 反射类型:一侧面神经麻痹
	叩诊锤	"下颌放松,面向前方"	将左手拇指轻放于下颌齿裂上,右手持叩诊锤轻叩拇指,观察其反射有无及强弱程度,轻度咬肌收缩或明显收缩为阳性,无咬肌收缩为阴性
	叩诊锤	"双眼睁开向前看"	用叩诊锤轻叩眼眶,两眼轻闭或紧闭为阳性;无闭眼为阴性,左右有差异要记录
	长棉棒	"仰起头,大张开口"	用长棉棒轻触咽弓周围,呕吐反应为阳性,无呕吐反应为阴性
	纱布块	"伸出舌"	用纱布握住舌体突然向前拉舌,突然后缩为阳性,无后缩为阴性
	叩诊锤	"口部放松"	轻叩唇周,向同侧收缩为阳性,不收缩为阴性,需注明左(L)、右(R)

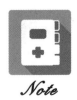

(三) 构音检查

构音检查是以普通话语音为标准,结合构音类似运动对患者的各个言语水平及其异常进行系统的评定以发现异常构音。此检查对训练具有明显的指导意义并对训练后的患者进行再评定具有价值,可根据检查结果制订下一步的训练方案。

1. 环境及设施要求

(1) 训练房间安静,光线充足,通风良好。

(2) 训练室不要放置过多分散患者注意力的物品。

(3) 椅子的高度应以检查者与患者视线处于同一水平为准。

(4) 检查者与患者可以隔着训练桌相对而坐,也可以让患者坐于桌子的正面,检查者在侧面。

(5) 为避免分散患者的注意力,除非是年幼儿童,患者的亲属或护理人员不要在室内陪伴。

2. 检查用品 单词检查用图片50张、记录表、压舌板、卫生纸、消毒纱布、吸管、录音机、鼻息镜。上述物品应放在清洁的小手提箱里。

3. 检查范围及方法

(1) 会话:询问患者的姓名、年龄、职业和发病情况等,观察其是否可以发声、讲话,其清晰度、音量和音调变化如何,观察有无气息音、鼻音化、震颤等。时间在5分钟左右,需要录音。

(2) 单词检查:此项由50个单词组成,根据单词的意思制成50张图片,将图片按记录表中的顺序排好或在背面注上单词的号码,检查时可以节省时间。表中的所有单词和文章等检查项目均用国际音标,记录也采用国际音标,除应用国际音标记录以外,无法记录的要尽量描述。检查时首先向患者出示图片,患者根据图片的意思命名,不能自述采用复述引出,边检查边将检查结果记录在表上。正确、置换、省略、歪曲等的标记符号和描记方法如表5-4所示。

表 5-4 构音障碍的记录方法

表达方式	判断类型	标记	举例		
			国际音标	汉语拼音	汉字
自述引出,无构音错误	正确	○	tʌsuan	dàsuàn	大蒜
自述,无歪曲但由其他音替代	置换	—	t̲ʌsuan	d̲àsuàn	大蒜
自述,省略,漏掉音	省略	/	tʌsuan	dǎsuàn	大蒜
自述,与目的音相似	歪曲	△	△ʌsuan	△àsuàn	大蒜
歪曲严重,很难判定是哪些个音歪曲	无法判断	×	t ʌsuan ×	d àsuàn ×	大蒜
复述引出		( )	(tʌsuan)	(dàsuàn)	大蒜

(3) 音节复述检查:此表是根据普通话发音方法设计,共有140个常用的和比较常用的音节。目的是在患者复述时,观察发音的同时注意患者的异常构音运动,发现患者的构音特点及规律。

方法:检查者说一个音节后,让患者复述,标记方法同单词检查,同时把患者异常的构音运动记入构音操作栏,确定构音错误的发生机制,以方便制订训练计划。

(4) 文章水平检查:通过在限定连续的言语活动中,观察患者的音调、音量、韵律、呼吸运用。选用的文章通常是一首儿歌,患者有阅读能力就自己朗读,不能读的由检查者复述引出,记录方法同前。儿歌示例如下。

什么虫儿嗡嗡嗡?什么虫儿提灯笼?

什么虫儿爱跳舞?什么虫儿吃害虫?

蜜蜂飞来嗡嗡嗡,萤火虫儿提灯笼。

花儿蝴蝶爱跳舞,蜻蜓最爱吃害虫。

(5) 构音类似运动检查:依照普通话的特点,选用有代表性的15个音的构音类似运动。例如:[f](f)、[p](b)、[p'](p)、[m](m)、[s](s)、[t](d)、[t'](t)、[l](l)、[k](g)、[k'](k)、[x](h)等([国际音标](汉语拼音))。

方法:检查者示范,患者模仿,观察患者是否可以做出,在结果栏将能与不能项标出。此检查可发现患者构音异常的运动基础,为指导今后训练有重要意义。

(6) 结果分析:将前面单词、音节、文章、构音运动检查发现的异常分别记录并加以分析,确定类型,下面分别说明(表5-5)。

表 5-5　构音类似运动检查

错音	错音条件	错音方式	一贯性		被刺激性		构音类似运动	错误类型	备注
			发声方法	错法	音节	音素			

①错音:发什么音出现错误,如[p](b)、[p'](p)、[k](g)。

②错音条件:在什么条件下发成错音,如在首音节或与某些音结合时。

③错音方式:所发异常音或发出方式。

错音、错音条件、错音方式举例如表5-6所示。

表 5-6　错音、错音条件、错音方式举例

错音	错音条件	错音方式
[k]	与[a]或[o]结合发音	[t]
[t]	词头以外	歪曲

④一贯性:包括发声方法和错法。

a. 发声方法:患者的发音错误为一贯性的以"＋"表示,非一贯性也就是有时正确的以"－"表示,例如在所检查的词语中把所有的[p](b)均发错就标记为"＋";有时错误,有时又是正确,就标记为"－"。

b. 错法:错误的性质是否恒定。例如把所有的"g"均发成"d"表示恒定,以"＋"表示;反之,有时错发为"d",有时错发为其他的音就以"－"表示。

⑤被刺激性:在单词水平出现错误时,如以音节或音素形式进行提示,能纠正构音错误的为有刺激性,以"＋"表示;反之为无被刺激性,以"－"表示。

⑥构音类似运动:可以完成规定音的构音类似运动的以"＋"表示;不能完成的以"－"表示。

错误类型:根据目前所了解的构音异常,共总结出26种类型,经前面检查分析,依异常特点从中选一项或几项相符类型添入结果分析表的错误类型栏内。

举例:"g"发成"d","k"发成"t",为齿龈化,置换。

"s"发成"g",为软腭化,置换。

(7) 总结:把患者的构音障碍特点归纳分析,结合构音运动和训练计划观点进行总结(表5-7)。

第五章 构音障碍的言语治疗技术

表 5-7 错误类型举例及说明

错误类型	举例说明		
省略	布鞋(buxie)	物鞋(wuxie)	
置换	背心(beixin)	费心(feixin)	
歪曲	大蒜	类似"大"中"d"的声音,并不能确定为置换的声音	
口唇化		相当数量的辅音发成"b""p""f"的音	
齿背化		相当数量的音发成"z""c""s"的音	
硬腭化		相当数量的音发成"zh""ch""sh"和"j""q""x"的音	
齿龈化		相当数量的音发成"d""t""n"的音	
送气音化	布鞋(buxie)	铺鞋(puxie)	将多数不送气音发成送气音
	大蒜(dasuan)	踏蒜(tasuan)	
不送气化	踏(ta)	大(da)	将多数送气音发成不送气音
	怕(pa)	爸(ba)	
边音化		相当数量的音发成"l"的音	
鼻音化	怕(pa)	那(na)	将多数非鼻音发成鼻音
	大(da)	骂(ma)	
无声音化		发音时部分或全部音只有构音器官的运动但无声音	
摩擦不充分	发(fa)	摩擦不充分而不能形成清晰的摩擦音	
软腭化	人(ren)	将软腭音、齿背音、前硬腭音等发成"g""k"的音	

三、弗朗蔡构音障碍评价法

弗朗蔡构音障碍评价法是从反射、呼吸、唇、颌、软腭、喉、舌、言语 8 个大项和 28 个细项来评价构音器官运动障碍的严重程度。按照评价步骤,根据患者症状,找到最恰当描述患者症状的等级。

河北省人民医院康复中心改编的汉语版弗朗蔡构音障碍评价法可用于汉语构音障碍患者。评价完成后,患者的障碍类型清楚可见,易于发现哪些功能未受损,哪些功能受损严重。

（一）反射

询问患者、亲属或其他人员来观察和评价咳嗽反射、吞咽、流涎是否有困难或困难的程度。

1. 咳嗽 提出问题:①当你吃饭或喝水时,你咳嗽或呛住吗？②你清嗓子有困难吗？

分级:

a—没有困难。

b—偶有困难,呛住或有时食物进入气管,患者主诉进食必须小心。

c—患者必须特别小心,每日呛 1~2 次,清痰可能有困难。

d—吃饭或喝水时频繁呛住,或有吸入食物的危险。偶尔不是在吃饭时呛住,例如咽口水。

e—没有咳嗽反射,用鼻饲管进食,或在吃饭、喝水、咽口水时连续咳嗽。

2. 吞咽 如有可能,观察患者喝 140 mL 的温开水和吃两块饼干,要求尽可能快地完成。另外,询问患者是否吞咽时有困难,并询问有关进食的速度及饮食情况。

评分:喝这一定量水的正常时间是 4~15 秒,平均 8 秒,超过 15 秒为异常缓慢。

分级:

a—没有异常。

b—吞咽有一些困难,吃饭或喝水缓慢。喝水时停顿比通常次数多。

c—进食明显缓慢,避免一些食物或流质饮食。

d—患者仅能吞咽一种特殊的饮食,例如单一的或绞碎的食物。

e—患者不能吞咽,须用鼻饲管。

3. 流涎 询问患者是否有流涎,同时在会话期间观察。

分级:

a—没有流涎。

b—嘴角偶有潮湿。患者可能叙述夜间枕头是湿的(一些正常人夜间也可有轻微的流涎),当喝水时有轻微的流涎。

c—当倾身向前或精力不集中时流涎,略微能控制。

d—在静止状态下流涎非常明显,但是不连续。

e—连续不断地过多流涎,不能控制。

(二) 呼吸

1. 静止状态 在患者坐下和没有说话的情况下,观察并评价,当评价有困难时,可能需要让患者做下列动作:用嘴深吸气且听到指令时尽可能地缓慢呼出,示范,然后记录下所用的秒数。正常的呼吸能平稳地呼出且平均用时为 5 秒。

分级:

a—没有困难。

b—吸气或呼气不平稳或缓慢。

c—有明显的吸气或呼气中断,或深吸气时有困难。

d—吸气或呼气的速度不能控制,可能显出呼吸短促,比 c 级更加严重。

e—患者不能完成这一要求,不能控制。

2. 言语 同患者谈话并观察患者呼吸,询问患者在说话时或其他场合下是否气短。下面的要求可常用来辅助评价:让患者尽可能快地一口气数到 20(10 秒内),检查者不应注意患者的发音,应只注意完成这一要求所需呼吸的次数。正常情况下,这一要求是一口气完成的。但是,对于腭咽闭合不全很可能被误认为是呼吸控制较差的患者,可以让患者捏住鼻子来区别这两点。

分级:

a—没有异常。

b—由于呼吸控制较差,极偶然地中止平稳呼吸,患者可能感到必须停下来做一个深呼吸,即需要一个外加的呼吸来完成这一要求。

c—患者必须说得快,因为呼吸控制较差,声音可能消失,可能需要 4 次呼吸才能完成这一要求。

d—用吸气或呼气说话,或呼吸非常表浅,只能运用几个词,不协调且有明显的可变性,患者可能需要 7 次呼吸来完成这一要求。

e—由于整个呼吸缺乏控制,言语受到严重阻碍,可能一次呼吸只能说一个词。

(三) 唇

1. 静止状态 当患者没有说话时,观察唇的位置。

分级:

a—没有异常。

b—唇轻微下垂或不对称,只有经验丰富的检查者才能观察到。

c—唇下垂,但是患者偶尔试图复位,位置可变。

d—唇不对称或变形,显而易见。

e—严重不对称或两侧严重病变,位置几乎不变化。

2. 唇角外展 要求患者做一个夸张的笑。示范并鼓励患者唇角尽量抬高。观察双唇抬高和收缩运动。

分级：

a—没有异常。

b—轻微不对称,经验丰富的检查者能观察到。

c—严重变形的笑,显出只有一侧唇角抬高。

d—患者试图做这一动作,但是外展和抬高两项均在最小范围。

e—患者不能在任何一侧抬高唇角,观察没有唇的外展。

3. 闭唇鼓腮 让患者完成下面的一项或两项要求,以帮助观察闭唇鼓腮能达到的程度。①让患者吹气鼓起面颊并坚持15秒,示范并记下所用的秒数。注意是否有气体从唇边漏出。如有鼻漏气,检查者应该用拇指、食指捏住患者的鼻子。②让患者清脆地发出"p"音10次,示范并鼓励患者强调这一爆破音,记下所用的秒数并观察"p"爆破音的闭唇的连贯性。

分级：

a—极好的唇闭合,保持唇闭合15秒或用连贯的唇闭合来重复发出"p"音。

b—偶尔漏气,冲出唇的密闭,在爆破音的每次发音中唇闭合不一致。

c—患者能保持唇闭合7~10秒,在发音时观察有唇闭合,但是听起来声音微弱。

d—很差的唇闭合,唇的一部分闭合丧失。患者试图闭合但不能坚持,听不到发音。

e—患者不能保持任何唇闭合,看不见也听不到患者发音。

4. 交替 让患者重复发"u""i"10次。示范,在10秒内做10次。让患者突出运动并使速度与运动相一致(每秒钟做1次)。记下所用秒数,可不必要求患者发出声音。

分级：

a—患者能在10秒内有节奏地连接这两个运动,显示出很好的唇收拢、外展。

b—患者能在15秒内连续这两个动作,在唇收拢、外展时,可能出现有节奏的颤抖或改变。

c—患者试图做这两个动作,但是很费力。一个动作可能在正常范围内,但是另一个动作严重变形。

d—可辨别出唇形有所不同,或一个唇形的形成需做3次努力。

e—患者不能做任何运动。

5. 言语 观察会话时唇的运动,重点注意唇在所有发音时的形状。

分级：

a—唇运动在正常范围内。

b—唇运动有些减弱或过度,偶有漏音。

c—唇运动较差,听起来呈现微弱的声音或爆破音,嘴唇形状有许多遗漏。

d—患者有一些唇运动,但听不到发音。

e—没有观察到两唇的运动或在试图说话中唇的运动。

（四）颌

1. 静止状态 当患者没有说话时观察其颌的位置。

分级：

a—颌自然地在正常位置。

b—颌偶尔下垂,或偶尔过度闭合。

c—颌下垂,松弛地张开,但是偶然试图闭合或频繁试图颌复位。

d—大部分时间颌松弛地张开,且注意到缓慢不随意的运动。

e—颌下垂张开很大,或非常紧闭。倾斜非常严重,不能复位。

2. 言语 当患者说话时观察颌的位置。

分级：

a—无异常。

b—疲劳时有最小限度的偏离。

c—颌没有固定位置或颌有明显的痉挛,但是能有意识地控制。
d—明显存在一些有意识的控制,但是有严重的异常。
e—在试图说话时,颌没有明显的运动。

(五)软腭

1. 流质 观察并询问患者吃饭或喝水时流质是否进入鼻腔。

分级:

a—无进入鼻腔。

b—偶尔进入鼻腔,有一到两次。咳嗽时偶然出现。

c—患者注意到一周发生几次。

d—在每次进餐时至少有一次。

e—患者进食流质或食物时,接连发生困难。

2. 软腭抬高 让患者发"啊—啊—啊"5次,在每次"啊"之间有一个很好的停顿,为的是腭有时间下降,给患者做示范并观察患者在所做的时间内软腭的运动。

分级:

a—软腭充分保持对称性运动。

b—轻微的不对称,但是保持运动。

c—在所有的发音中软腭运动减退,或严重不对称。

d—观察到软腭有一些最小限度的运动。

e—软腭无抬高或无运动。

3. 言语 在会话中注意鼻音和鼻漏音。可以用下面的要求来帮助评价:让患者说"妹(mèi)""配(pèi)"和"内(nèi)""贝(bèi)",检查者注意听音质的变化。

分级:

a—共鸣正常,没有鼻漏音。

b—轻微的鼻音过重和不平衡的鼻共鸣,或偶然有轻微的鼻漏音。

c—中度的鼻音过重或缺乏鼻共鸣,有一些鼻漏音。

d—中到重度的鼻音过重或缺乏鼻共鸣,或有明显的鼻漏音。

e—言语完全表现为严重的鼻音或鼻漏音。

(六)喉

1. 时间 让患者尽可能长时间地说"啊",示范并记下所用的秒数,每次发音清晰。

分级:

a—患者能持续发"啊"音15秒。

b—患者能持续发"啊"音10秒。

c—患者能持续发"啊"音5~10秒,断续沙哑或中断发音。

d—患者能清楚、持续地发"啊"音3~5秒或能发"啊"音5~10秒,但是有明显的沙哑。

e—患者不能持续清楚地发"啊"3秒。

2. 音高 让患者唱音阶(至少6个音符)。示范并在患者唱时作评价。

分级:

a—无异常。

b—好,但是患者表现出一些困难,嗓音嘶哑或吃力。

c—患者能表现4个清楚的音高变化,不均匀地上升。

d—音高变化极小,显出高、低音间有差异。

e—音高无变化。

3. 音量 让患者从1数到5,每次数数增大音量。开始用一个低音,结束用一个高音,示范。

分级：

a—患者能用控制的方式来改变音量。

b—中度困难，偶尔数数声音相似。

c—音量有变化，有明显的不均匀的改变。

d—音量只有轻微的变化，很难控制。

e—音量无变化，或者全部过小或过大。

4. 言语 注意患者在会话中是否发音清晰，音量和音高是否适宜。

分级：

a—无异常。

b—轻微的沙哑，或偶尔不恰当地运用音量或音高，只有检查者能注意到这一轻微的改变。

c—由于话语长，音质发生变化，频繁地调整发音，或者音高困难。

d—发音连续出现变化，持续清晰地发音、适宜的音量和音调都有困难。如果其中任何一项始终有困难，患者应该定在这一级上。

e—声音严重异常，可以表现出两个或全部以下特征：连续的沙哑，连续不恰当地运用音高和音量。

（七）舌

1. 静止状态 让患者张开嘴，在静止状态观察舌 1 分钟，舌可能在张嘴之后马上不能完全静止，因此，在静止状态观察之前的这段时间应不计在内。如果患者保持张嘴有困难，就用一压舌板放在其牙齿两边的边缘。

分级：

a—无异常。

b—舌表示出偶尔的不随意运动，或最低限度的偏离。

c—舌明显偏向一边，或不随意运动明显。

d—舌的一侧明显皱缩，或成束状。

e—舌表示出严重的不正常，即舌体小、皱缩或过度肥大。

2. 伸出 让患者完全伸出舌并收回 5 次，以 4 秒内 5 次完整的运动速度示范。记下所用的秒数。

分级：

a—舌在正常范围内活动平稳。

b—活动慢（4~6 秒内），其余正常。

c—患者在功能上有改变，伸舌不规则或伴随面部怪相，伴有明显的震颤，或在 6~8 秒内完成。

d—患者只能把舌伸出唇或运动不能超过两次，完成要求超过 8 秒。

e—患者不能完成这一要求，舌不能伸出唇。

3. 抬高 让患者把舌伸出指向鼻，然后再向下指向下颌，连续做 5 次，在做这一动作时，鼓励保持张嘴，以 6 秒内运转 5 次的速度示范，记下测试的时间。

分级：

a—无异常。

b—活动好但慢（8 秒内）。

c—两个方向都能运动，但吃力或不完全。

d—只向一个方向运动，或运动迟钝。

e—患者不能完成这一要求，舌不能抬高或下降。

4. 两侧运动 让患者伸舌，从一边到另一边运动 5 次，在 4 秒内示范这一要求。记下所用的秒数。

分级：

a—无异常。

b—运动好但慢,5~6秒完成。

c—能向两侧运动,但吃力或不完全。可在6~8秒完成。

d—只能向一侧运动,或不能保持,可在8~10秒完成。

e—患者不能做任何运动,或超过10秒完成。

5. 交替　让患者以尽可能快的速度说"喀(kā)拉(lā)"10次,记下秒数。

分级：

a—无困难。

b—有一些困难,轻微的不协调,稍慢;完成要求需要5~7秒。

c—一个发音较好,另一个发音较差,需10秒能完成要求。

d—舌在位置上有变化,能识别出不同声音。

e—舌没有位置的改变。

6. 言语　记下舌在会话中的运动。

分级：

a—无异常。

b—舌运动有轻微的不准确,偶尔发错音。

c—在会话过程中纠正发音,由于缓慢的交替运动使言语吃力,个别声母省略。

d—严重的变形运动,发音固定在一个位置上,舌位严重改变,韵母歪曲且声母频繁遗漏。

e—舌没有明显的运动。

(八) 言语

1. 读字　将下面的字写在卡片上(一个字写在一张卡片上)。

民	热	爹	水	诺
名	乐	贴	嘴	若
盆	神	都	围	女
棚	人	偷	肥	吕
法	字	骄	学	船
瓦	次	悄	绝	床
牛	钟	呼	晕	润
刘	冲	哭	军	伦
该	脖	南	桑	搬
开	模	兰	脏	攀

要求:打乱卡片,有字的一面朝下放置,随意挑选12张卡片。注意:检查者不要看卡片,给患者揭开卡片,让患者读字,治疗师记下所能听明白的字。12个卡片中的前2个为练习卡,其余10个为测验卡。当患者尝试读出所有卡片时,用这些卡片对照所记下的字。把正确的字加起来,记下数量,用下列分级法评分。

分级：

a—10个字均正确,语言容易理解。

b—10个字均正确,但是检查者必须特别仔细地倾听并猜测所听到的字。

c—7~9个字正确。

d—5个字正确。

e—2个或更少的字正确。

2. 读句 清楚地将下列句子写在卡片上。

这是风车。	这是篷车。
这是大哥。	这是大车。
这是人民。	这是人名。
这是木盆。	这是木棚。
这是一半。	这是一磅。
这是木船。	这是木床。
这是绣球。	这是牛油。
这是阔绰。	这是过错。
这是淡季。	这是氮气。
这是公司。	这是工资。
这是工人。	这是功臣。
这是山楂。	这是山茶。
这是资料。	这是饲料。
这是老牛。	这是老刘。
这是鸡肉。	这是机构。
这是旗子。	这是席子。
这是溪谷。	这是西湖。
这是文物。	这是坟墓。
这是生日。	这是绳子。
这是莲花。	这是年画。
这是零件。	这是零钱。
这是果子。	这是果汁。
这是诗词。	这是誓词。
这是伯伯。	这是婆婆。
这是街道。	这是切刀。

要求与分级：运用这些卡片，根据前一部分的方法，用同样的分级法评分。

3. 会话 鼓励患者会话，大约持续 5 分钟，询问有关工作、业余爱好、亲属情况等。

分级：

a—无异常。

b—言语异常，但可理解，患者偶尔重复。

c—言语严重障碍，其中能明白一半，经常重复。

d—偶尔能听懂。

e—完全听不懂患者的言语。

4. 速度 从会话分测验的录音带中，判断患者的言语速度，计算每分钟字的数量，填入表5-8中。正常言语速度为每秒 2 个字左右，每分钟 100～120 个字。每一级为每分钟 12 个字。

分级：

a—每分钟 108 个字以上。

b—每分钟 84～95 个字。

c—每分钟 60～71 个字。

d—每分钟 36～47 个字。

e—每分钟 23 个字以下。

构音障碍评价总结表见表 5-8。

表 5-8 构音障碍评价总结表

姓名：　　　　　性别：　　　　　日期：　　　　　科室：
年龄：　　　　　文化程度：　　　　住院号：
住址：

功能正常 ↑ a / b / c / d / 功能异常 ↓ e	反射		呼吸		唇					颌		软腭		喉				舌					言语			影响因素
	咳嗽	吞咽流涎	静止状态	言语	静止状态	唇角外展	闭唇鼓腮	交替	言语	静止状态	言语	流质	软腭抬高	言语时间	音高	音量	言语	静止状态	伸出	抬高	两侧运动	交替言语	读词	读句	会话速度	听力 / 视力 / 牙齿 / 语言 / 情感 / 体位 / 言语速度（字数/分） / 感觉 / 上唇（左） / 上唇（右） / 舌尖

总结：
建议：

第三节 运动性构音障碍的治疗

一、构音障碍的治疗原则

1. 准确评估,针对训练 对患者进行训练前首先要评估,根据患者的异常言语表现,制订有针对性、个性化的训练方案,并根据训练的具体情况及时进行调整,保证训练效果。

2. 强化训练,循序渐进 训练内容设置时要考虑患者的注意力、耐力及兴趣,治疗师要给予患者反复刺激以强化训练,循序渐进。训练的次数越多,时间越久,训练的效果就越好。

3. 环境良好、态度温和 训练时要求安静,阳光充足,通风良好,温度适宜。治疗师态度温和,语速缓慢,语调平稳。每次训练时间一般以30~40分钟为宜。

4. 积极参与,强化信心 训练期间,治疗师要以积极、耐心的态度影响和感染患者及家属,让其树立战胜疾病的信心,对患者做出的各种反应要给予鼓励,使其能持之以恒地进行言语康复训练。

二、构音障碍的治疗方法

(一) 放松训练

痉挛性构音障碍的患者,往往存在咽喉肌群紧张,同时肢体肌肉的张力也增高,通过放松肢体可以使咽喉部肌群也相应地放松。放松训练的部位包括:①足、腿、臀;②腹、胸和背部;③肩、颈、头。

训练时患者可取卧位或坐位等放松体位,闭目,精力集中于放松的部位,患者先运动使肌肉紧张,然后再放松,在肌肉放松时,鼓励患者平稳地深呼吸,同时提醒患者注意紧张感和放松感的对比。例如:肩的放松训练是双肩向上耸,保持3秒,然后放松,重复3次即可。

(二) 呼吸训练

呼吸气流的量和呼吸气流的控制是正确发声的基础,呼气的适当控制是正确发声的关键。增强患者正常呼吸控制能为发声、发音动作和韵律练习打下坚实的基础。

1. 呼吸训练

(1) 训练前要调整坐姿,即3个90°:踝关节90°,膝关节90°,髋关节90°。躯干要直,双肩要平,头保持正中位。

(2) 将双手置于两侧第11、12肋间。嘱患者平稳地由鼻吸气,然后缓慢地由嘴呼气。注意胸廓向外向上运动,纠正肩部运动。每次呼吸之间要有停顿,防止过度换气。

(3) 治疗师数"1、2、3"时,患者吸气;然后数"1、2、3",患者憋气;再数"1、2、3",患者呼气,以后逐渐增加呼气的间隔时间直至10秒。呼气时尽可能长时间地发"s""f"等摩擦音,但不出声音,经过数周的练习,呼气时发音时间可达10秒,并维持这一水平。

(4) 继续呼吸训练,在呼气时发摩擦音由弱至强,或由强至弱,加强和减弱摩擦音的发音强度,在一口气内尽量做多次强度改变。指导患者感觉膈部的运动和压力。这表明患者对呼出气流能进行控制。

(5) 一口气数"1、2、3",逐步增加到一口气从1数到10。

(6) 对一些欠配合或病情稍重的患者,可让其对着镜子先深吸气,然后哈气。

若患者呼气时间较短而且较弱,可以采取手法介入,患者取仰卧位,治疗师将手放在患者的上腹部,在吸气末推压腹部帮助延长呼气时间。

2. 上臂运动 做上肢举起或划船动作,增加肺活量。上臂上举时吸气,放松时呼气,协调呼吸动作。

3. 增加气流 用一标有刻度(cm)的透明玻璃杯,装上 1/3 的水,把一吸管放入水中,对着吸管吹气,观察气泡达到的刻度,以及吹气泡的持续时间,告诉患者吹气泡的结果,将进展情况记录下来。

(三)口面与构音器官运动训练

1. 本体感觉神经肌肉刺激法

(1)感觉刺激:将一块冰由嘴角向外上沿颧肌肌腹上滑,并可刺激笑肌,由下向嘴角滑动,时间为 3～5 秒,反复刺激。其机理是刺激温度感受器,冲动通过纤维到达中枢神经,肌梭的敏感性增加,神经肌肉兴奋,肌肉收缩。还可用软毛刷沿上述部位轻而快地刷拂 1 分钟。

(2)压力、牵拉与抵抗:面部肌肉的活动是以各肌群的协调运动为基础的。因此在练习时,应双侧同时进行。

①压力:由手指或拇指指尖实施,如对颌下舌肌外部施行触压,对舌骨施行压力,有助于吞咽。注意轻重,防止患者烦躁不安。

②牵拉:在运动时,用手指对收缩的肌纤维施行反复的轻击,刺激更大的收缩。如沿收缩的笑肌轻轻拍打,可促进微笑动作。

③抵抗:对运动施加的一个相反的力量,以加强这一运动。只有当患者能够做某种程度的肌肉收缩运动才能执行。抵抗力量施加于健侧,当患侧力量足够强后,才可施加于患侧。

2. 下颌的训练

(1)利用下颌反射帮助下颌上抬,治疗师把左手放在患者的颌下,右手持叩诊锤轻轻敲击下颌,左手随反射的出现用力协助下颌的上抬,逐步使双唇闭合。

(2)尽可能大地张嘴,使下颌下降,然后再闭口。

3. 舌、唇的训练 通过构音器官检查发现,很多患者都存在舌唇的运动不良导致发音歪曲或置换成其他音。所以要训练患者的唇的张开、闭合、前突、回缩,以及舌的前伸、后缩、上举、向两侧运动等。训练时,患者要面对镜子,便于模仿和纠正动作;较严重的患者可以用压舌板和手法协助完成。

(1)双唇尽量前突(发"u"音的位置),然后尽量向后缩回(发"i"音的位置),重复 5 次休息,逐渐增加交替运动的速度,保持最大的运动范围。

(2)一侧嘴角收拢,维持 3 秒,然后休息;重复 5 次,休息。健患侧交替运动。

(3)双唇闭紧,夹住压舌板,治疗师可向外拉压舌板,患者闭唇为防止压舌板被拉出,增加唇闭合力量。

(4)患者将舌向外伸出,然后缩回,向上向后卷起,重复 5 次后休息,逐渐增加运动次数。治疗师可将压舌板置于患者唇前,由患者伸舌触压舌板或用压舌板抵抗舌的伸出,以加强舌的伸出力量。

(5)舌尖伸出,由一侧口角向另一侧口角移动。

(6)舌尖沿上下齿做环形"清扫"动作。

4. 软腭抬高训练 构音障碍患者出现鼻音过重,是由于软腭运动无力或软腭的运动不协调,以及运动速度降低和范围缩小。

(1)用力叹气可促进软腭抬高。

(2)重复发"a"音,每次发音之后休息 3～5 秒。

(3)用细毛刷、冰块等物品快速刺激软腭数秒后休息,可增加肌张力。

5. 交替运动 构音器官的运动速度对发音的准确性和言语的可理解度起重要作用。交替运动主要是舌唇的运动,是早期构音训练的主要部分。在进行交替运动的起初阶段不发音,只做发音运动,以后再练习发音。

(1) 下颌的交替运动:做张闭嘴运动。

(2) 唇的交替运动:唇前突,然后缩回。

(3) 舌的交替运动:①舌伸出缩回;②舌尖于口腔内抬高降低;③舌由一侧嘴角向另一侧移动。

(4) 尽快重复动作,随后发音。①u-i;②da,ta;③ga,ka;④ba,pa;⑤ka-la,la-ka;⑥te-ke,ke-te;⑦p-t-k,b-d-g。

(四) 发音训练

1. 发音启动

(1) 呼气时嘴张圆,发"h"音的口型,然后有声发"a"音。重复练习后,逐渐减少发"h"音的时间,增加发"a"音的时间,最后可练习发其他音。

(2) 做发摩擦音的口型,然后做发韵母音的口型,如"s,a""s,u"。

(3) 当喉紧张出现嘶哑时,一种方法是可做局部按摩和放松动作,可在颏舌骨肌、下颌舌骨肌两处进行按摩;另一种方法是让患者在很轻松的打哈欠状态时发声,因为打哈欠时可以完全打开声门而停止声带的过分内收。

(4) 促进发音启动的方法:患者深吸一口气,在呼气时咳嗽,然后逐渐将咳嗽变为发元音。一旦发音建立,应鼓励患者大声叹气,促进发音。

(5) 迟缓性构音障碍患者由于喉内收肌瘫痪而出现气息音,可进行以下的练习:患者双手突然用力按压桌面或椅子的扶手;也可以患者双臂举至肩水平,肘部屈曲,双手十指交叉,然后突然用力将手分开。进行上述练习时要求患者尽力用嘴呼气,然后继续练习发音。

2. 持续发音

(1) 当患者能够正确启动发音后可进行持续发音训练。一口气尽可能长时间地发韵母音,用秒表记录持续发音时间,最好在15~20秒钟。

(2) 由一口气发单韵母音逐步过渡到发两个或三个韵母音。

3. 音量控制

(1) 训练患者持续发简单的音,如"m""p""b"。

(2) 如果患者持续发双唇音"m"有困难,可发鼻音"n"。

(3) 患者朗读较容易发的字、词、词组、语句。目的是改善呼气和音量,通过口唇的位置变化进行对比,促进音的连续性。

(4) 患者保持松弛体位,深吸气,从1到20背诵序数,可换气一次,音量尽量大。

(5) 为改善音量控制,进行音量变化训练时可数数,音量由小到大,然后由大到小,或音量一大一小交替。在复述练习中,鼓励患者用最大音量,让声音充满房间,提醒患者尽可能地放松,做深呼吸。

4. 鼻音控制 鼻音过重是由于构音障碍患者的软腭、腭咽肌无力或不协调造成的。言语表现为发音时,鼻腔共鸣的量过多。

(1) 深吸气,鼓腮,维持数秒,然后呼出。

(2) 使用直径不同的吸管,放在口中吹气,有助于唇的闭合,增加唇的肌力。

(3) 练习发摩擦音,如"fa""sa"。

(4) 练习发双唇音、舌后音等,如"ba""da""ga"。多加强舌唇运动。

(5) 使用腭托:软腭下垂所致的重度鼻音化构音经过训练无效时,可以采用腭托来改善鼻音化构音。

(五) 语音训练

当患者的舌、唇、颌以及软腭的运动范围、运动力量、运动速度、协调性和准确性的训练已顺利完成,才能进行语音训练。

(1) 患者在发音时照镜子,以便及时纠正自己的发音动作。

(2) 双唇紧闭,鼓腮,使口腔内气体压力上升,在发音的同时突然让气体从双唇间爆破而出。

(3) 练习发"b"音,鼓励患者观察治疗师的发音动作。

(4) 朗读由"b"音组成的绕口令。

(六) 语言的节奏训练

运动失调型和运动过弱型构音障碍患者中均存在重音、语调和停顿不当与不协调。需要进行语言节奏训练。

1. 重音与节奏训练 重音和节奏是相互依存的,因此两者很难分开,在治疗时,两者的治疗使用共同的方法。

(1) 呼吸控制可使重音和轻音显示出差异,从而产生语言的节奏特征。所以,进行呼吸训练在有助于发音的同时为节奏和重音控制奠定了基础。

(2) 为了促进节奏的控制,可让患者朗读诗歌。治疗师可用手或笔敲打节奏,帮助患者控制节奏。

(3) 强调重音是为了突出语义重点或为了表白强烈情感而用强音量读出来的重音。应用对话练习强调重音。

谁今天加班?
小张今天加班。
你什么时候可以出院?
我明天可以出院。
你今天去不去公园?
我今天去公园。
你明天到哪儿去?
我明天去苏州。

2. 语调的训练 语调不仅是声带振动的神经生理变化,而且也是表达情绪和感情的方式。疑问句、短促的命令句,或是表示愤怒、紧张、警告、号召的语句使用升调;表示惊讶、厌恶、迟疑情绪用曲折调,一般陈述句使用平稳、没有显著变化的平直调。语调练习如下。

(1) 练习升调和降调,如一到四声的练习。

a ↗ a ↘ a ↗ a ↘ a

(2) 给患者做示范,患者模仿不同的语调,传递感情。如兴奋、厌烦、高兴、生气、疑惑、失望、悲哀、鼓励等。

下周就要放暑假了,我好兴奋! ↗
今天又要加班,真心烦! ↘
我这次模拟考试又得第一了! ↗
孩子们又吵架了,真让人生气。 ↘
我不清楚他说的是什么意思。 ↗
他这次又没有考好,有点失望。 ↘
他父亲去世了,他很伤心。 ↘
来! 我们再来试一下! ↗

(3) 练习简单陈述句、命令句的语调,这些语句要求在句尾用降调。

我们今天一起做作业。

把门关上!

我们来吃饭吧!

(4) 练习疑问句,这些语句要求在句尾用升调。

这是你的书吗?

我可以进来吗?

你是这个学校的学生吗?

(七) 替代语言交流方法的训练

部分重度构音障碍的患者,由于言语运动功能的严重损害,通过各种手段训练,语言交流也难以恢复正常,为使这些患者能进行社会交流,治疗师可根据每个患者的详细情况和实际要求,选择设计一些替代方法,目前国内常用且简便易行的是用图画、词以及句子构成的交流板进行交流。经过训练,患者可通过交流板上的内容表达各种意思。图画板是由多幅日常生活活动的图画组成,适用于文化水平较低和失去阅读能力的患者。词板和句子板写有常用的词和句子,词板和句子板适用于有一定文化水平和运动能力的患者。在训练中,随着患者的交流水平的提高,及时调整和增加交流板的内容。目前在许多发达国家已研制了一些体积小、便于携带和易于操作的交流仪器,这些装置有的可以合成声音,而在我国还有待开发。

第四节 腭裂的评估与治疗

一、认识腭裂

(一) 腭裂的定义

腭裂(cleft palate,CP)是先天性腭部畸形。患者口鼻腔相通导致语言含混不清。胚胎学指出,腭裂形成于妊娠期的前 3 个月。腭裂的发病原因尚不完全清楚,可能与妊娠早期的病毒性感染,辐射,水、空气等社会公害污染,化学物质,某些药物,遗传等因素有关。腭裂患儿由于不能形成腭咽闭合,因此会出现构音困难(发音模糊不清)、共鸣不良等言语障碍。

腭裂是常见的出生缺陷之一。患儿家属应对畸形给予必要的重视,及时与医疗机构联系,并早日为患儿进行手术修复。同时,应及早进行言语康复治疗,尽可能地减轻患儿的腭裂语言障碍。

(二) 腭裂的分类

至今在国内外尚未有统一的腭裂分类方法,但根据硬腭和软腭部的骨质、黏膜、肌层的裂开程度和部位,多采用以下的临床分类方法。

1. 软腭裂 仅软腭裂开,有时只限于腭垂。不分左右,一般不伴唇裂,临床上以女性比较多见。

2. 不完全性腭裂 亦称部分腭裂。软腭完全裂开伴有部分硬腭裂;有时伴发单侧不完全唇裂,但牙槽突常完整。本型也无左右之分。

3. 单侧完全性腭裂 裂隙自腭垂至切牙孔完全裂开,并斜向外侧直抵牙槽突,与牙槽裂相连;健侧裂隙缘与鼻中隔相连;牙槽突裂有时裂隙消失仅存裂缝,有时裂隙很宽;常伴发同侧唇裂。

4. 双侧完全性腭裂 常与双侧唇裂同时发生,裂隙在前颌骨部分,各向两侧斜裂,直达牙槽突;鼻中隔、前颌突及前唇部分孤立于中央。

除此以外,国内还有一类分类方法是根据裂隙的畸形程度采用三度分类法。Ⅰ度:悬雍垂裂。Ⅱ度:部分腭裂,又分浅Ⅱ度(软腭裂)和深Ⅱ度(包括一部分硬腭裂)。Ⅲ度:全腭裂(至腭前孔)。

(三)腭裂的言语表现

1. 发声异常 腭裂患者由于其语言器官的异常导致发声方面产生代偿性变化或声带松弛状态发声,形成发声异常,表现为声音嘶哑、低沉或尖锐等现象。尖锐的声音主要是由于声带振动频率高而产生的;若声带振动频率偏低,声音听起来较低沉,使人感觉"声音粗得像在喉咙里咕噜";喉塞发声常见于年幼的患儿,因发声时声音突然暴发出来而形成的。长期的声带用力发声,使患者声带过度疲劳而发生组织病理学改变,逐渐形成以声音嘶哑为主的嗓音。

2. 共鸣异常 由于鼻腔分流气体,腭裂患者发非鼻音时,鼻腔参与共鸣,使音质携带了鼻音成分,出现了共鸣异常。同时较难形成足够的口腔内压,声音强度偏弱;气流支持时间也偏短,说话时须频繁换气,但有些患者说话时语流速度加快。

(1)鼻音过重:这是腭裂患者术后常见的错误语音形态,表现为发非鼻音性语音时鼻腔有明显的气流共鸣,听起来含糊不清。如将"i"音发成"eng"或"en"音。

(2)鼻音过少:也存在鼻音过少的现象,尤其是在行咽瓣术后。表现为鼻化元音和辅音的缺失,还伴有夜晚睡眠呼吸困难,张口呼吸,打鼾等。多见于发"m"或"n"音时。

(3)鼻漏气:发音时鼻腔有多余的不恰当的气流溢出。表现为发音含糊不清、低沉和音量小。

3. 构音异常 构音异常的表现:在元音方面,由于共鸣的异常而导致元音鼻音化或歪曲等;在辅音方面,出现喉塞发音、鼻塞发音、咽摩擦发音、腭化发音、齿间化发音、边音化发音等。

(1)声门破裂音:声门强力封闭后,瞬间突然放开,气流进出的发音方式。

(2)咽摩擦发音:由于长期的代偿作用,患者咽部肌肉活动度较强。发声时,咽腔缩小形成带有"咝咝"声的发音方式。

(3)腭化发音:发声时舌前中部向硬腭拱起的发音方式,是腭裂患者最常见的发音方式。

(4)鼻塞发音:气体从鼻腔中除阻的发音方式。发音时,鼻音会随发音而颤动。这些患者在临床上较容易明确诊断,其主要方法是在发音时堵住患者的鼻孔,就难以发出声音。

(5)齿间化发音:舌尖位于上下齿间发出语音的方式。患者表现出舌体伸出齿列的特点。

(6)边音化发音:舌体抵住口腔顶部形成封闭,气体从舌与两颊间的空隙一侧或两侧同时逸出。患者常用舌尖抵住上齿或下齿缘,在气体与声音发出过程中可见其两颊轻度颤动。

二、腭裂的评估

(一)一般情况及疾病史

治疗师需要了解患者的以下情况,并做好详细记录。

(1)腭裂的发生类型。

(2)是否进行腭裂修复手术及所采用的方式。

(3)母亲妊娠期疾病史及用药情况。

(4)患者出生后与腭裂相关疾病的治疗史。

(5)患者家族中有无腭裂或其他先天畸形等情况。

(二)器官检查

器官检查目的是排除构音相关器官的形态学异常。仔细观察构音器官的形态、大小、运动状况及功能是否正常。

1. 颜面、口腔检查

(1) 颜面:部分腭裂患者并发唇裂、面裂、面部发育畸形、鼻畸形、小耳畸形等颜面畸形以及颜面畸形修复术后出现的疤痕、鼻孔变形、颜面两侧不对称等。

(2) 口腔:观察腭裂的类型、疤痕分布的起止情况、软腭及悬雍垂的形态、是否存在腭部瘘孔。

2. 鼻 患者有腭裂合并唇裂时,鼻翼基底部组织缺损,导致鼻形态异常。常表现为两侧鼻翼不对称、患侧鼻孔扁平、鼻尖塌陷、鼻腔狭小,鼻小柱短、鼻梁不正;鼻窥镜检查可见鼻中隔严重歪曲、下鼻甲肥大、鼻通气功能障碍等。

3. 唇 部分合并唇裂的患者,术后患侧上唇疤痕增生或挛缩,表现为唇缘不齐、上唇组织缺损、上唇运动无力。因此,需要静态观察以及进行圆唇、展唇运动检查。

4. 舌 观察舌体是否对称,有无肥厚、中凹,舌体能否自如地外伸、上下舔唇、左右舔口角;有无舌系带短而导致舌尖的上抬及外伸活动受限,是否进行舌系带延长术,是否进行舌瓣修复上腭部瘘孔术等。

5. 齿 硬腭裂患者,应观察有无继发上齿弓形改变、牙齿缺失、扭转等现象,以及有无因上颌骨发育不良或下颌骨过度生长引发的咬合异常。

6. 下颌 腭裂患者常出现反颌畸形、开颌畸形及错颌畸形。检查时要注意患者是否出现过度下拉、前伸、上抬等异常动作,以及说话时下颌是否存在侧向摇摆。

7. 硬腭 观察硬腭的长度、腭穹隆拱度、上腭疤痕以及瘘孔的有无及大小。

8. 软腭 观察软腭的长度、疤痕、瘘孔及其分布。

9. 咽喉 观察是否采用咽后壁肌瓣修复腭裂、咽瓣蒂部位置;是否采用腭咽环扎术、咽后壁填充术。对于进行上腭两侧松弛切口修复腭裂的患者,应观察黏骨膜瓣的蒂是否过于宽大,是否限制开口动作;运用颊肌黏膜瓣修复或延长软腭是否存在因蒂部过于宽厚而影响咬合。

(三) 语言学检查

语言学检查对患者的发声特点、声调是否全面、共鸣状况进行定性评价。

1. 发声检查 以音高、音强、音长及音质四要素为内容。

(1) 长期的腭裂条件形成音高异常,表现为音频过高,发生尖锐的高音;或声带松弛、肥厚、粗糙而振动频率过缓,形成沉闷的低音。

(2) 患者如果存在听力损失,由于自我听觉反馈的作用,患者常发出较响的声音,或者患者长期受性情急躁的家长的吼叫,也形成说话异常大声的习惯。表现为音强偏强的特点。

(3) 音长的异常表现为不能连贯地表达较长的一句话,中间出现突然停顿、换气,或越说越弱,发音速度突然加快等特点。

(4) 音质的异常主要表现为带呼吸音的气嗓音发音,完全以鼻腔控制发音的鼻音质,沙哑地发音。

2. 声调检查 腭裂患者很少发生声调异常。

3. 共鸣检查 异常共鸣常表现为过高鼻音,过低鼻音,发音时鼻腔内伴有"咝咝"的杂音。语言学检查还应注意患者出现的口吃或语流的改变。

(四) 腭咽闭合功能检查

1. 口腔视诊 观察静止状态下软腭的长度,腭咽间距;发"α"时,软腭、咽侧壁、咽后壁的动度及腭咽间距;咽后壁是否存在派氏嵴及其位置。

2. 鼻息镜检查 将鼻息镜或普通小镜子置于患者鼻孔下,鼻孔在开放状态下,让患者发出"α""i"音或吹泡泡,观察镜面是否因有鼻部漏气而出现冷凝区。若有冷凝现象,需考虑腭咽闭合不全。

3. 发音检查 让患者在鼻孔开放及用手堵住鼻孔的条件下,分别发"a""i"音,记录其发音时长,并记录音质是否发生变化,若在两种条件下音色、时长有明显变化,则考虑存在腭咽闭合不全。

4. 仪器设备检查

(1) X线放射检查:以静止位、"a"音位、"i"音位综合测量硬腭、软腭长度,软腭与咽后壁形成的腭咽闭合是否完成;X线动态摄像弥补照片的不足,观察连续说话下腭咽闭合功能,多采用头颅腭咽侧位片照相或动态摄像。

腭裂患者术后受相关肌肉发育、伤口疼痛以及疤痕组织的影响,不能立即显示良好的闭合功能,需要一段时间的疤痕软化、肿胀消退,所以,术后3~6个月后才能对腭咽闭合功能进行准确评价。

(2) 鼻流计测量:腭咽闭合功能不全患者鼻腔气流的分流量明显增强,鼻流计是一种实时检查的客观定量设备,用于测量发音时口鼻腔气流分布比率。百分比值越大,鼻音成分越多。它不仅可用于检查腭咽闭合功能,还可运用于语言训练时,向患者解释鼻音的目标值。

(3) 光导纤维鼻咽喉内窥镜检查:将内窥镜经过鼻腔到达软腭上方,直接观察软腭及咽侧壁活动。可以观察声带是否存在红肿、息肉、边缘不齐等病理现象。检查记录方式有拍片和录像两种方式。光导纤维鼻咽喉内窥镜检查是一种不受任何发音条件限制的客观定性方法。

(4) 计算机语言频谱分析:通过计算机测定患者语音中声音信号的频率、声学特征的物理参量,以精确测定研究语音问题。

(五) 构音障碍的语音检查

1. 会话检查 通过自由交谈,了解患者语言的可懂度、语流顺畅状况、理解及表达水平。

2. 音素检查 根据汉语拼音的全部声母、韵母表,详细记录患者的构音特点。

3. 双声词检查 汉语多是二字词方式构成一个完整的意义表达单位。词组组成除了具有"双声"的特点外,韵母的选择要注意音位的显著对立。词表的音位对立,充分显示发音时口腔开合、舌位高低变化的特点。例如:

标兵　摆布　辨别　面貌　牧民　理论　丰富　主张
刻苦　亲切　流利　事实　祖宗　层次　猜测　色素

4. 短文检查 一般选择儿歌或绕口令。

小皮球,圆又圆,
阿姨带我上公园,
到了公园不乱跑,
阿姨说我好宝宝。

上述语音检查结果,均要在检查的同时进行记录。检查语音时,学龄前儿童采用带读方式,既能检查构音,又能了解患者对语言刺激的敏感性。

三、腭裂的语言训练

(一) 腭裂语言训练的要求

腭裂语言训练应从手术后2~3个月开始,平均一周1~2次,每次需45~60分钟,要求家庭配合训练每天不少于45~60分钟,年幼儿童采用游戏+训练方式以保持训练的兴趣。术后语言训练对于腭裂语音的改善与手术同等重要。

(二) 腭裂语言训练的目标

训练目标分为三个层次。

(1) 训练开始3~4个月后,音素、音节、双声词在控制鼻部气流逸出的条件下,能够正确发音。

(2) 训练开始4~6个月后,开始向短文过渡,要求控制鼻腔气流,速度慢于正常阅读的条件下,能够逐渐准确地发准每一个音,并逐步减轻外界条件对鼻气流的控制。

(3) 训练开始6~10个月后,语流速度逐渐接近正常阅读,形成脱口而出的标准语音。

以上三个目标层次的实现,需要治疗师积极调动患者训练的积极性,并督促患者家属完成治疗内容。

(三) 腭裂语言训练的方法

1. 给予心理支持 腭裂对患者及家属的心理会产生很多不良的影响。在对腭裂患者进行语言训练时,要及时与患者沟通,了解患者语言训练的情况,交流训练的方案。提高患者及其家属治疗和训练的信心。

2. 发声障碍的训练 发声障碍里常见的是音高太高及音质中的嘶哑。可以采用以下方法训练。

(1) 软起音:在训练开始时,患者放松喉部压力,以无声的"au"音向低沉浑厚的"a"音过渡。患者可能自我感觉气流不足,大部分气流从鼻腔逸出,此时可采用堵住鼻孔的方法。

(2) 音节训练时,采用"唱音"方式将患者的音高降下来,诱导患者模仿。选择难度较低、患者感兴趣的歌曲,与患者同"唱",使患者习惯正常的音高及起音方式。

3. 腭咽闭合不全的训练

(1) 按摩软腭:用中指指腹按摩硬腭及软腭,或者于术后2~3个月开始用软毛刷轻刷腭部。采用螺旋式按摩,动作要轻柔、均匀,时间不宜长。

(2) 吞咽运动:术后1~2周内,以全流质吞咽为主;术后3~4周至缝线脱落,以半流质为主;缝线脱落后以普通饮食吞咽为主。避免食用含骨头的食物,以及体积过大的食物。在未进食的时间,可以饮水帮助产生吞咽运动。

(3) 发"a"音训练:要求声音越长、越响、越高越好,逐渐增加音高。

(4) 呼气训练:患者可进行持续而有节制的呼气动作,如吹气球、吹口琴、吹蜡烛及吹管乐器等。此法可锻炼和增强腭部肌肉的力量,促进腭咽腔闭合。每天可做多次练习,一般可持续3~4个月。

4. 增加口腔气压训练 患者双唇紧闭,鼓腮不要漏气,当口腔内的气压达到最大时,再用力将气呼出。若患者腭咽功能不全时,可以先堵住患者的鼻孔,然后练习。当有所改善时,再逐渐放开手指单独练习。

5. 唇、舌运动训练

(1) 唇的训练:训练患者做张口、展唇、圆唇、咬唇、双唇互压、咂唇等动作,训练时要求患者端正坐姿,双目平视,躯体自然放松,调整呼吸。一般反复练习4~8次。

(2) 舌的训练:训练患者舌做上下、伸缩、卷曲、颤动、圆周等运动。让患者将舌尖伸出口外,再缩回口内,练习发"d""t""n""l"等音;舌尖抵住下前牙,舌背做上下运动,练习发"g""k""h""j""q""x"等音;舌尖做圆周运动,先口唇再转至唇齿间,然后发"z""c""s""zh""ch""sh"等音。

6. 构音障碍的训练

(1) 声门破裂音的训练:训练时放松喉部压力,先改变发声方法,然后从韵母音或无意义音过渡到双唇音。训练举例:"o"→"p"→"po"。

(2) 腭化发音的训练:首先让患者放平舌体,将舌体伸出齿列,上下齿轻轻咬住舌尖,可以多伸出,以便于舌体能稳定发展。训练举例:训练舌尖音"d""t"。

(3) 鼻塞发音的训练:鼻塞发音是儿童常见的发音异常。训练时堵住患者的鼻孔,禁止气流通过鼻腔,面部放松,用正确的发音方法、发音部位训练。训练举例:"i""x"。

(4) 齿间化发音的训练:训练时首先上下齿咬合,并且放平舌体,将舌尖抵住上下齿缝,部分患者因牙齿缺失或咬合异常可观察到舌尖位置,巩固舌尖于牙齿间的"搭齿"关系训练,或者进行舌尖及舌侧缘与整个齿列的接触训练,然后将气流从软塑管中挤出,按顺序发出声母、音节音。

(5) 边音化发音的训练:训练时改掉舌头悬空的状态,注意两侧舌缘与齿列要贴合,使气流从口腔、舌体中线部分流出。

在语言训练中进行全部音节的训练。利用普通话400多个音节,结合4个声调进行训练,采用韵母、声母、音节、双声词同步进行的方式。

双声词可根据汉语词典选择更多的词汇训练。

短句、短文可以选用诗、词、绕口令、儿歌等,以选用汉语拼音注音的文章为佳。

值得注意的是,不同的患者的发音水平、心理状态存在一定的差异。因此,在训练时,要结合患者自身及其家庭具体情况制订训练计划,使患者的言语功能获得更好的改善。

(张伟锋)

能力检测

一、名词解释

1. 构音障碍
2. 运动性构音障碍
3. 功能性构音障碍
4. 器质性构音障碍

二、简答题

1. 运动性构音障碍有哪些类型?
2. 功能性构音障碍有哪些言语特征?
3. 轻度构音障碍的治疗方法有哪些?

第六章　发声障碍的言语治疗技术

第一节　概　　述

发声是指在正常身体姿势基础上,使用正确的呼吸方法,使呼出气流冲击声带产生不同的频率振动,经声道的其他部分加以调制而获得可听声的过程,是人说话和唱歌时的生理行为。

发声障碍又叫嗓音障碍,是指由于呼吸及喉存在器质性病变导致的失声、发声困难、声音嘶哑等,是日常生活中常见的发声异常,其病变原因多种多样。因此,关于发声障碍的分类非常复杂,目前还没有统一的分类。习惯上分为两大类:功能性异常和器质性异常。

一、话音异常

（一）音调异常

1. 高频异常　多见于男性,大部分患者是由于变音期障碍所引起,具体表现为说话音调较高,高于习惯音调,即所谓的"男腔女调",少部分患者可能是由于习惯或喉肌紧张失调所致。

2. 低频异常　话音低于习惯音调,多见于女性,往往是女性应用雄激素过多所造成的,少数是习惯性所引起。

3. 窄频异常　话音单调乏味,话音域范围很小,只能在一个音调以内说话,所以听起来很单调。一般男女都有两个八度音。

（二）音强异常

说话声音响度减弱或增强称为音强异常,临床上可遇到以下几种情况。

1. 功能过强性发声异常　说话声过强或太用力而引起。声音的强弱依赖于声门下压,声门下压的高低取决于声门的阻力,即声门闭合的力量。声门下压、声门闭合的力量或紧张度在正常情况下是彼此协调的,一旦失控,声带过度紧张,闭合力量过大,常常会出现以下病状:由于声带收缩过紧而发不出声,或发声似挤出来一样,由中音转高音时常中断,发音不亮似挤紧闷塞状。由于发音费力,颈部带状肌紧张隆起,颈静脉怒张,面部紧张而潮红。

2. 功能减弱性发声异常　喉肌张力不足、松弛乏力致声门闭合不良,声门可呈三角裂隙或梭形裂隙。此时声门下压较低,说话可有气息音,音强较弱,响度不足。

3. 功能性失音　常见于神经官能症,说话一点声也没有或完全成气息音。

4. 其他原因引起的发声障碍　由于身体过度虚弱或有肺部疾病时,肺功能不足,可出现发音过度虚弱,音强软弱,响度很低;或由于听力障碍,对音强、音调失去控制。如神经性耳聋,往往是发音过强;传导性耳聋可因骨导增强而出现自加音强,往往压低声音说话,故可出现发音过弱。

(三) 音色异常

1. 鼻音

(1) 开放性鼻音：发音时有的音经过鼻腔共鸣，有的不经过鼻腔，但软腭麻痹或腭裂时，凡发音皆通过鼻腔，故形成开放性鼻音。

(2) 鼻塞性鼻音：鼻腔闭塞时鼻腔共鸣消失，可出现闭塞性鼻音。

2. 嘶哑 嘶哑是指喉发声失去了圆滑清亮的音质。喉病最常见的症状就是出现程度不同的嘶哑。

3. 字音不清 发音的清晰度差，字音含糊不清，常缺乏辅音，听起来很不悦耳，缺少抑扬顿挫的韵律。

二、歌声异常

歌唱发音异常变化，临床病状可分为以下几种。

(一) 轻声与渐强又渐弱的发声障碍

发这两种声音时，需要喉肌在呼吸之间细致调控。这种发声障碍常发生在疾病的初期，表现在唱轻音或渐强又渐弱发音时困难或根本不能。

(二) 高音困难

高音困难多为声带前 1/3 处有小结，妨碍声带闭合，轻时高音困难，重时高音不能。

(三) 破音

破音即唱到一定音高时声音发生断裂，常是声带小结的早期病状或在声带有黏液性分泌物时出现。

(四) 音强不正

音强不正即所谓的跑调或走调。唱歌时音调不准、忽高忽低，这常由于听力不好或喉肌闭合能力较差导致控制失调。

(五) 音质分离

唱歌时音区高低不衔接，明显分为两截。一般多在换音点处分开，多由于发音方法不良、喉部疾病或喉内肌功能失调而引起。

三、咽感觉异常

咽部感觉异常可以单独出现，也可以同嗓音病状同时出现。咽感觉异常的病状不一，轻重不同，可有异物感、烧灼感、干燥感和疼痛感等，疼痛感往往在发声时或发声之后出现。

四、发声障碍影响因素

(一) 发音滥用

发音滥用是引发嗓音疾病常见的原因之一。例如：患者经常在嘈杂的环境中说话；喜欢尖叫或者长时间无休息地发声；发音的频率不合适；不良的生活习惯，包含抽烟、酗酒、熬夜等。

(二) 感染与炎症

上呼吸道感染、扁桃体炎、喉炎、鼻窦炎、支气管炎等均可因下行感染声带影响发声，同时出现疾病本身的相应症状。临床中喉科医生还应警惕一些特殊感染，如喉结核；病毒感染中常见的是人乳头状瘤病毒引起的喉乳头状瘤，可见于成人及婴幼儿中；各种真菌感染如组织胞浆菌病、球孢子菌病、念珠菌病等引起的真菌性喉炎亦可影响发声。

(三) 全身因素

很多全身疾病也能导致嗓音问题,常见有以下情况。

1. 反流性咽喉炎 据统计,反流性咽喉炎在嗓音疾病患者中的发病率高达 50%。此病主要是各种原因导致的胃食管括约肌一过性或者持续松弛,导致胃内容物反流,到达咽喉部引起炎症。反流性咽喉炎可以是一种静态的反流,即患者本身并没有感知反酸。

2. 内分泌功能异常 嗓音被认为是人的第二性征。嗓音对机体内分泌水平的变化异常敏感。性激素的变化引起嗓音改变在临床上很常见,如性激素水平对于男性变声期及女性月经期声音变化的影响都很大。甲状腺功能减退或亢进能影响声带固有层液体成分的变化,引起声带体积及形状的变化,导致嗓音变化。此外甲状旁腺、肾上腺及垂体等其他激素水平的异常也可以导致发声障碍。65 岁以上的老年人还可因为激素水平的改变导致嗓音萎缩而出现嗓音改变。

3. 神经源性疾病 包括帕金森病、各种震颤性疾病、重症肌无力等均可影响发声功能。另外,其他疾病导致支配声带的神经麻痹,也可导致声带运动功能受损害。精神性发声障碍常见于年轻女性患者,于情绪激动或精神创伤之后突然失声,声带外形正常。表现为言语性发声时,声带不内收,处于外展位或声带飘动不定,声门裂忽大忽小,非言语性发音正常,如咳嗽、大笑和打哈欠等时,发音是正常的。

(四) 结构异常

1. 声带小结 又称歌唱家小结,多与职业用声有关,如歌唱演员和教师等,常在高音歌手中多见。声带小结的临床表现为一定时期(1~2 个月)存在的声音嘶哑,常在大声说话或唱高音时明显,间断性的发音疲劳,有时伴有咽喉痛。喉镜检查可见双侧声带游离缘前中 1/3 交界处黏膜增厚,颜色发白或呈淡红色的小结节状突起,常为双侧性,也可单侧发声,小结和声带表面常附有黏液丝或小片状的分泌物,当声带闭合时会影响声门的关闭。

2. 声带息肉 一种良性增生性疾病,好发于一侧声带的前中 1/3 交界的边缘,多为单侧,也可双侧发病。声带息肉多为慢性喉炎、用声不当、过度发音以及强烈发声使声带表面受损造成。声带息肉的临床表现是持续存在的长时间声音嘶哑,说话低沉、费力、粗糙,喉部的疲劳感,随时间增长症状缓慢加重,严重者可以失声。喉镜下观察可见声带一侧边缘的白色半透明或粉红色新生物,带蒂或基底部很广,表面光滑,发声时带蒂的息肉可随呼吸上下活动,息肉侧声带呈慢性炎症样改变。

3. 声带任克氏水肿 发声的声带固有层浅层 Reinke 间隙水肿,可能是长期吸烟或在异常粉尘环境下工作损害声带黏膜造成的。声带任克氏水肿的临床表现为早期出现说话疲劳、声质粗糙、音调降低、难以发高音,随病情发展逐渐出现声音嘶哑、低沉。喉镜下观察可见明显的声带水肿,累及单侧或双侧,声带变得高低不平坦,边缘饱满,肿胀的范围可以累及全部声带。频闪喉镜下可以观察到双侧声带表现为大幅度、不对称的黏膜振动波,就像水肿组织运动一样。

4. 声带沟 多数为先天性、双侧对称。

5. 声带瘢痕 因创伤声带纤维化,声带具有的特殊层次结构消失,阻碍声带振动,引起发声障碍。

6. 声带出血 多数声带出血可自行缓解,但血肿机化或纤维化导致瘢痕形成,会引起持久性声音嘶哑。

7. 喉乳头状瘤 由人乳头状瘤病毒引起的上皮性病变。

8. 喉癌 心理上造成的影响往往更为严重。

(许海燕)

第二节 发声障碍的检查与评价

人类嗓音发声的形成过程十分复杂,往往需要呼吸系统、发声系统、共鸣构音系统及神经系统等协同完成。人体任何系统的功能障碍都可以影响发声,因此怎样运用各种现代的技术手段和评估检查方法,进行早期、专业化诊断成为亟须解决的问题。

一、喉常规检查

(一)病史

详细的病史可帮助诊断,其内容与其他各科基本相同,包括主诉、现病史、既往史、月经史、生育史和家族史等。但对职业性用声者应特殊询问与职业有关的问题。

(二)喉的外部检查

观察喉的外部有无畸形,大小是否正常,位置是否在颈前正中部,两侧是否对称。甲状软骨和环状软骨的前部,可用手指触诊,注意喉部有无肿胀、触痛、畸形以及颈部有无肿大的淋巴结或皮下气肿等。还可用拇指、食指按住喉体,向两侧推移,扪及正常喉关节的摩擦和移动感觉。如喉癌发展到喉内关节,这种感觉往往消失。在进行气管切开术时,喉的触诊尤其重要,可以以环状软骨弓为标志,找到与其下缘连接的气管。

(三)喉镜检查

发声体声带位于喉部声门区,位置深藏,无法用常规方法直接检查,因此临床上需借助喉镜进行。

1. 间接喉镜检查

(1)概述:间接喉镜检查方法是著名声乐教师 Garcia 于 1851 年发明,因为这种方法具有简便易行、便于掌握及患者痛苦少等优点,故沿用至今。通过间接喉镜检查,了解声带的色泽、形态、运动和声门闭合状况,并注意有无充血、水肿、肥厚、小结、息肉等病变。检查时应包括呼吸和发声两种状态下的声带情况。

(2)方法:检查时让患者正坐,上身稍前倾(图6-1),头稍后仰,张口,将舌伸出。检查者先调整额镜对光,使焦点光线能照射到悬雍垂,然后用纱布包裹舌的前部1/3,避免下切牙损伤舌系带,以左手拇指(在上方)和中指(在下方)捏住舌前部,把舌拉向前下方,食指推开上唇抵住上列牙齿,以求固定。再用右手按执笔姿势持间接喉镜,稍稍加热镜面,不使起雾,但切勿过烫,检查前应先在手背上试温后,再放入咽部,以免烫伤黏膜。将喉镜伸入咽内,镜面朝向前下方,镜背紧贴悬雍垂前面,将软腭推向上方,避免接触咽后壁,以免引起恶心(图6-2)。检查者可根据需要,略转动和调整镜面的角度和位置,以求对喉及喉咽部做完整的检查。首先检查舌根、舌扁桃体、会厌谷、喉咽后壁、喉咽侧壁、会厌舌面及游离缘、杓状软骨及两侧梨状窝等处。然后嘱受检者发"衣"的音,此时可看到会厌喉面、杓会厌襞、杓间区(位于两侧杓状软骨之间)、室带与声带及其闭合情况(图6-3)。在正常情况下,喉及喉咽左右两侧对称,梨状窝无积液,黏膜呈淡红色,声带呈白色条状。发"衣"的音时,声带内收,向中线靠拢;深吸气时,声带分别向两侧外展,此时可通过声门窥见声门下区或部分气管的软骨环(图6-4)。另检查时应注意喉的黏膜色泽和有无充血、水肿、增厚、溃疡、瘢痕、新生物或异物存留等,同时观察声带及杓状软骨活动情况。

2. 纤维喉镜检查

(1)概述:纤维喉镜是利用透光玻璃纤维的可曲性、纤维光束亮度强和可向任何方向导光的

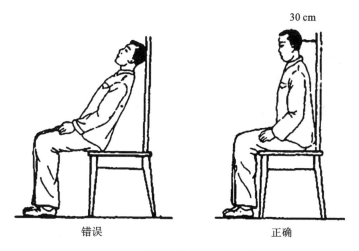

图 6-1 间接喉镜检查患者姿势

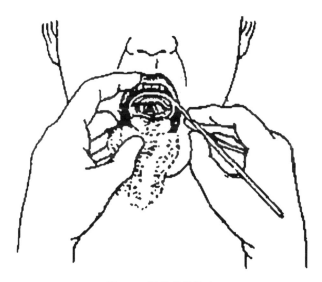

图 6-2 间接喉镜检查

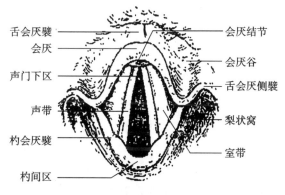

图 6-3 间接喉镜检查正常喉像

特点制成的镜体细而软的喉镜,用于间接喉镜检查不满意患者。通过纤维喉镜不仅能够观察咽喉部病变,而且可以在更接近自然状态下观察声带、声道的变化,以及与发音、吞咽、呼吸的关系,便于评估更为复杂的动态噪音。纤维喉镜还可与喉动态镜、摄像系统及计算机系统连接。若镜管同时配以负压吸引及活检钳插入通道,必要时可同时进行吸引及局部活检。同其他喉内镜一样,纤维喉镜观察到的喉像为间接喉镜像的倒像。

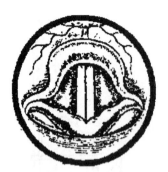
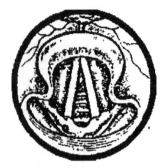

(a)发声时声带内收运动　　　　　(b)呼吸时声带外展运动

图 6-4　间接喉镜检查声带运动

(2) 方法：患者取坐位或卧位，检查前可在鼻、咽喉处施以表面麻醉，在镜远端的 2~3 cm 处涂以润滑油。检查者左手握镜柄的操纵体，右手持镜干远端，轻轻送入鼻腔，沿鼻底经鼻咽部，进入口咽，在调整远端伸至喉部时，可观察舌根、会厌谷、会厌、杓会厌襞、梨状窝、室带、喉室、声带、前联合、后联合和声门下区。

3. 电子喉镜检查　电子喉镜检查是利用电子内镜影像系统及数字影像处理系统处理观察喉的病变。电子喉镜形体轻巧、纤细、灵便，检查的范围包括鼻腔、鼻咽部、口咽部、下咽部、喉部，甚至可以深入到正气管，了解气管的情况，为喉肿物病变范围的内界、下界提供较明确依据。如可对早期的喉部肿物、炎症、异物、声带麻痹以及喉部发声功能障碍的患者作出明确诊断；对咽喉部症状，如声音嘶哑、咽部异物感、吞咽困难等患者作出声带小结、声带息肉、声带白斑、囊肿及喉部的恶性肿物的早期诊断，也可对喉部发声功能障碍的患者作出明确诊断。

二、嗓音功能评估

（一）嗓音质量评价

1. 嗓音质量主观评价

（1）专业人员主观感知评价：主要根据音调、响度、音质、持续时间进行判定。主观感知评价目前还没有标准化和定量化，当前普遍应用的是日本言语矫正与语音学会提出的嘶哑的 GRBAS 评估标准。G：对异常嗓音的整体主观感知分级；R：粗糙声，发音不规则程度；B：气息声程度；A：发音弱或无力程度；S：发音过度紧张或亢进程度。五个标度中的每一个参数分四级：0 表示正常；1 表示轻度异常；2 表示中度异常；3 表示严重异常。

（2）患者自我评价：通过直接询问或特殊设计的问卷进行分级，最常应用的为嗓音障碍指数量表（VHI）。

2. 嗓音质量客观物理分析与测量

（1）概述：嗓音客观声学分析包含嗓音障碍指数、音域图、语谱图、嗓音疲劳测试、频率微扰和振幅微扰、噪声测试等指标，可客观地评价嗓音质量。通过声学分析可以初步分析发音有无病理改变，是否使用自己合适的发音特性发音，声音中是否含有较多的噪声成分。

（2）方法：嗓音质量客观分析包括持续元音分析和连贯言语分析两种，在临床实践中主要使用前者，即测量时以舒适的音调和响度发持续元音"i""a"及"u"（通常发"i"和"a"），选择其稳定部分（一般取 1000 ms 的中间段）进行分析。

（二）声带振动评价

1. 频闪喉镜检查

（1）概述：频闪喉镜检查通过频闪光源代替平光使高速振动的声带变为肉眼可见的慢速运

动,从而使检查者能观察到声带黏膜上的微细病变,是一种无创、无损伤、痛苦小的检查手段。频闪喉镜采用差频原理,将声带振动减慢,被广泛用于喉部病变的诊断、术中监控和疗效观察。频闪喉镜由频闪光源、硬质窥镜(70°镜或90°镜)或纤维喉镜、麦克风、脚踏开关、摄像系统及显示系统组成。

(2)方法:检查环境安静、光线较暗。患者取坐位,放松。麦克风固定于甲状软骨处或直接连接在喉窥镜上,将喉窥镜深入患者口咽部,患者平静呼吸,旋转使镜头对准喉。使用70°镜时镜头接近咽后壁,使用90°镜时镜头应位于硬腭、软腭交界处,平行于声带。嘱患者发"衣"的音,检查者可通过脚踏开关启动并控制声脉冲与闪光光源间的相位角,从0°~360°连续可调,从而观察声带振动过程中任何瞬间的动相(缓慢振动)及静止相。

2. 声门图

(1)概述:间接测量声门特征,包括电声门图、光声门图和超声声门图。作为唯一评估声门关闭相的方法,电声门图的应用范围最广,与频闪喉镜系统结合可较准确地研究病变对声带振动体模式的影响规律。电声门图和声学测试参数值及波形的变化可为喉部疾病的诊断提供客观的量化指标。

(2)方法:

①电声门图:通过电声门图仪测量组织中的电阻抗变化,描出声门开放与闭合曲线。检查时,将两个表面电极分别放置在颈部两侧甲状软骨的皮肤表面,记录声带振动时电极间阻抗改变,从而反映出声带接触面积与分离程度的变化。

②光声门图:该种技术是应用光电传感器采集跨声门区光信号。检查时,将光源放于后下部皮肤上,通过声门下的光敏元件检测发音时通过声门的光强度。

③超声声门图:利用声波的反射特性。检查时,将发射和接收声波的探头放置于颈部两侧甲状软骨板水平的皮肤上,探头通过电流激发,发射出一个超高频率声波,声波穿过软组织,人体各种软组织间因密度与声阻抗的不同而形成界面,声波遇到界面被反射,压电晶体探头收到回波,并将超声的机械振动转换回电流脉冲。

(三)喉肌电图检查

(1)概述:喉肌电图检查通过检测喉部在发音(不同音调)、呼吸、吞咽等不同生理活动时喉肌生物电活动的状况,以判断喉神经、肌肉功能状态,为神经性喉疾病、吞咽障碍、痉挛性发音困难、插管后喉关节损伤以及其他喉神经肌肉病变的诊断及治疗提供科学依据。喉肌电图检查的目的是区分正常及异常的动作电位,发现及评估肌肉及局部神经病变的严重性。喉肌电图检查能够确定喉神经肌肉病变的部位,评估自发恢复的预后,指导临床是否进行手术。

喉肌电图检查原理:一种神经肌肉检测技术,用于诊断各种局部神经损伤及神经肌肉障碍。

(2)方法:

①环甲肌:在颈部中线稍外侧3 mm环状软骨下缘处进针,向后上0.5~1 cm刺入。

②甲构肌:检测甲构肌从环甲间隙中线外侧0.2~0.3 cm,穿过环甲韧带后向外、上、后成45°角进针,进针深度男性为2~2.5 cm,女性为1.5~2.0 cm。

(四)气流动力学测量

(1)概述:人们可以通过改变口唇的形态、改变喉的位置等方法改变人的发音特性。但输入喉的气流值却是无法改变的,故评估嗓音功能的时候,测量喉下的气流特性就显得非常重要。气流动力评估即通过对声道气流及气体容量的测量,确定发音的有效性,利于了解生理及病理状态下发音的生物动力学改变。测量的参数常为声门气流量、声门下压、发声压力阈值、发声气流阈值、声门气流量等。应用气流动力学分析和声学检查能够较为客观全面地评价喉功能。气流动力学喉功能检查在国外已广泛应用于嗓音的临床和基础研究。

(2) 方法:声门下压最古老的测量方法是经气管壁穿刺放置导管导出压力计或压力传感器而进行直接测量,该方法直接准确,但因采用经皮、气道穿刺,有创伤,故临床实际使用不强。1968年,lieberman采用体积测量法测量发音时气流的波动,即将气密性好的气囊包裹检查者的下颈部,通过体积的变化反映发音气流。这种方法使用的仪器庞大复杂,难以进行校正。另一种测量方法是通过在声门内放置微型压力传感器直接测量压力。测量时麻醉患者声带,将探测器和两个传感器从鼻腔中放入,一个放在声门上,另一个放在声门下,通过测量跨声门的压力差,得到声门下压值。1972年Rothenberg使用了反滤波法,即通过测量声门的气流波形和体速度,结合口腔内压力数值推断声门下压。2001年,Frohhich,Michaelis和Strube研究使用了另一种新方法,刺激性反滤波及匹配声门下气流,减少通过声门气流中的噪声信号,提高反向滤波技术功能。

(五) 喉的影像学检查

1. 概述　喉部影像学检查常用于喉部肿瘤、异物等诊断,检查方法有透视、平片、体层片、喉造影和CT、MRI扫描等。如侧位片在诊断会厌、杓会厌襞和声门下区的恶性肿瘤的范围和大小,喉狭窄的程度,可有一定的帮助。体层X线拍片是在平静呼吸或发音时进行喉部逐层显像,清楚显出病变的范围和性质。喉腔内造影术能将整个咽喉部的轮廓显示。喉部CT及MRI扫描,对了解喉部肿瘤的位置、大小、范围有一定的价值,同时可以了解喉周围间隙、会厌前间隙及喉软骨的受累情况,对于颈部淋巴结有无转移及淋巴结被膜外受侵的状况有所了解,对于喉癌的分期及预后的评估更有价值。同时CT对于喉部外伤的程度、软骨骨折移位的程度、呼吸道梗阻的状态也有一定的诊断价值。

2. 方法

(1) X线检查:

①X线平片:平片拍摄包括正位和侧位;正位因有颈椎重叠,喉的成像不清楚,故临床上很少使用;侧位平片诊断价值较大,大致可以显示甲状软骨、舌骨、会厌、喉室和气管等结构。

②体层摄影:多采用正位,取喉前缘后5 mm的间距,在平静呼吸、深吸气、发音及改良的Valsalva动作下进行摄片。在距离皮肤表面2～3 cm处的体层影片上,可显示喉腔、声带及室带。同时在平静呼吸、深吸气和发声不同状态下可以观察喉部结构的活动状态。目前临床上较常用,对喉部占位性病变的诊断十分有用,可判断肿物的大小及位置,对声带麻痹的诊断也比较有用,但对较小的肿物则不显示,对炎症性肿胀或肿瘤尚难以严格区分。

③造影检查:造影前必须禁食,通常采用滴入法对下咽部、舌根、喉部及气管上端表面进行麻醉,在患者平静呼吸时将碘酒沿舌根滴入,在X线透视下即可见到造影剂缓缓进入声门上区、声门区及声门下区,按需要进行摄片;或者经口放入导管至声门下5 cm,然后在头低体时注入药剂5 mL,插入导管至舌根部后再注入药剂5 mL,在透视下,当药物流入声门上区、声门区及声门下区后进行摄片。

(2) CT检查:喉部CT扫描,患者采用仰卧位颈伸展,在平静呼吸时从环状软骨下1 cm至甲状软骨上1 cm进行扫描。也可以选择地应用增强扫描方法,提高病变与正常组织之间的差别。

(3) MRI检查:喉部MRI扫描,体位要求与CT大致相同。MRI检查显示喉内软组织结构较好,但由于扫描时间较长,因吞咽及运动产生的伪影而影响图像质量,导致声带的信号与肌肉信号相似或略高于肌肉信号。该技术在显示喉部淋巴结有较大的优势。

(许海燕)

第三节　发声障碍的训练与指导

一、训练原则

发声障碍的治疗是指通过功能康复训练的方法系统纠正错误的发音模式、异常的音质、音调和音量的过程。治疗目的是学会正确的用嗓方式，恢复正常的嗓音或改善有缺陷的嗓音，使患者在语言交流时有轻松、愉快的感觉，并能根据背景及要求采用相应的嗓音。对发声障碍的矫治而言，治疗前的检查（包括询问病史、主观评估和客观测量）是很重要的。不仅可以让治疗师了解患者的用嗓情况，同时可以为分析患者嗓音障碍提供依据，为成功实施嗓音障碍治疗策略奠定基础。

对发声障碍进行功能康复训练要遵循以下原则。

1. 选择合适的训练时机　对于发声障碍的训练要选择合适的介入时机。急性炎症、声带小结及器质性病变引起的发声障碍应先进行临床的治疗，使发声器官在形态上基本恢复正常后再进行功能康复锻炼。在早期病变时，不能急于进行系统训练，适宜进行正确用嗓的指导和适当休声，待病因得到纠正后再进行系统训练。

2. 进行有针对性的训练　发声训练要针对发声障碍的主要问题来进行。在训练前，首先要对患者的发声障碍进行正确的评价和分型，了解发声障碍的各个侧面和程度。在此基础上，制订能使发声功能得到改善的治疗方案，并根据方案来实施治疗。在治疗过程中，再根据出现的具体问题来调整方案，从而使治疗围绕患者的具体问题来进行。

3. 强化与反馈　训练时，如果患者反应正确应及时给予反馈并鼓励，反之要让患者知道发声错误并及时给予指导。向患者传递反应正误的过程称为反馈。正确使用反馈在训练过程中非常重要。特别是刚刚开始训练时及时给予反馈，往往会使患者积极配合训练，取得更好的训练效果。

4. 重新建立正常的运动模式　发声障碍常常是用嗓不当或嗓音滥用而造成的。患者形成了错误的呼吸和发声动作，与正常发声的生理运动及动作相违背，因此训练的主要原则是使患者重新获得正确呼吸和发声的动作（运动模式），并在此目的下进行一系列的功能训练，使得正确的运动模式固定下来。

5. 确定合适的训练量　要让患者重新获得正常或接近正常的稳定的发声模式，就需要一定量的重复训练。只有足够的重复训练才能重新确立正确发声模式并在生活中得以应用。但运动量必须是适合的，过大的运动量会带来喉肌及声带的疲劳和劳损，反而会加重发声障碍。因此，要确定适量的功能训练，让患者能够承受并且不至于产生运动疲劳反应。

6. 补偿和接受　对于部分器质性病变（如喉麻痹、慢性水肿的发声障碍），专业的功能训练并不能完全恢复至病前的状态，不能要求得到完全的恢复。因此，在训练中要立足于现有发声器官的潜能，确立正确的期望值，使患者接受能达到的发声状态。

7. 指导和训练相结合　功能训练要和指导发声相结合，患者在经过康复锻炼获得正常发声功能后，在日常生活中仍会遇到导致发声不正确的易发因素，因此指导患者进行嗓音疾病的自我预防保健也是非常重要的。要是患者在日常说话中有意识地保护嗓子，用声疲劳后适当休嗓可预防嗓音疾病的发生。

二、训练方法

发声障碍的矫治一般由基础性训练、针对性训练和综合性训练三部分组成。基础性训练主要是发声器官及相应组织的放松训练;针对性训练是对发声异常的矫治。前者是后者的基础,被称为"热身运动";后者只有在前者的基础上才可以获得较好的矫治效果。发声器官及相应组织的放松训练由颈部放松法、声带放松法、哈欠-叹息法和咀嚼法等方法组成,其主要目的是通过让喉部肌群进行紧张与松弛的交替运动,使呼吸肌群、发声肌群以及构音肌群之间达到协调与平衡。发声异常的矫治包括响度异常的矫治、音调异常的矫治和粗糙声、气息声的矫治,其主要目的是对症治疗,分别针对具体的异常情况采用相应的治疗方法和手段。综合性训练主要是在基础性训练和针对性训练的基础上进行综合提高训练,尽可能使患者能发出更完美的声音。

(一)基础性训练

1. 颈部放松训练 准备动作:取直立位,双脚左右分开,两脚间距约 30 cm,双手自然下垂。具体步骤如下。

(1)向前运动:头部直立,颈部放松,头部随重力作用迅速向前低下,下颌触及胸部,感觉颈后部肌肉被拉直,然后将头部缓慢上抬,恢复直立位。重复此运动 10 次。

(2)向后运动:头部直立,颈部放松,头部随重力作用迅速向后倾,下颌上抬,感觉颈前部肌肉被拉直,然后将头部缓慢抬起,恢复直立位。重复此运动 10 次。

(3)向左运动:头部直立,颈部放松,头部随重力作用迅速倒向左侧,感觉颈右侧肌肉被拉直,然后头部缓慢抬起,恢复直立位。重复此运动 10 次。

(4)向右运动:头部直立,颈部放松,头部随重力作用迅速倒向右侧,感觉颈左侧肌肉被拉直,然后头部缓慢抬起,恢复直立位。重复此运动 10 次。

2. 声带放松训练 准备动作:取坐位或直立位,保持身体放松,口面部放松。

(1)平调向前打嘟训练:深吸气,紧闭双唇,保持上身稳定,腹部隆起;呼气时,声带振动并带动双唇振动向正前方发"嘟——"的音,重复 5 次。

(2)平调旋转打嘟训练:深吸气,紧闭双唇,保持上身稳定,腹部隆起;呼气时,声带振动并带动双唇振动,头部向左前、正前、右前旋转,同时发"嘟——"的音,重复 5 次。

(3)升调打嘟训练:①深吸气,紧闭双唇,保持上身稳定,腹部隆起;呼气时,声带振动并带动双唇振动,头部向左上方运动,同时音调向上变化发"嘟——"的音,重复 5 次。②深吸气,紧闭双唇,保持上身稳定,腹部隆起;呼气时,声带振动并带动双唇振动,头部向右上方运动,同时音调向上变化发"嘟——"的音,重复 5 次。

(4)降调打嘟训练:①深吸气,紧闭双唇,保持上身稳定,腹部隆起;呼气时,声带振动并带动双唇振动,头部向左下方运动,同时音调向下变化发"嘟——"的音,重复 5 次。②深吸气,紧闭双唇,保持上身稳定,腹部隆起;呼气时,声带振动并带动双唇振动,头部向右下方运动,同时音调向下变化发"嘟——"的音,重复 5 次。

(5)升调旋转打嘟训练:①深吸气,紧闭双唇,保持上身稳定,腹部隆起;呼气时,声带振动并带动双唇振动,头部向左上方运动,同时音调向上旋转发"嘟——"的音,重复 5 次。②深吸气,紧闭双唇,保持上身稳定,腹部隆起;呼气时,声带振动并带动双唇振动,头部向右上方运动,同时音调向上旋转发"嘟——"的音,重复 5 次。

(6)降调旋转打嘟训练:①深吸气,紧闭双唇,保持上身稳定,腹部隆起;呼气时,声带振动并带动双唇振动,头部向左下方运动,同时音调向下旋转发"嘟——"的音,重复 5 次。②深吸气,紧闭双唇,保持上身稳定,腹部隆起;呼气时,声带振动并带动双唇振动,头部向右下方运动,同时音调向下旋转发"嘟——"的音,重复 5 次。

3. 哈欠-叹息训练　打哈欠时呼吸器官、发声器官和共鸣器官都处于放松的状态,在打哈欠后发出的叹息声是自然的、放松的嗓音。

(1) 让患者模仿很困时打哈欠的动作,接着在叹气时发叹息声"hai",重复练习数次。

(2) 叹息时发一些简单的音。例如:单音节"哈,哈,哈";双音节"蛤蟆"等。

4. 咀嚼训练　咀嚼训练可以帮助患者张大嘴巴,起到放松嘴和喉部的作用。在咀嚼的同时训练说话,就能形成与自己的自然音调非常接近的音调。这种训练简单且易操作,趣味性强,而且效果明显。

(1) 咀嚼运动:想象自己在咀嚼一块很大的口香糖或橡皮糖,需要很大幅度地运动下颌和舌头进行咀嚼,连续咀嚼,重复数次。

(2) 咀嚼拟声训练:模拟咀嚼的同时,发一些简单的音,如"yam、yam、yam""ye、ye、ye"或"yao、yao、yao"等,这样的声音听起来比较放松、柔和。

(3) 咀嚼发声训练:逐渐减小咀嚼运动的幅度,发"娃娃"或"呱呱"的音以及说出与之相关的词组,如"娃娃的手机"等。

(二) 针对性训练

1. 音调过高的训练策略　尽管同为音调过高的发声障碍,但是病因可能极为不同。需要具体分析各种可能的病因,再开展针对性的训练。如果是有听力障碍的患者,则应尽可能地确认其听力补偿或重建达到最适范围,提高音调的听觉识别能力;如果是青春期变声引起的发声障碍,则可以考虑进行心理咨询、吸气发声训练或气泡发声训练等;如果是发声时喉位过高,喉肌紧张而致发声障碍,则应通过喉部按摩训练、手指按压训练等方法适当降低喉位,减缓喉肌紧张性。如果解决了以上导致发声障碍的病因后,还存在音调过高的症状,则应采取降低音调的针对性训练。

(1) 明确目标音调:

①与同一年龄、性别的正常参考值(目标音调)进行比较,明确患者需要矫治的音调范围。

②把降调目标分几个小的阶段来实施。

③对于具有音乐知识的治疗师,可以把患者的目标音调或阶段性目标音调转化为音阶进行音调认识和训练。

(2) 降调训练:

①目标音调匹配训练:明确每一阶段的目标音调,治疗师录下患者本人或他人的、具有目标音调的声音,然后反复播放录音并要求患者模仿匹配训练。

②以新建立起来的音调(较低音调)发一些单元音或零声母的音,然后从词语再过渡到句子,并进行录音。与训练前的录音进行比较,体会音调的变化,巩固练习数次。

③进行下一阶段的音调匹配训练,即重复以上的训练步骤,逐步降到目标音调,并把这个目标音调(准自然音调)变成新的习惯音调,因为用这种音调发声,声带处于放松、自然的状态。

④如果患者对乐器很感兴趣或者对音乐知识比较熟悉,治疗师可以采用乐器降调训练。

音调分辨:用乐器(钢琴或电子琴)弹奏患者习惯音调的调子(较高的音调),然后弹奏降低一个度的调子,让患者重复认识这两个调子的不同。

a. 模仿目标音调:治疗师弹奏较低的调子,让患者用单元音"a"或"i"进行匹配模仿。如,患者的调子是 c^4,治疗师弹奏 b^3,同时让患者模仿发音。

b. 分阶段进行降调:待患者可以模仿降低一度的调子后,用不同的元音巩固这个示范音的训练。然后在这个基础上再降低一度,重复以上的步骤。

c. 过渡到词语或句子:降调训练需要一段较长时间的巩固练习,然后逐渐过渡到零声母的词,最后过渡到词组或句子。

2. 音调过低的训练策略　出现音调过低的发声障碍时,同样需要先分析出现此障碍的病因。如果是因滥用或误用嗓音而致发声障碍,需要通过耐心解释和指导减少不良的发声习惯,养成正确、合理的用嗓习惯,或用喉部按摩手法使喉部紧张的肌肉得到放松,重新调节声带振动的方式和规律性;如果是存在患者模仿低音调的心理因素或生活环境,则应减少环境因素或心理因素的影响,向患者解释这种不恰当的音调的危害,进行适当的心理辅导。如果在解决了以上病因后,还存在音调过低的嗓音问题,则应采用升高音调的针对训练。

(1) 音调的感知:通过弹奏钢琴或电子琴的琴键,让患者在听觉上感知低音、中音、高音以及其他的音调。如果是儿童患者,还可以在多媒体课件上播放动画,如当音调高时小袋鼠爬得高,音调低时小袋鼠爬得低。视觉效果明显,增添了训练趣味性。

(2) 建立目标音调的训练:

①使用"嗯哼"音作为训练的目标音调:

a. 若患者的习惯音调比发"嗯哼"音时所使用的音调更低,那么用习惯音调(被认为太低的那种音调)大声朗读一个或两个句子,接着突然停下来说"嗯哼",并进行录音。仔细聆听录音,判断"嗯哼"音的音调是否为录音中较高的音调。尝试着使用"嗯哼"音的音调再朗读一遍上述材料。如果做到了这一点,可以尝试使用更高的音调进行朗读。反复练习数次。

b. 回到患者的习惯音调,以此水平的音调开始,逐步提高音调说出"1、1、1、1",并判断患者的音调是否能逐步提高,例如:

$$\begin{array}{c} \text{"1"} \\ \text{"1 * * *"} \\ \text{"1"} \\ \text{"1"} \end{array}$$

仔细听第三个音(标注"* * *")。这可能就是所要的那个音调。判断患者在念其他词语时音调是否也能达到这个较高的音调水平。

c. 以标注"* * *"的较高音调(平调方式)来训练说一些词语。同样进行一些阅读训练。在找到这个比较高的、接近自然音调的音调后,在此音调水平上继续进行训练。

②通过语音测量明确目标音调:

a. 通过语音测量仪器测出患者的平均言语基频,与同年龄、同性别正常组进行对比,就知道患者音调的自然音调值(目标音调)。

b. 如果患者的音调很低,与本人的自然音调相差很远,可以根据情况制订阶段性的目标音调,逐步进行升高音调的训练。

(3) 升高音调训练:

通过以上方法找到患者的自然音调后,如果患者习惯音调比自然音调要低很多,治疗师可以根据实际情况分阶段进行升高音调的训练,称为阶段性目标音调训练。

音调匹配训练:治疗师录下患者本人或他人的、具有阶段性目标音调的声音,然后反复播放此录音,并要求患者进行模仿和匹配训练。如果是儿童患者,治疗师可以根据患者阶段性的目标音调,设立一个只有下限的升高音调训练的多媒体游戏,让患者进行尝试。如"小茶壶游戏",设置好小茶壶的运动轨迹(只有下限,没有上限),只要患者的音调升高,不撞到茶杯,游戏就成功。把目标音调分成几个阶段逐步实现升高音调的训练。待患者领会了游戏规则,并对游戏很感兴趣后,适当地增加升高音调的难度,即设置音调上升的轨迹(既有上限值,又有下限值),让患者升高音调的训练可以受到主观的控制。

单元音过渡到词语匹配:升高音调的匹配训练,首先是单元音,稳定在新建立起来的音调(较高音调)发声后,再逐步过渡到用新的音调说出一些词语,并进行录音。与训练前的录音进行比较,体会音调的变化,巩固练习数次。

重复以上的训练步骤,直到习惯音调达到准自然音调水平。

①使用乐器进行升高音调训练:如果患者对乐器很感兴趣,或者对音乐知识比较熟悉,治疗师可以采用乐器降调训练。

a. 弹奏患者的习惯音调(那个较低的音调)的琴键,以这个音调发"a",患者很容易做到,然后将音调提高一个音阶,让患者再试着发"a"音匹配这个音调。巩固数次。

b. 待音调提高一个音阶后,必须通过"上下"和"下上"的转化训练来巩固新建立起的音调。如从习惯音调 c^1 上升到 d^1 后,必须进行这两个音阶之间的上升和下降的音调训练,使阶段性目标音调完全巩固。

c. 待患者成功地将习惯音调提高一个音阶后,再以相同的方法模仿更高一个音阶的音调,以至到达患者的目标音调。

d. 用目标音调发单韵母的音,如"a""i""u"等。

e. 用目标音调发复韵母的音或词语,如"ai""ie""u"或"阿姨""叶子""雨衣"等。

f. 用目标音调发词组或句子:升高音调的训练同样需要一个较长的时间进行巩固练习,所以患者或治疗师不要急于求成。应该多进行单元音或单音节的目标音调训练。最后,再尝试词组和句子的训练。如:

好吃?

你今天感觉如何?

这个故事有多长?

你现在到哪里去?

②手指按压训练进行升高音调:准备动作如下。声带放松,用拇指和食指的指腹放在甲状软骨的两侧,然后准备发声。

a. 让患者用习惯音调(较低的音调)发"a"的音,感觉甲状软骨的位置。

b. 再让患者试着发一个较高音调"a"的音,同时治疗师用拇指和食指把患者甲状软骨往上推,同时体会嗓音的变化,并记住甲状软骨的位置。

c. 在手指按压训练的辅助下,发单韵母"a""i""u"的音,注意保持较高的音调(目标音调),重复数次;可以让患者自己用手指辅助发音。

d. 再逐步过渡到在手指的辅助下发出词语或句子的音,以巩固目标音调的发声方式,直至去掉辅助,也能保持目标音调发音。

3. 音调单一的训练策略　出现音调单一的发声障碍,需要先分析出现此障碍的病因。如果是喉肌肌群紧张而导致的,应采用喉部按摩或哈欠-叹息训练方法来放松喉部肌群;如果是有嗓音的滥用或误用习惯,则应减少嗓音的滥用或误用,建立好的用嗓习惯;如果在解决了以上病因后,还存在音调单一的症状,则应通过针对性训练来建立轻松、自然、富有音调变化的嗓音。

(1) 感知音调变化的训练:在实时言语测量仪器的音调界面上,发咿音"i"或"a",可以看到曲线随音调的高低上下波动,或者用多媒体动画来实时反馈音调的高低,如小蜜蜂飞行游戏中,小蜜蜂飞行的高度和音调的高低相对应。

(2) 增加语调变化的训练:

①让患者认识到语调单一的嗓音问题。在实时言语治疗仪的音调界面,对患者语调单一的嗓音进行录音,并与正常的语调做比较,使患者体会到自己语调缺少变化,音调单一,听起来很机械。

②升高语调的训练:通过实时言语治疗仪进行视听反馈和匹配练习,用疑问句式练习。例如:"好吗?""是吗?""不行?"

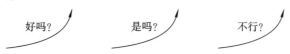

③降低语调的训练:通过实时言语治疗仪的匹配练习,用陈述句进行练习。例如:"去吧!""行了!""不行!"

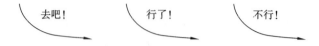

④语调转换的训练:通过实时言语治疗仪的匹配练习,使语调进行连续变化(先上升再下降),例如:"不是?""什么时候?""是的?"

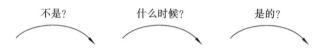

⑤分别用疑问句、反问句和肯定句进行转调训练(表 6-1)。

表 6-1 转调训练

语调上升(疑问)	语调下降(肯定)	语调上升和下降(反问)
生气吗?	生气	生气?
伤心吗?	伤心	伤心?
有希望吗?	有希望	有希望?
害怕吗?	害怕	害怕?
高兴吗?	高兴	高兴?

4. 响度过小的训练策略 出现响度过小的发声障碍,需要先分析出现此障碍的病因。如果是因呼吸不足而致响度过小,应该通过最长发声时间、最大发声个数训练、肺活量训练等方法等增加肺活量,改善呼吸支持;如果是因有长期的发声亢进的病史,继而引起声带肌劳损、响度降低,则应该采用声带放松、喉部按摩、减少嗓音的滥用和误用等方法。在解决了以上病因后,还存在响度过小的嗓音问题,则应采用增加响度的针对性训练。

(1)认识响度:向患者详细解释言语声有五个不同的响度等级,分别是耳语声、轻声、交谈声、大声和叫喊声,以及不同响度的适用的场合。而我们平时面对面的交谈,最常用的是交谈声。治疗师用"你好吗"对不同响度言语声示范一遍,然后让患者模仿一遍。

(2)明确患者的言语响度等级:让患者以习惯的言语响度再说一遍"你好吗",治疗师指出患者的言语响度太小,属于"耳语声或轻声"的,要进行增加响度的训练。

(3)改变响度的训练:

①模仿大海退潮涨潮时的海浪声,发"sh"的音。涨潮时,响度增加;退潮时,响度减弱。即"sh——SH——sh"。

②模仿汽车或飞机接近、经过以及远去时的声音,发"f""m"或"n"的音:

ffffffFFFFFFfffff

mmmmmmMMMMMMmmmmmm

nnnnnnNNNNNNnnnnnn

③模仿蚊虫经过、接近、远去以及又返回来时的声音,发"z"的音:

zzzzzzZZZZZZzzzzzzZZZZZZ

(4)增加响度的训练:在实时言语治疗仪的音调响度界面,通过治疗师示范,患者尝试把响度增加一个等级,并可以看到言语响度的变化,再播放训练前的录音,比较增加响度后声音的改变,并记住和使用这个目标响度发声。或者采用多媒体动画,使患儿在游戏中进行增加响度的训练,使训练更加直观并富有趣味性。待患者在训练中的言语响度达到目标响度(一般为交谈声

65 dB)后,再让患者用同样的响度说出一些句子,朗读短文,再到讲述一个故事。

(5) 增加响度变化的训练:

①梯度训练法:依次发以下音,伴随开心地大笑,并逐行增加或减弱发音的强度,使呼吸动力稳固持久;同时,有效地利用呼出的气流,从而使发音轻松自然(图6-5)。

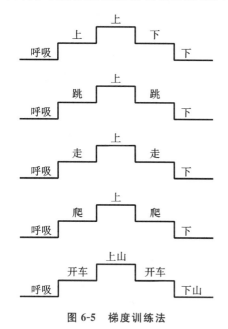

图6-5 梯度训练法

②动作辅助法:将双手置于身体正前方,当音量增加时,双手向两外侧运动展开;音量降低时,双手则回收至身体前方正中央。

③距离训练法:和同伴背对背站立,采用A问B答的方式,完成一次问答。两个人分开一步的距离,整个过程复述相同的句子,反复进行,直到AB之间的距离非常之远,然后逐步拉近AB之间的距离。距离增加,响度也增加。

5. 响度过大的训练策略 分析响度过大发声障碍的病因,如果不是听力障碍、嗓音滥用或误用所致,则应该采用降低响度的针对性训练。

(1) 认识响度训练。

(2) 改变响度的训练(具体操作详见本节"响度过小的训练策略")。

(3) 降低响度训练:在实时言语治疗仪的音调响度界面,通过治疗师示范,患者尝试把响度降低一个等级,并可以看到言语响度的变化,再播放训练前的录音,比较降低响度后声音的改变,并记住和使用这个目标响度发声。或采用多媒体动画,使患儿在游戏中进行降低响度的训练,使训练更加直观并富有趣味性。患者在训练中的言语响度达到目标响度(一般为交谈声65 dB)后,再让患者用同样的响度说出一些句子,朗读短文,再到讲述一个故事。

(4) 在言语响度水平降到目标水平后,采用增加言语响度变化的训练(具体操作详见本节"响度过小的训练策略")。

6. 粗糙声的训练策略 分析粗糙声发声障碍的病因,如果不存在嗓音的滥用或误用,不存在喉部肌群紧张等病因,那么就可能是因其他因素导致声带振动扰动值增大,需要采用针对性训练来提高声带振动规律性,减少声带振动扰动情况。

(1) 气泡发声训练:气泡音是由一系列缓慢的"噼啪"声组成,这种声音是低沉的、共鸣的。动态喉镜能清晰地看到,发气泡音时声带将闭合得更紧密。

①呼气时发气泡音:呼气时,张开嘴(中等程度),发一系列的气泡音,重复数次。

②以气泡音的形式发单元音:在呼气时,发气泡音,慢慢过渡到发单元音,如/a/、/i/或是/u/

的音,并尽可能延长单元音的发音。然后,在呼气时,发气泡音,再过渡到发其他单元音,如/o/、/e/等,尽可能延长单元音的发音。重复数次。

③以发气泡音的形式发复合元音:在呼气时,以发气泡音的形式发复韵母音,如/ao/、/ua/、/iao/、/uai/等。

④以发气泡音的形式说出单音节的词或词组:在呼气时,以发气泡音的形式发单音节词,如"猫""包""要""雨衣""衣服"等。

⑤以发气泡音的形式说出句子:以发气泡音的形式说出句子,如"妈妈爱我""我爱妈妈"等。

⑥恢复正常的低音调的发声方式:以新建立起的音调朗读句子或短文,可以和以前的高音调相对比。

(2)吟唱式发声训练:吟唱式发声就是用类似佛教读经的声音,将词语或句子平铺直叙地读出,要求音调响度变化不大,发声中没有重音之分,此时声带处于完全的放松状态。

①耐心解释并进行示范:吟唱式发声只是一种改善嗓音音质的训练方法,只在训练时使用,不同于平时的发声方式。治疗师可以用吟唱的发声方式地朗读一段文字,给患者示范。

②如果患者未能掌握这种发声方式,可以先从吟唱词语或词组开始,然后再吟唱句子。

③待患者领会吟唱式发声后,用吟唱式发声大声朗读(每种发声方式朗读20秒左右),并进行录音。

④播放训练前习惯的嗓音和用吟唱式发声朗读的声音,比较用这两种方式发声时,它们之间的响度和音调的差别,由此可以证明吟唱音对建立正常的软起音发声有着很好的作用。

⑤掌握吟唱式的发声方式后,逐渐向正常的自然音调的发声方式过渡,并保持吟唱式发声所建立的新的发声方式:软起音,声时更长。

7. 气息声的训练策略 分析出现气息声发声障碍的病因,如果不存在嗓音滥用或误用的不良习惯,不存在喉部肌群紧张、声带运动无力等因素,那么可能存在声带肌闭合不全的因素,需要进行针对性训练。

(1)气泡发声训练:气泡发声训练对声带小结或变声期的嗓音障碍有很好治疗作用,但必须要求患者在声带放松的基础上进行气泡发声训练,这样效果最佳,且有助于改善声带闭合,改善音质。

(2)半吞咽发声训练:

①首先向患者解释吞咽动作包括喉抬起和放下两个过程,然后让患者用手指指腹触及喉部,并进行缓慢的吞咽动作,体会吞咽时喉的上下运动。

②在吞咽进行到一半即喉的位置最高时,要求患者用较低的音调响亮地发"bo—m"音。特别注意:这种发声方法并不是先吞咽后发声,而是在吞咽进行到一半的同时发"bo—m"音。

③通常只需练习几次,患者就能响亮地发出"bo—m"音,而且这种嗓音音质接近正常,气息声减少。将这种嗓音录下来,再与治疗前的嗓音进行比较,并要求患者体会两者之间的不同。

④接着要求患者在喉部抬得最高时分别发下面的音。

"bo—m"

"bo—m + /i/"

"bo—m + /i/+ bo—m"

"bo—m + 短语"

"bo—m + 短语 + bo—m"

⑤逐渐增加短语的长度,将"bo—m"淘汰。

⑥再逐渐地将吞咽动作省略,使发声恢复正常。

(3)甩臂后推发声训练:

①指导患者紧握双拳,提至胸前,然后将手臂突然地向下向后甩至臀部以下时,手掌完全张

开。在甩臂后推的同时发声,两者同步进行,此时的声音往往比较响亮,并能形成良好的嗓音共鸣。

②甩臂后推法也可以要求患者紧紧抓住一张椅子的两侧,在迅速往下压的同时发声,练习发这种短而连续的爆破声。

③还有一种方法是让患者坐在椅子上,双手紧抓住椅子下部,试着将自己和椅子一起抬起,与此同时进行发声练习。"抬起"当然是不可能的,但这种动作却增加了上身肌群的收缩力量,从而也增加了喉部肌群的收缩力量,改善了嗓音的音质和响度。

④将有所好转的嗓音录下来播放给患者听,并要求患者不借助辅助动作模仿录制的嗓音,仔细体会这两种嗓音,争取达到相同的音质和响度。

⑤一般而言,只要患者能够用较好的嗓音朗读一组短语,或者不用辅助动作也能达到同样的音质和响度,甩臂后推法才算达到效果。

(三)综合性训练

综合性训练主要是指嗓音重读训练。嗓音重读训练主要由慢板节奏训练、行板节奏训练和快板节奏训练三部分组成。嗓音重读训练有助于促进呼吸肌群和发声功能之间的协调性。

原则一:开始阶段以低音调、低气息声的高元音/i/为主,然后过渡到核心韵母/a/和/u/,再过渡到零声母的词,最后过渡到词语、词组或句子。

原则二:遵从"慢板—行板—快板"的顺序,循序渐进地进行,增加呼吸控制能力,使呼吸和发声协调地进行。其中,慢板训练中以慢板Ⅱ常用,行板训练中以行板Ⅰ最常用。

1. 以/h/开头的重读训练　如果患者存在硬起音,可以从/hi/开始进行重读训练。以低沉的、带有气息声的嗓音进行,保持基频、响度均匀。

①慢板Ⅰ的重读:让患者深吸一口气,腹部隆起(必须是腹式呼吸);呼气时发重读的音。如"HI-hi-hi""HA-ha-ha"。保持气息、响度均匀变化,重复数次。

②慢板Ⅱ的重读:以同样的方式,发"hi-HI-hi""hu-HU-hu""ha-HA-ha"。保持气息、响度均匀变化,重复数次。

③慢板Ⅲ的重读:以同样的方式,发"hi-HI-HI""hu-HU-HU""ha-HA-HA"。保持气息、响度均匀变化,重复数次。

④行板Ⅰ的重读:以同样的方式,深吸一口气,呼气时发"hi-HI-HI-HI""hu-HU-HU-HU""ha-HA-HA-HA"。保持气息、响度均匀变化,重复数次。

⑤快板Ⅰ的重读:以同样的方式,发"hi-HIHI-HIHI-HI""hu-HUHU-HUHU-HU""ha-HAHA-HAHA-HA"。重复数次。

2. 核心韵母的重读训练

①慢板Ⅰ的重读:让患者深吸一口气,腹部隆起(必须是腹式呼吸);呼气时发重读的音。如"I-i-i""A-a-a"。保持气息、响度均匀变化,重复数次。

②慢板Ⅱ的重读:以同样的方式,发"i-I-i""u-U-u""a-A-a"。保持气息、响度均匀变化,重复数次。

③慢板Ⅲ的重读:以同样的方式,发"i-I-I""u-U-U""a-A-A"。保持气息、响度均匀变化,重复数次。

④行板Ⅰ的重读:以同样的方式,深吸一口气,呼气时发"i-I-I-I""u-U-U-U""a-A-A-A"。保持气息、响度均匀变化,重复数次。

⑤快板Ⅰ的重读:以同样的方式,发"i-II-II-I""u-UU-UU-U""a-AA-AA-A"。重复数次。

3. 复韵母的重读训练　根据以上原则,从核心韵母过渡到复韵母的重读训练。发声要求同上。

4. 词、词组或句子的重读训练

①慢板Ⅱ的重读：以同样的方式，发"i-U-i""衣服"；"u-A-u""乌鸦"；"ba-BI-ba""芭比"；"pi-PA-pi""枇杷"等。保持气息、响度均匀变化，重复数次。

②行板Ⅰ的重读：以同样的方式，深吸一口气，呼气时发"bi-BI-BI-BI""笔"；"bu-PI-BU-PI""布匹"；"ou-I-U-OU""狗吃骨头"等。保持气息、响度均匀变化，重复数次。

使用辅助设备的重读训练如下。

①实时反馈训练：在实时言语治疗仪的声波界面，按照以上重读训练原则，可以实时监控呼吸和发声协调的情况。

②使用课程训练：在言语重读治疗仪的课程选择窗口，可以根据需要选择相关课程的重读训练，同时可以设置模版，进行匹配练习。

三、注意事项

（1）避免长时间、高强度地用嗓，尤其是教师、戏剧演员、营业员、讲解员和单位的领导等人群，避免因为嗓音的滥用而导致发声障碍。

（2）使用适当的音量、音调说话，避免使用过大的音量（如叫喊、吼叫），也要避免使用较小的音量来交谈（如耳语），另外长时间使用不正常的音调（如假声）来说话对发声也是有害的。

（3）注意适当休声，减轻声带发声时的运动，有利于避免声带小结和息肉的产生。

（4）避免食用过热、过冷或辛辣的食物及长时间吸烟，这些因素都可以导致声带组织学上的变化，诱导声带疾病的产生。

（5）保持心理、情绪的稳定，避免用喊叫来发泄心中郁闷，因为在这样的情况下，声带不适当地硬性振动发声，容易造成损伤，此外也增加了心因性发声障碍的可能。

（6）适当饮水，保持声带表面湿润，避免采用硬起音（如咳嗽、清嗓的方式），对声带进行有效保护。

（张伟锋）

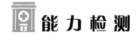

能力检测

一、名词解释
1. 发声
2. 发声障碍

二、简答题
1. 发声障碍的原因有哪些？
2. 发声障碍的治疗方法有哪些？

第七章 嗓音障碍

第一节 认识嗓音障碍

一、嗓音障碍的定义

发声是指由喉部声门发出声波,通过喉以上的共鸣腔产生声音,嗓音(发声)障碍所指的"声"是嗓音。在嗓音的层面,通常不考虑声音的意义因素,如果拿一个麦克风置于声带处,和我们人耳听到的声音是差不多的。

嗓音的变化贯穿人的一生。自出生后,嗓音平均基频就在不断下降:7~8岁儿童的嗓音平均基频为281~297 Hz;10~11岁继续下降,为238~270 Hz;到青春期下降更为显著,特别是男性;19岁时,女性平均基频为217 Hz,而男性则为117 Hz;进入老年期后,男性和女性的嗓音基频出现了不同的变化,女性的平均基频有降低趋势,而男性的平均基频则轻微升高。

嗓音(发声)障碍是呼吸系统及喉存在器质性、功能性或神经性异常引起的,常见于喉和声带炎症、新生物以及神经的功能失调,通常表现为发声时的音量、音调、音质、声音持续时间以及共鸣等出现异常。

二、嗓音障碍的病因

影响嗓音功能的因素主要可以概括为以下几类。

(一) 嗓音滥用

嗓音滥用是引发嗓音疾病最常见的原因之一,如患者经常在嘈杂的环境中讲话,喜欢尖叫或长时间持续用声,发音的频率过高或过低等,不良的生活习惯(包括抽烟、酗酒、熬夜)等。

(二) 感染与炎症

上呼吸道感染、扁桃体炎、喉炎、鼻窦炎、支气管炎等均可因下行感染影响声带发声,同时出现疾病本身的相应症状。临床上喉科医生还应警惕一些特殊感染,如喉结核感染中常见的是人乳头状瘤病毒引起的喉乳头状瘤,可见于成人及婴幼儿。各种真菌感染如组织胞浆菌病、球孢子菌病、念珠菌病等引起的真菌性喉炎亦可影响发声。65岁以上的老年人还可以因为激素水平的改变导致嗓音萎缩而出现嗓音改变。

(三) 全身因素

很多全身疾病也能导致嗓音问题,常见有以下情况。

1. 反流性咽喉炎 据统计,反流性咽喉炎在嗓音疾病的患者发病率高达50%。此病主要是各种原因导致的胃食管括约肌一过性或者持续松弛,导致胃内容物反流,到达咽喉部引起炎症。可以是一种静态的反流,即患者本身并没有感觉。

2. 内分泌功能异常　嗓音被认为是人的第二性征。嗓音对机体内分泌水平的变化异常敏感。性激素的变化引起嗓音改变在临床上很常见,如性激素水平对于男性变声期及女性月经期声音变化影响都很大。甲状腺功能减退或甲状腺功能亢进能影响声带固有层液体成分的变化,引起声带体积及形状变化,导致嗓音变化。此外,甲状旁腺、肾上腺及垂体等其他激素水平的异常也可以导致发声障碍。

3. 神经源性疾病　神经源性疾病包括帕金森病、各种震颤性疾病、重症肌无力等均可影响发声功能。另外,各种其他疾病导致的支配声带的神经麻痹也可导致声带运动功能受损。精神性发声障碍最常见于年轻女性患者,于情绪激动或精神创伤之后突然失声,声带外形正常。表现为言语发声时,声带不内收处于外展位或位置不定,声门裂忽大忽小,非言语性发声正常,如咳嗽、笑和打哈欠等动作时,发音是正常的。

（四）结构异常

结构异常是指由于各种疾病、外伤或先天发育原因导致的声带及其相关肌肉组织出现形态和组织病理结构的改变,常见的有声带息肉、声带任克氏水肿、声带沟、喉璞、喉声带肿瘤术后等。

第二节　嗓音障碍的类型

依据国际上对疾病的分类原则,嗓音障碍按发生机制可以分为以下几类。

（一）不良发声行为性嗓音疾病

不良发声行为性嗓音疾病是指由于长期采取不正确的发声方式和(或)发声习惯导致的发声障碍(嗓音疾病)。这种不良的发声行为可以是呼吸方法、发声位置及共鸣腔应用等方面的不正确,其发生和形成与患者的职业、性格及生物因素等密切相关。根据病程和声带黏膜是否发生病理改变,分为单纯功能不良性发声障碍和不良发声行为性声带病变。

1. 单纯功能不良性发声障碍　发声器官并无结构性改变,但由于存在不良发声行为,致使发声器官之间功能不协调导致嗓音异常,即声带黏膜尚未出现明显病变,而喉镜检查显示有发声功能异常导致的嗓音障碍。根据发生机制,又分为功能过强性发声障碍和功能减弱性发声障碍。

2. 不良发声行为性声带病变　又可称为声带获得性病变,是临床上常见导致嗓音障碍的原因,涉及不同的声带病变类型,根据发生机制及喉镜下的表现,分为以下类型。

(1) 声带小结:长期不良发声行为引起声带黏膜反复创伤,导致声带黏膜上皮层及基底膜发生增生性改变,表现为双侧声带游离缘前中1/3交界处局限性结节样隆起。发声训练是治疗声带小结的基础手段。

(2) 声带息肉:发生在声带固有层浅层的良性病变,与突然地过强用力发声有关(如情绪激动时的高声喊叫),诱发声带微循环障碍,出现水肿、渗出。相较于女性和儿童,男性由于肺活量大,发声强度高,因此大体积或多发性的息肉多发生在成年男性。

（二）声带先天性病变

1. 声带沟　膜性声带上的一条与声带游离缘平行的黏膜凹陷沟。临床表现为持续性的嗓音障碍,多数患者在变声期后症状明显,病程长,嗓音特点为声音嘶哑、发声无力、容易疲倦、音量不足等。喉镜下可见吸气时膜性声带近游离缘的黏膜凹陷,可发生于单侧或双侧声带。

2. 声带囊肿　先天性发育异常所致,可与声带沟同时存在,属于同一家族病变。临床症状主要表现为不同程度的嗓音障碍,如嗓音粗糙、音调低、嗓音不洪亮、发声易疲劳及努力发声样等。喉镜下可见单侧或双侧声带中部黏膜下的白色或淡黄色隆起。

3. 喉蹼 喉蹼为一层结缔组织,厚薄不一,当位于声带前连合处时,易影响发声功能。患者通常是因为声音嘶哑或发声疲劳在进行喉镜检查时发现,喉镜下可见声带前连合下方有一膜状物连接在两侧声带之间。由于喉蹼干扰了声带的振动,患者常不自觉地出现过度用力发声的行为,最终导致声带出现反应性病变,以声带小结最为常见。

(三) 声带运动障碍性疾病

1. 声带麻痹 由于迷走神经或喉上神经、喉返神经损伤导致声带失去神经支配所引起的声带运动障碍。常见病因以手术损伤、头颈及胸部恶性肿瘤侵蚀破坏和头颈部创伤为主。根据受损神经可分为以下类型:单侧喉返神经麻痹、双侧喉返神经完全麻痹、双侧喉返神经不完全麻痹以及混合性喉神经麻痹。

2. 环杓关节运动受限 常见于环杓关节脱位和环杓关节炎。环杓关节脱位引起的嗓音障碍常出现于手术麻醉插管、气管拔管插管和颈部外伤后,表现为声音嘶哑,以气息声为主,发声费力易疲劳,不能大声说话等。环杓关节炎可发生于一侧或两侧环杓关节,引起环杓关节和声带运动障碍,导致嗓音嘶哑。

(四) 功能性发声障碍

现代社会工作生活节奏快,心理压力大,使得由于身心或精神因素导致的功能性发声障碍也越来越值得关注,主要包括以下类型。

1. 痉挛性发声障碍 由于喉内肌张力障碍引起的发声困难,表现为发声时喉部一块或多块肌肉出现不随意运动引起痉挛样发声。根据发声时声带的位置,痉挛性发声障碍可分为内收型和外展型两种,以内收型多见,临床表现为喉部发紧,会话过程中不随意的发声中断、阻塞和声音震颤,言语的韵律和流畅性受到影响。

2. 青春期变声障碍 变声年龄后成年男性一直保持着假声带发声机制,即会话嗓音中真声和假声交替出现,表现为嗓音稳定和发声控制差,易走调和音质差。

3. 男生女调 多见于青春期后的男性,在变声年龄后仍保持着高音调的嗓音,嗓音基频在女性范围内。除嗓音音调异常外,男生女调的患者在音色、形体表现以及言语表达时伴随的肢体语言都有女性倾向。

4. 女生男调 临床少见,是指女性嗓音音调低,嗓音基频在男性范围内。

5. 心因性发声障碍 又称为癔症性发声障碍,是一种心理因素导致的嗓音障碍,常发生于情绪激动或精神创伤之后,以17~23岁和45~55岁年龄段的女性多见。

第三节 嗓音障碍的评估

嗓音障碍的评估主要包括三种:专业人员的嗓音主观分析与评估、嗓音参数的客观评估以及嗓音障碍患者的自我评估。

一、专业人员的嗓音主观分析与评估

作为嗓音评估的基础,主观听觉分析判断是最普遍用于诊断嗓音疾病和判断治疗效果的方法。目前国际临床上比较通用的方法为 Hirano 提出的嗓音障碍 GRBAS 评估系统。GRBAS 评估包括5个描述参数:总嘶哑度(G)、粗糙声(R)、气息声(B)、无力嗓音(A)和紧张嗓音(S)。采

用4级评估:0代表正常,1代表轻度障碍,2代表中度障碍,3代表重度障碍。嗓音样本为谈话声,言语治疗师根据自身的主观听觉感受对患者的嗓音音质进行主观分级判断。同时,为了统一评估标准和控制评估结果的差异性和变化性,因此开发了GRBAS评估方法的培训磁带,使评估者在评估参数和评估量表方面有共同的参考。与其他嗓音主观评估方法相比,GRBAS方法具有简单易行,适合于日常临床工作的优点(表7-1)。

表 7-1 嗓音音质主观评估表

听觉感知评估GRBAS描述					
用舒适的发音方式,尽可能响地发/æ/音(英文)。					
日期	总嘶哑度(G)	粗糙声(R)	气息声(B)	无力嗓音(A)	紧张嗓音(S)

注意:GRBAS尺度(0)正常,(1)轻度,(2)中度,(3)重度。
1. G表示嗓音嘶哑的程度(嗓音异常)。
2. R表示声带振动的不规则程度,它取决于基频和振幅的不规则变化程度。
3. B表示声门漏气的程度,它与声门处气体的湍流程度有关。
4. A表示嗓音的疲弱程度,它与低强度的声门振动或缺少高频谐波分量有关。
5. S表示发音功能亢进的现象,它包括基频异常的增高、高频区噪声能量的增加,或含有丰富的高频谐波成分。

二、噪音参数的客观评估

嗓音障碍的客观评估是指应用计算机声学测试技术对嗓音信号进行测试分析,嗓音声学参数可以从声学角度提示声带病理改变的程度及性质,为发声功能损害程度的评价提供客观指标。

(一)基频

基频(F0)是声带周期性振动的频率,即一秒钟声带振动的次数,单位是赫兹(Hz)。F0是嗓音分析的基本参数,除与声带本身的基本特性(长度、质量、张力等)有关外,还受环甲肌、甲杓肌及声门下压的调节。正常男性的基频在110~130 Hz范围,正常女性在220~250 Hz范围,正常儿童在340 Hz左右。临床上常用的基频参数主要为平均言语基频、基频标准差。

1. 平均言语基频的测量　基频测量所需的言语材料同样可以通过交谈、阅读和数数来获得,通常与强度的测量同时进行(图7-1)。例如,言语治疗师可以在交谈时询问患者的年龄与姓名,将获得的声音文件输入专业的语音分析软件进行言语基频分析。

2. 平均言语基频的临床意义　黄昭鸣等制订了中国人的平均言语基频参考标准,将测得的值与之进行比较,就可以判断患者是否存在音调异常。①如果患者的平均言语基频高于参考标准,则可能存在音调过高,反之则可能存在音调过低;②如果测得的基频标准差大于35 Hz时,可能存在音调变化过大;③而如果测得的基频标准差小于20 Hz时,可能存在音调单一。

(二)强度

强度与声带振动幅度有关(图7-2、图7-3),其单位为分贝(dB)。当增加肺通气量时,通过呼气压(声门下压)推动声带振动的气流量增加,声带振动波幅增大。因此声门下压越高,声音强度越强。如果长时间过度、过强发声,会破坏发声器官之间的平衡,导致声带发生病理性改变,如出现声带小结、声带息肉或慢性喉炎。

1. 平均言语强度的测量　强度测量所需的言语材料可以通过交谈、阅读和数数来获得,例如询问患者的年龄与姓名,将获得的声音文件输入专业的语音分析软件进行言语强度分析。强度的测量易受环境的影响,因此要保持环境安静,并控制嘴唇到话筒的距离在10 cm左右。

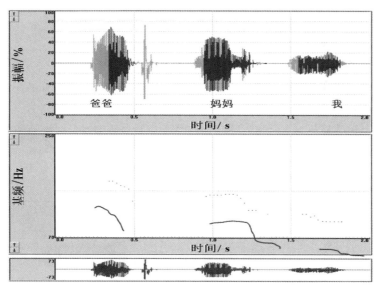

(平均基频128.61Hz、基频标准差23.52Hz、最大基频167.05Hz、最小基频97.57Hz)

图 7-1　声波和基频的客观测量(交谈)

2. 平均言语强度的临床意义　平均言语强度≥80 dB,患者存在响度过大的可能性;≤65 dB SPL,患者存在响度过小的可能性。

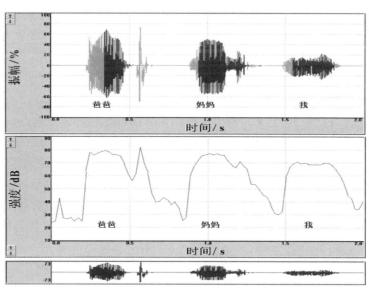

(平均言语强度值56.74 dB)

图 7-2　响度的客观测量 1

（三）微扰

微扰是指发声过程中声信号出现微小、快速的变化。这些变化是由于声带的质量、张力和生物力学特征性有轻度差异以及神经支配的轻度改变所致。当声带发生病变导致这种微扰达到一定程度时,就会出现嗓音粗糙或嘶哑。通常用基频微扰和振幅微扰来度量声带振动的稳定性或不规则性。基频微扰是指声带振动周期间在时间上差异的度量;振幅微扰是指声带振动周期间在声强上差异的度量。

（四）标准化声门噪声能量

标准化声门噪声能量(GNNE)是指发声过程中声门漏气所产生的扰动噪声的程度。噪声能

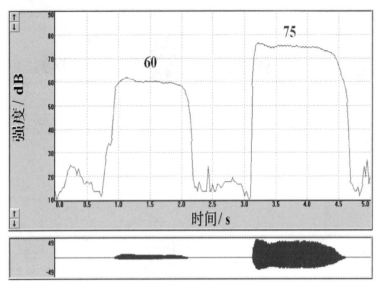

（平均言语强度值44.97 dB）

图 7-3　响度的客观测量 2

量的单位是 dB,正常值小于 10 dB。

（五）平均气流率

平均气流率(MFR)是指发声时每秒通过声门的空气量,单位是毫升/秒(mL/s)。它是反映声门闭合程度的主要指标之一。在一定范围内,平均气流率越大,声门闭合程度越差;平均气流率越小,声门闭合控制能力越好。

1. 平均气流率的测量　可使用呼吸速度描记器来进行。其测量要求为:令患者含住测试口嘴,舒适地发单韵母/i/音,记录并保存数据。将测得的平均气流率与相应年龄和性别组的平均气流率的参考标准进行比较,以此来判断患者声门闭合的程度。如果平均气流率测量值不在该年龄和性别组的正常范围内,则应进行动态喉镜检查,以明确诊断。

2. 平均气流率的临床意义　如果患者的平均气流率没有达到参考标准,则存在以下几种可能:①如果平均气流率的测量值小于同年龄和性别组的正常范围下限,提示可能存在喉肌功能亢进,声门挡气功能过度,从而导致呼出的气流过少;②如果平均气流率的测量值大于同年龄和性别组正常范围上限,则可能存在喉肌功能低下,无法充分实现声门挡气功能,从而导致呼出的气流过多。

（六）声门下压

声门下压(SGP)是指肺气压到达声门下的压力,呼气量能直接影响声门下压。声门下压与音强呈正相关,但对基频的影响较小,同时它也是影响音质的重要因素。大多数嗓音病变都伴有不同程度的声门下压增高,因为嗓音障碍患者通常都存在不同程度的声门闭合不全,这导致气体经声门漏出,为了补偿漏出的气体,患者只能增加声门下压。

三、嗓音障碍患者自我评估

以患者主观感受为中心的嗓音障碍评估,是嗓音疾病评估的重要组成部分,也是临床检查和声学测试的重要补充。这类评估既可用来判断患者在工作、社会生活中使用嗓音时受损伤的程度,也可反映嗓音障碍对患者心理、社会生活的影响,还能帮助治疗师考虑患者生理功能的恢复和社会适应能力,使临床治疗目标与患者的主观感受和生活要求相一致。目前,在国际上最常采用的患者自我评估方法是嗓音障碍指数(VHI),其中文版本的信度和效度已得到检验。

VHI 由功能(F)、生理(P)和情感(E)三个范畴(维度)的 30 个条目(问题)组成,每一范畴包括 10 个条目。功能范畴描述了患者日常生活中使用嗓音的障碍情况;生理范畴描述了患者喉部不适的感受和发出声音的变化;情感范畴反映嗓音障碍引起的情感反应。用 0 到 4 描述情况发生的频繁(或严重)程度:0,从未出现;1,偶尔出现;2,有时出现;3,经常出现;4,总是出现。总分越高,则表示嗓音障碍对患者的影响越大(表 7-2)。

表 7-2 嗓音障碍指数

嗓音问题		严重程度			
第 1 部分　功能					
(1)人们难以听到我的声音;	0	1	2	3	4
(2)在嘈杂的屋子里,人们很难听懂我的话;	0	1	2	3	4
(3)当我在房子的一头喊家人时,他们很难听到;	0	1	2	3	4
(4)我用电话比以前用得少了;	0	1	2	3	4
(5)因为我的嗓音,我喜欢避开人群;	0	1	2	3	4
(6)因为我的嗓音,我和朋友、邻居或亲戚说话少了;	0	1	2	3	4
(7)当和人面对面说话时,人们常要我重复;	0	1	2	3	4
(8)我的嗓音问题限制了个人和社会生活;	0	1	2	3	4
(9)因为我的嗓音,我感觉谈话中插不上话;	0	1	2	3	4
(10)我的嗓音问题使我收入减少。	0	1	2	3	4
第 2 部分　生理					
(1)我说话时喘不上来气;	0	1	2	3	4
(2)我一天中说话的声音有变化;	0	1	2	3	4
(3)人们常问我的嗓子是否有问题;	0	1	2	3	4
(4)我的嗓音听起来又哑又干;	0	1	2	3	4
(5)我感觉发音时必须用力;	0	1	2	3	4
(6)我无法预知声音的清晰度;	0	1	2	3	4
(7) 我试图改变声音;	0	1	2	3	4
(8)我说话很费力;	0	1	2	3	4
(9)我的声音在晚上更差;	0	1	2	3	4
(10)我的嗓子在说话过程当中没劲了。	0	1	2	3	4
第 3 部分　情感					
(1) 因为我的嗓音,我和别人说话时感到紧张;	0	1	2	3	4
(2)人们因为我的嗓音而恼怒;	0	1	2	3	4
(3)我发现别人不理解我的嗓音问题;	0	1	2	3	4
(4)我的嗓音问题使我不安;	0	1	2	3	4
(5)因为我的嗓音问题,我外出减少;	0	1	2	3	4
(6)我的嗓音使我觉得低人一等;	0	1	2	3	4
(7)当人们要我重复时,我感到恼怒;	0	1	2	3	4
(8)当人们要我重复时,我感到难堪;	0	1	2	3	4
(9)我的嗓音使我感到无能;	0	1	2	3	4
(10)我因我的嗓音问题感到羞耻。	0	1	2	3	4

第四节 嗓音障碍的治疗

一、治疗原则

嗓音障碍的治疗首先考虑病因治疗,如发现患者存在明显的结构病变,如喉璞、声带息肉、声带肿瘤等,应首选嗓音外科治疗,切除病变的同时尽可能保护声带正常的黏膜组织,使嗓音音质恢复正常;如果声带呈现急慢性炎症表现,则首选药物控制炎症等;神经运动性嗓音障碍(声带麻痹)应积极治疗原发病变,如脑卒中、脑外伤等中枢神经病变或喉返神经损伤等外周神经损伤,在治疗原发病变的同时或后期可考虑嗓音康复训练。

当嗓音障碍的病因已经得到治疗后,可以开始进行嗓音的功能康复训练。可以根据嗓音听觉感知评估以及声学测量的结果,采用针对性的治疗方法,如音调治疗、响度治疗以及音质治疗,并倡导机构与家庭康复相结合,让患者掌握一套科学的发声方法和嗓音保健方法,能够灵活应用于日常生活和工作的用嗓活动中。

二、治疗方法

(一)音调异常的康复治疗

音调训练分3个步骤:首先做热身运动,如哈欠-叹息法、咀嚼法等;第二步进行变调训练(降调或升调),变调训练的目的是通过评估找出患者的习惯音调,使其改变并接近自然音调;第三步:转调训练,其训练目的在于使患者恢复正常的语调变化。

1. 哈欠-叹息法 通过夸张的哈欠和叹息动作,使声道充分打开,咽部肌肉放松,然后在叹息时发音并体会放松的感觉,为形成自然舒适的嗓音奠定基础。其关键点在于做夸张的哈欠叹息动作,咽后部要充分打开,并在叹息过程中舒适地发音。所发音节应选择以/h/开头的音节或含有这些音节的词和句子,如"哈""好""红色""狐狸用葫芦喝水"。

2. 降调训练 如果患者音调偏高,则进行降调训练。通过让患者在放松自然状态下发"嗯哼"找出患者的目标音调。先发"嗯哼"音,然后朗读一下词并录音,反复训练,直到前后两种音调一致。

"嗯哼"　　娃娃　　娃娃　　娃娃
"嗯哼"　　1、2、3、4、5

3. 升调训练
(1)让患者从喜欢的音调(较低的音调)开始,逐步提高音调发"1、1、1",并判断患者的音调能够逐步提高,例如:

"1"
"1＊　＊　＊"
"1"

(2)仔细听第二个音(标注"※　※　　※"),这可能就是目标音调,用这种音调目标训练说一些词语。

4. 增加音调变化的训练 使用"不是""什么时候"和"是的"等用语进行音调变化的训练,一个上升的音调紧跟着一个降调发声。

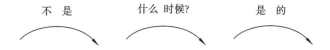

嘱患者大声朗读下面的句子,并且运用给定的语调进行训练。

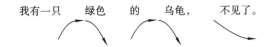

(二) 响度异常的康复治疗

1. 增加响度训练　如果患者的响度过低,则可以通过用力搬椅法及掩蔽法来增加其响度。

(1) 用力搬椅法:嘱患者坐在椅子上,双手抓住椅子,然后突然用力搬椅子,把自己"搬"起来,同时发元音或塞音。用力可以增加声门的闭合程度,从而增加声门下压,提高响度。与此类似的方法还包括推撑墙壁或桌面发音,甩臂发音法等。具体步骤如下:①做用力搬椅动作。②突然用力搬椅的同时发单元音。③突然用力搬椅时发双元音。④突然用力搬椅时从元音过渡到词语。⑤突然用力搬椅时说词语:去掉过渡元音,直接说词语;注意在突然用力的同时大声说词语,但要避免出现硬起音;可逐渐增加词语难度。⑥逐渐加大力气的同时发音:对于响度过低,但不存在软起音的患者,则让其在搬椅时逐渐加大力气,同时提高响度发音,以提高患者的言语响度。⑦自然发音:让患者不用用力搬椅的动作辅助,自然响亮地发音。

(2) 掩蔽法:让患者在有背景声的条件下发音,并通过调节背景声的大小,使患者不自觉地提高声门下压及声带闭合能力,从而增加响度。治疗师应谨慎调节背景声的大小,让患者能在掩蔽状态下听到自己的声音。具体步骤如下:①向患者解释有外界噪声干扰的情况下说话,响度会增加,并让选择适当的背景声进行掩蔽,包括音乐声、自然声、噪声。②持续掩蔽时发音:戴上耳机,调节背景声响度,使其在患者原有的响度水平上增加 6 dB 或其倍数,持续给声,并让患者发音。③间断掩蔽时发音:治疗师采用间断给声的方式,使背景声时有时无,同时让患者发音,要求患者不管是否有背景声,其发音响度都保持不变。④无掩蔽时发音:撤去掩蔽声,让患者在无声的环境下发音,要求患者保持恰当的响度。可去静音室或选择隔音效果较好的耳机创造较稳定的静音环境。

(3) 利用动物数量的增多来练习,响度随着数量的增多而增加。如:

一只猫、两只猫

一只猫、两只猫、三只猫

一只猫、两只猫、三只猫、四只猫

一只猫、两只猫、三只猫、四只猫、五只猫

除上述方法外,此部分训练还包括以下策略:减少周围环境的噪声;增加呼吸深度;减少一次吸气后连续说出的字数,有助于增加声音响度等。

2. 降低响度训练　患者的响度过高,一方面可能是由于心理因素引起的,可通过心理干预的方式降低其响度,另一方面也可采用下面的训练方法。

(1) 患者按下面的组合方式从 1 数到 4:耳语声－轻声－交谈声－大声,轻声－交谈声－大声－耳语声。

(2) 由强到弱的训练:大写字母代表强响度,小写字母代表弱响度。

$$A\ A\ a\ a\ DA\ DA\ da\ da\ da$$

(3) 利用动物数量的减少来练习,响度随着数量的减少而降低。如:

两条鱼、一条鱼

三条鱼、两条鱼、一条鱼

四条鱼、三条鱼、两条鱼、一条鱼

五条鱼、四条鱼、三条鱼、两条鱼、一条鱼

3. 响度变化训练 增加响度变化的训练。

（1）让患者将其双臂置于身体正前方，两臂之间的距离与肩部等宽。发以下音时伴随肢体动作，音量增加时，双臂向身体两侧水平展开；音量降低时，双臂回收至身体正前方。

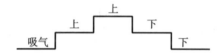

（2）一口气依次发"上上下下"，同时伴随开心的大笑，并逐渐增加或减弱响度。过程中，要注意维持呼吸的动力稳固持久，有效地利用呼出的气流发音，使发音轻松自然。

（三）音质异常的康复治疗

嗓音基本训练之后，再次进行嗓音的主观听感评估和客观评估，若患者仍存在较明显的粗糙声或气息声，则采用如下的训练方法。

1. 粗糙声的治疗 这种嗓音听起来非常紧，首先应消除紧张源，可采用的治疗策略包括：①哈欠-叹息法（同前）：发音前做哈欠-叹息动作，在叹息时发声不带有粗糙的成分；②气息音法：可发一些以/s/、/sh/、/x/、/h/开头的音节、词或句子。发气息音时，大量的气流通过声门，可避免声门闭合过紧。可与哈欠-叹息法结合起来训练；③张嘴法：练习嘴唇略微分开，下颌放松。大部分嗓音障碍患者说话时口部运动幅度非常小，导致其喉部负担增加。张嘴法可帮助患者增加发音时嘴的张开度，从而协调发声器官和构音器官之间的运动，为获得更好的音质奠定基础。

2. 气息声的治疗 气息声通常为声门闭合不全所致，病因治疗很重要。训练方法：①用一种硬起音的方式进行发音训练（可配合用力搬椅法、甩臂后推法、半吞咽法等）；②减少每次呼吸说出的单词量；③尽量说响一些；④将音调提高一个音符；⑤针对单侧声带麻痹，将头部转向患侧，以缩小两侧声带距离，使声门闭合时间增加。

嗓音康复训练是高度个性化的治疗，应根据患者嗓音障碍不同的病因及表现症状，采用针对性方法，并且嗓音治疗也具有复杂性，当一种方法无效时，应酌情换用另一种方法进行尝试，直至起效为止。

三、嗓音保健

自然的嗓音需要维护与保养。以下介绍国内学者万萍整理的一些常用的保健方法，治疗师可让患者将这些保健方法做成便条贴在随处可见的地方，以督促自己遵守。具体的有以下几点。

（1）避免抽烟和过多地饮酒，清淡饮食，避免辛辣刺激的食物。

（2）多饮水，保持喉腔的湿润程度，同时将生活和工作环境的湿度控制在20%～70%之间。

（3）淡盐水多漱口，克服不良的清嗓习惯（尽可能减少清嗓和咳嗽的次数，做到轻声清嗓）。

（4）避免不间断说话、大喊大叫、挤紧咽喉说话的不良习惯及硬起音等，避免在嘈杂环境中说话。

（5）说话时注意停顿换气，当一口气用完后，不要以挤喉咙的方式发剩下的几个音，而应换气后再发音。

（6）说话时尽量放松，多使用低音调，大量说话后可做哈欠-叹息的动作，使喉部放松。

（曹艳静）

能力检测

王某,男,60岁。声音嘶哑、响度低5年,说话时易喘气。自述退休后参加老年合唱团,半年后发现声音变嘶哑,且容易喉痛,经药物治疗后好转,但一段时间后复发。行喉镜检查发现,其左侧前1/3处有米粒样声带小结,声门闭合不全,其言语呼吸方式为胸式呼吸;行声学检查发现,MPT值8.01 s,MCA值6.5 s,平均言语强度40.2 dB,平均言语基频190 Hz,基频标准差20 Hz,GRBAS检查发现总嘶哑度3级、粗糙声2级、气息声2级、无力嗓音1级和紧张嗓音3级。

请问:

1. 王某属于哪种类型的嗓音障碍?
2. 王某存在的主要的嗓音问题包括哪些方面?
3. 针对王某的训练方案是什么?

第八章 口吃的治疗技术

第一节 认识口吃

一、口吃的定义

口吃俗称结巴,是一种言语流畅性障碍,是以不同原因引起字音重复、言语中断为主要症状的语音节律障碍,当言语表达不流畅时,常伴有躯体抽搐样动作和面部异常的表情。正常人偶尔也会出现上述情况,如因想不起恰当的词汇而说话中断、重说一遍或自我修正等,这些情况所致的非流畅性不属于口吃。世界卫生组织对口吃的定义:口吃是一种言语节奏的紊乱,即口吃者因为不自主的声音重复、延长或中断无法表达清楚自己所想表达的内容。

一般男性的口吃发生率高于女性。口吃开始的年龄大部分在2~5岁,也正是儿童语言发育的重要时期,到5岁时达到高峰,随着年龄的增长而逐渐改善或消失,少数可持续至成年。口吃会严重影响患者的生活、工作和学习,它给患者带来巨大的心理压力和精神负担。

二、口吃的病因

对于口吃的研究已有很长的历史,但关于口吃的原因至今尚无公认的结论,可能是生理与心理多种因素综合作用的结果,主要有以下几种。

(一)模仿和暗示

大部分口吃是患者在儿童时期模仿而成的,即口吃的习得理论。处于语言学习阶段的儿童,对外界的所有事物都有强烈的好奇心,经常模仿、学习大人的行为,在语言方面也是这样。如果亲友、同学和邻居中有口吃,这些人就会成为儿童模仿的对象,久而久之就养成口吃的习惯。

(二)社会心理因素

一些研究表明,口吃的发生与人的心理因素有很大的关系,主要是儿童受到强烈惊吓、惩罚、嘲笑、重大生活事件打击,以及精神过度紧张、环境突然改变等引起恐惧、焦虑情绪的结果。另外,儿童说话重复或停顿时,成人不耐烦、随意打断、过多矫正甚至训斥,使儿童对自己的说话能力过多关注或反应强烈,一说话就紧张,形成了"紧张—口吃—紧张—口吃加重"的恶性循环。

(三)遗传因素

口吃与遗传有关。统计资料表明,口吃患者家族中口吃的发生率可达36%~55%;同卵双生子口吃发生率高于异卵双生子。

(四)疾病因素

与发音、对语言的理解甚至读写有密切关系的神经系统发生障碍,如小儿癫痫、麻疹、脑病、百日咳、猩红热、鼻炎、扁桃体发炎或肥大等,以及耳鼻喉科的疾病,多少能使呼吸和发声受到影响而引起口吃。

(五)其他

大脑皮质优势学说,一侧大脑半球在控制言语和活动方面比另一侧占优势,人们常常将控制说话能力的大脑半球称为优势半球,习惯使用右手的人优势半球在左半球,习惯使用左手的人优势半球在右半球。如果让人改用不常用的那只手,发送到言语肌肉的神经冲动的传递就可能会受到干扰而出现功能紊乱,导致口吃的发生。

> **知识链接**
>
> **容易出现口吃的情况**
>
> 成人:①必须给对方一个好的印象;②听者的反应(事先预感);③表达内容的重要程度;④发觉自己口吃;⑤全身性紧张。
>
> 儿童:①非常激动时;②急于表达和与他人抢话时;③在严厉的束缚下说话时;④与不喜欢自己的人说话时;⑤使用较难的词汇或使用尚不习惯的词句时;⑥在吃惊、害怕、恐惧、窘迫、失望等情绪下谈话时。

三、口吃的症状分类

对口吃症状进行分类,首先必须分析从开始口吃到目前发展的全部过程。要注意环境因素对口吃发展的影响。必须详细了解患者的居住环境、语言环境、家庭环境家族史及其变迁等,分析这些情况对患者的影响。随着口吃的进展,患者还会出现心理方面的问题,所以也要了解患者本人觉察到口吃时,对自身口吃情况是如何考虑的及自我评价如何。

口吃的症状应从发展的角度考虑(图 8-1),通常将口吃的瞬间状态称为口吃症状。图 8-1 中的一贯性、适应性是指在朗读或谈话过程中的表现。另外,口吃与非口吃有时会交替出现,用波动性来表示。

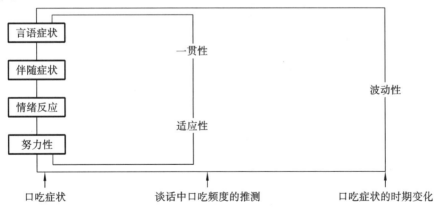

图 8-1 口吃症状与发展过程的分析

口吃症状是指说话困难或预感到说话困难时所出现的一系列反应。从言语方面、运动方面、情绪方面考虑,又分别以言语症状、伴随症状、情绪反应、努力性等亚项来进行具体分析。在具体病例中,这些症状有的是同时出现,有的是先后出现,症状不同性质也不同,因此必须在检查和评定时全面地分析。

(一)言语症状

口吃主要表现为言语方面的异常,根据口吃症状及口吃在以下几个方面的临床表现可分成五个亚群。

(1) 口吃症状的特点。

(2) 在说话前的准备状态。

(3) 正常人也可以出现的非流畅性。

(4) 韵律、音质方面的变化。

(5) 其他。

口吃的言语症状如表 8-1 所示。

表 8-1 口吃的言语症状（口吃症状的分类）

群	略语	症状表现
A 群	SR	音、音节的重复 sound and syllable repetition
	PR	词的部分重复 part-word repetition
	CPr	辅音部延长 consonant prolongation
	VPr	元音部延长 vowel prolongation
	St	重音或爆发式发音（在不自然的位置中出现） stress, burst
	Ds	歪曲或紧张（努力发声结果出现歪曲音，或由于器官的过度紧张而出现的紧张性发音） distortion, tense
	Br	间断（在词中或句中出现） break
	Bl	中断（构音运动停止） block
B 群	Prep	准备（在说话前构音器官的准备性运动） preparation
	AR	异常呼吸（在说话前的急速呼吸） abnormal respiration
C 群	WR	词句的重复（词句以上连贯的重复，并非强调及感情的表现） word and phrase repetition
	Er	说错话（言语上的失误，也包括朗读错误） error
	Rv	自我修正（包括语法、句子成分等的修正、反复） revision
	Ij	插入（在整个句子中插入意义上不需要的语音、词、短句等） interjection
	Ic	中止（在词、词组或句子未完时停止） incomplete
	Pa	间隔（词句中不自然的间隔） pause

续表

群	略语	症状表现
D群	Rt	速度变化（说话速度突然变化） change of rate
	Voi	声音大小、高低、音质的变化（由于紧张在说话途中突然变化） change of loudness, pitch and quality
	RA	用残留的呼气说话（用残留的呼气继续发音） speaking on residual air
E群	Oth	其他（A—D群均不属于的） other

（二）伴随症状

口吃患者为了克服口吃而产生的身体某一部位或者全身的紧张及附加运动，常常伴随着种种引人注意的奇怪的动作（表8-2）。

表8-2 口吃患者的身体伴随症状

身体部位	伴随症状
构音器官、呼吸系统	喘气、伸舌、弹舌、嘴歪、张嘴、下颌开合
颜面部位	鼓腮、睁大眼睛、眨眼、闭眼、抽噎、张大鼻孔
头颈	头颈部向前、后及侧面等方向乱动
四肢	四肢僵硬、手舞足蹈、用手拍打脸或身体、用脚踢地、握拳
躯干	前屈、后仰、坐不稳

（三）努力性表现

口吃患者为了努力避免口吃或极力想从口吃状态中解脱出来所表现的解除反应、"助跑"现象、延长和回避等表现。

（1）解除反应：当出现口吃时努力从口吃中解脱出来，全身用力、加进拍子、说话暂停、多次尝试等。

（2）"助跑"现象：当在插入、速度、韵律等方面出现问题时有目的地使用"助跑"。为了避免口吃，重复开始的语句。

（3）延长：将难以发出的音特意延长，发音前有婉转表现或貌似思考样。

（4）回避：尽量避开目的音，放弃说话或用别的词语代替，或使用非语言形式如手势语表达。

（四）情绪性反应

口吃患者的情绪性反应，不但表现在口吃时，也表现在要说话时、预感口吃时或者口吃之后。

（1）表情：表现为脸红、表情紧张、表情为难等。

（2）视线：表现为将视线移开、视线不定、偷看对方、睁大眼睛、死死地盯着对方等。

（3）行为：表现为羞涩地笑、焦躁、手脚乱动、屏息不出声、假咳嗽、逃离（有此意图）、癫痫样发作、事先避开等。

（4）态度：表现为故作镇静、虚张声势、采取攻击态度、做怪相、害羞状、心神不定等。

（5）说话方式：表现为开始说话很急、说话量急速变化、声音变小、语音单调、欲言又止等。

（五）一贯性、适应性

一贯性效果是指反复朗读同一篇文章时，在同一位置、同一音节中出现口吃的表现，这种表现在谈话中也常可见到。一般重度口吃患者一贯性很高。适应性效果是指反复朗读同一篇文章时每重复一次口吃频率就降低一次,口吃越严重适应性就越低。

(六) 波动

许多原因可能引起口吃的波动(流畅期与非流畅期交替出现),尤其是在儿童生活明显不规律(如生病、环境明显改变等)时会造成口吃的波动,随着年龄的增长及口吃的进展,其流畅期会越来越短。

四、口吃的症状表现

(一) 言语症状

(1) 连发性:患者说话时,在某一个字上要重复3次以上才能继续说下去,症状越严重,连发的音越多。在儿童患者中较多见。

(2) 中阻性:患者正在流利地说话,但中途遇到自己平时最难发、惧怕的字词时心中紧张、呼吸加快,说话突然受阻无法顺利进行。

(3) 难发性:患者说话时,第一个字就说不出来,越着急越说不出来,有时经过一番努力才说出来。说话时常会有摇头跺脚、手足乱动等动作。这种患者自身感到说话困难,又怕别人笑话,平时就不愿意多说话,直到非讲不可时才讲。

(4) 无义重音:说话时掺入与语句无关的音,很容易造成理解上的困难,以儿童多见。

(二) 伴随运动

伴随运动是指并非患者本身的意思而表现出来的动作,借此摆脱言语困难。常见的伴随运动有摇头、跺脚、用手拍腿、挤眼、瞪眼、歪嘴、张嘴吐舌、身体摆动等。例如,患者在发音遇到困难时,并非有意摇头或跺脚等,把发不出的音激发出来,认为摇头或跺脚可以帮助顺利说话。以后遇到发不出音时,就会有意识地做摇头、跺脚等动作来帮助自己说话。当伴随运动变成习惯后,以后每次遇到口吃就要做动作,刚开始可能有些帮助,以后作用不明显,而成为习惯了。例如在说话前先咳嗽几声,或伸舌头、拍腿等。

(三) 呼吸

口吃患者最显著的症状是异常呼吸,在口吃的同时患者的呼吸变得急促而断断续续,在说话前呼吸开始紊乱,说话后还要紊乱一会,表现为胸闷、气短、呼吸急促等。

(四) 痉挛

发生口吃时,发音器官出现抽搐性运动以及肌肉痉挛,致使呼吸及发音器官的正常运动受到破坏,出现言语障碍。患者出现口吃时,面部出现痉挛,咽喉部好像突然堵塞,舌唇僵硬、不能自由活动,手脚或全身颤抖等。

(五) 心理障碍

口吃患者在言语流畅性发生障碍时,通常同时还出现某种心理障碍,例如恐惧感、挫折感、内疚感等。

口吃患者由于在早期言语表达时受到严重挫折,被别人嘲笑、讽刺,患者深感羞愧和苦闷,终日焦虑,同时患者还会加强心理防卫机制,常采取消极逃避态度,日久逐渐产生退缩、羞怯、自卑、胆怯等性格特征。

久而久之,患者每次说话前便产生顾虑,越是顾虑越口吃,越口吃也就越加深患者害怕说话的心理。这种恶性循环导致患者的症状越来越严重。

五、口吃的发展

Bloodstein 认为口吃的发展可分为四期,各期之间可有重叠,个体之间也会出现差异。

1. 第1期 口吃是偶尔发生的,常发生于儿童紧张、要说很多话的时候,或是感觉到有压力的时候,此时的口吃主要表现为句子开始时的某些单词或音节重复。这一时期,儿童并不逃避说话,很少表现出言语不流利的焦虑或其他消极情绪反应。

2. 第2期 口吃变成慢性的,儿童也认为自己口吃,口吃在言语的大部分时间内发生,在兴奋或快速言语的情况下加重。儿童很少对说话困难表现出焦虑等情绪反应,这一时期的口吃者常常是小学生。

3. 第3期 口吃随着具体情况而发生变化。口吃者因为有一些特别的单词发音更困难,而避免说这些词和选择其他单词替代,开始逃避一些说话场合,儿童开始担心口吃的产生,并用愤怒反应来表示言语困难。

4. 第4期 口吃者对口吃有恐惧心理。害怕说某些语音、单词和处在某种说话情境,经常有单词替代的现象,避开说话的场合,对口吃感到害怕、难堪、无助。这一时期通常发生于青年后期或成年期。

第二节 口吃的评定

口吃患者的症状表现多种多样。要保证口吃治疗效果,必须针对每个口吃患者的具体情况选择相应的治疗方法。因此,对每个口吃者的口吃做出准确的检测和评价是非常重要的。对口吃患者评定时,口吃的实际表现具有较大的偶然性,每个口吃患者的口吃表现都是随时变化的,有时较轻,有时较重,有时还可能完全不发生,看上去与一般人完全相同。所以,要对口吃者的口吃做出准确的评定,必须经过较长时间的临床观察。通常采用的方式只能是在较短的时间内完成评定检查。

一、初发性口吃的检查与评定

口吃评定常用检查方法是根据森山晴之等的检查方法改编的,该检查方法的制订主要从以下几个方面考虑:①口吃时语言环境不同的反差情况;②口吃时对语言不同的反差情况;③口吃时语言学的组合要素等。另外,在制订检查项目时要将影响口吃的诸多因素及口吃在临床中的各种表现予以全面考虑,检查结果分析根据前面介绍的表8-1、表8-2及图8-1的总结情况而填写。

1. 学龄期口吃检查 儿童的口吃检查,根据检查目的设定如下几项。

(1) 自由会话:了解在日常生活中的说话状态。

(2) 图片单词命名(选30个单词):在命名当中了解出现口吃的情况以及根据语音的种类来推测口吃的特点。

(3) 句子描述(选8张情景图片):了解在不同句子长度及不同句型当中口吃情况。

(4) 复句描述(选2张情景图片):了解描述时口吃情况。

(5) 复述或相伴复述(与治疗师一起复述):了解口吃是否有被刺激性及口吃在相伴复述的情况下改善的情况。

(6) 回答问题:了解口吃患者是否有回避现象及说话困难程度。

(7) 母子间谈话:了解母子间的交流状态。进行此项检查,需要设定母子游戏场合,让患者越放松越好。

2. 学龄期与成人期口吃检查 学龄期与成人期的口吃检查略有不同,检查项目相同但检查内容的难易度不同:①单词命名(30个词汇);②句子描述;③复句描述;④单词朗读(用单词词卡);⑤朗读句子;⑥朗读短文;⑦回答问题;⑧自由会话;⑨复述及相伴复述,相伴复述指与他人(治疗师)一起复述;⑩对口吃的预感性。上述①~③的检查目的与儿童期口吃检查相同。口吃检查、评价与结果记录表见表8-3。

表8-3 口吃检查、评价与结果记录表

检查日期:　　年　月　日
检查时间:
检查者姓名:
1. 基本情况
姓名:　　　　　　　　　　　　性别:
出生年月日:　　　　　　　　　年龄:
职业或学校:
幼儿园或托儿所:
住址:
家庭成员:
近亲中是否有类似疾病:
2. 主诉:
3. 口吃以外的障碍
(1)　　　　　　　　　　　　发病年龄:
(2)　　　　　　　　　　　　发病年龄:
(3)　　　　　　　　　　　　发病年龄:
(4)　　　　　　　　　　　　发病年龄:
4. 生长史、口吃史、现病史
(1) 生长史(包括发育方面、环境方面、既往史):
(2) 口吃史的总结:
(3) 现在口吃状态以及对口吃的态度:
(4) 其他专科检查结果:
(5) 检查及观察小结:
①交流态度:
②语言行为:
③非语言行为(游戏、非语言行为中智力发育情况,日常生活行为等):
④运动发育(身体发育、粗大运动发育、精细运动发育等):
⑤发声器官的形态及功能(发声、持续呼气、舌运动等):
⑥口吃症状的评价及小结:
⑦口吃特征:
a.言语症状:
b.伴随症状:
c.努力性:
d.情绪性反应:
⑧引起口吃的场面:
⑨是否有可变性:
a.一贯性:
b.适应性:

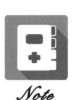

续表

⑩预感口吃发生的自我判断：
⑪促进口吃的原因：
a.本人方面的条件：
b.环境方面的条件：

二、顽固性口吃的检查与评定

顽固性口吃与刚刚开始发生的口吃具有不同的特点，检查方法也不完全相同。

对顽固性口吃进行检查时，测验人员要注意三个方面：①要描述言语流畅性方面的问题；②要评价消极情绪状况和程度；③检查口吃者的态度和心理调整。口吃程度诊断表如表8-4所示。

表8-4 口吃程度诊断表

项目	讲话时间/秒	口吃次数	口吃形式
A			
B			
C			
D			
E			
F			
G			
H			
I			
J			
合计			

1. 顽固性口吃的检查内容

A.按要求说一段简单的话：从1数到20；从星期一数到星期日；背一首短诗或唱一首歌谣等。

B.复述：跟着测验人员说字、词、词组或句子。例如："鱼虫""沙发""电脑""电视机""手提袋""天涯海角""画蛇添足""我们的家乡""美丽的鲜花""他在河里游泳""小孩在做游戏""妈妈细心照顾他"。

C.朗读：根据口吃者的文化层次选择约需1分钟的文章片段。

D.看图说话：选用10张看图识字卡片，每次说一两个字。

E.自言自语（测验人员及其他人员要离开现场）：自行选择话题。

F.讲一段故事情节：可讲述最近看过的某一个电视节目、电影或自己的亲身经历。

G.问答：例如，"你叫什么名字？""你是哪里人？""你从事什么职业？""你有什么爱好？"等。

H.交谈：测验人员与口吃者交谈，话题自选，时间约2分钟。

I.打电话（儿童可不做此项）：假装给朋友或亲戚打电话，谈一件事情。

以上项目的检查在治疗室进行。

J.观察口吃者在其他场合的言语情况，包括问路、交谈等。此项目不在治疗室内进行。

2. 顽固性口吃的评价总结

每分钟口吃次数＝总口吃次数/总时间。

测验时的口吃印象程度：1　2　3　4　5　6　7。

此检查的注意事项：

（1）诊断时要录音(J项除外)。计时只计口吃者的谈话和朗读的部分。

（2）儿童感到有困难的项目可以略去不做。

（3）口吃次数：计算重复拖长、阻塞等障碍出现的次数。

（4）可选择朗读和对话两个部分作为筛查内容。

（5）测验时的口吃印象程度是口吃者本人或家长对测验时的口吃情况与近几个月口吃情况进行比较，如果近几个月内最轻的程度计为1，最重的程度计为7，请口吃者本人或家长指出测验时的口吃程度大致相当于哪一级。由此可推测口吃者平时的口吃程度。

治疗结束时，对口吃患者用此表再做测验，与治疗初期时的检查结果进行比较，以判定治疗最终的效果。评定完成之后，需要完成患者的口吃评定报告，在报告中要详细描述患者的口吃行为，判断口吃问题的严重程度，并对口吃的可能病因及家庭环境的情况进行判断，为制订详细而周密的治疗计划提供有力的依据。

第三节　口吃的治疗

口吃的治疗已经有悠久的历史，早在古希腊时期就有关于口吃治疗的文献记载。目前，世界上很多国家有职业口吃治疗与研究人员，包括口吃在内的言语病理学已经成为一门新兴的学科。在我国，口吃治疗也有多年的历史，从事口吃治疗与研究的人员也越来越多，积累了较为丰富的治疗经验。

口吃是一种非常复杂的言语障碍，口吃的治疗方法有很多种，有的方法对一些口吃患者有效，对另外一些口吃患者则效果不明显。口吃治疗必须兼顾言语流畅性与心理等其他方面的障碍。由于每个口吃患者的口吃言语症状以及年龄、文化、性格等方面的差异，进行口吃治疗时必须充分考虑每个口吃患者的具体表现，有针对性地进行治疗。

一、口吃治愈的标准

根据Silverman标准，口吃治愈需要符合以下条件：

（1）患者言语不流利的数量在正常范围内；

（2）患者流利的程度在正常范围内至少持续5年；

（3）患者不再认为他(她)有流利性障碍或再次发生此类问题。

二、初发性口吃的治疗

初发性口吃患者是那些还未形成恐惧和其他消极心理情绪的人，基本上是儿童。这些口吃儿童大多数能流畅地说话，只是重复某些音节或延长某些音，而且很少注意自己的口吃症状。大多数口吃儿童能克服口吃。一般认为，约80%的儿童口吃随着年龄增长而自愈，但是有些儿童如果不进行有针对性、及时的治疗，就会发展成为顽固性口吃。初发性口吃的治疗方法有以下几种。

（一）改善语言环境

口吃的形成与儿童周围的环境因素有一定的关系，只有消除导致口吃的环境因素才可能减少口吃。首先要向患儿以及周围人介绍口吃的性质与病因,要求父母、老师、同学等不要过分注意患儿的言语障碍,不要模仿、讥笑、指责患儿;其次,用平静、柔和的语气与患儿讲话,使患儿模仿从容的语气,减少口吃;另外,要耐心听患儿讲话,不要轻易打断讲话,也不要当面议论其口吃。要创造平静和谐的家庭气氛和轻松愉快的语言环境,以避免儿童受不良心理刺激而引起精神紧张,以促进口吃的改善。

(二)心理支持疗法

鼓励患儿树立战胜口吃的信心,培养开朗冷静的性格,鼓励患儿积极参加各种社会活动,减轻或消除挫折感、焦虑感、内疚感等消极情绪,改善不融洽的人际关系,从而减轻口吃的心理障碍。

(三)言语行为疗法

1. 系统脱敏训练疗法 先让患儿在安静无人的环境里,从容地练习发音,先练习单词,依次练习短句、长句。可以配合音乐舞蹈、节拍器等有节奏地练习讲话,也可以朗读诗歌或童话故事,逐渐克服口吃,达到流畅说话的目的。然后建议患儿接触各种不同的环境及不同的人群,比如到公园、商场、火车站等人多的地方进行言语练习,逐步培养平稳、镇定自若的心态。

2. 阳性强化法 言语训练时,治疗师或家长可使用阳性强化法。患儿出现口吃时不予理睬,而说话无口吃时,给予适当的表扬或鼓励,逐渐对患儿提出增加讲话速度和提高流利程度的要求,每当患儿有进步,要及时给予口头或物质奖励,以提高训练的积极主动性。

3. 减慢语速 减慢语速可以减少单词重复的次数,易化起始音的发出,所以需要设计一种缓慢说话的游戏。因为患儿不可能察觉治疗师说话很缓慢,因此治疗师示范如何缓慢说话,并让患儿模仿,杜绝儿童那种时快时慢式的语言。

(四)呼吸和呼吸气流的控制

患儿常见的症状有深呼吸喉头与口腔气流中止、喘气、说话气流不足、长句"拖延"。呼吸气流的控制可能对儿童来说较难,因此需要设计一种患儿可以放松呼吸,回到正常呼吸模式的游戏。具体训练可参照首都医科大学附属中国康复研究中心李胜利的训练:①首先,让治疗师、患儿及其家属共同做不需要说话的活动,如治疗师、患儿及其家属背靠背坐着,极轻松地吸气、呼气,放松(不是"睡眠休息")。放松后,治疗师示范极小量、轻柔地呼出气体,然后是父母模仿,最后是患儿模仿。②接着以"吹微风"方式发"o""u"音,若患儿配合,治疗师可以用同样的方式说一些数字和词,然后让患儿模仿。开始时,每次呼气发一个单词,然后每次呼气发短语和短句,保持气流和发音的连续性。③同样有效的方式是儿童和父母做一种慢慢移动玩具(如海龟等)的游戏,如在纸上画一条路、一座小山,将玩具海龟或其他小玩具徐徐地移动,使它们慢慢地爬上山、滑下来。与此同时,将一个音或一个字轻柔缓慢地说出来,仅拉长起始音或元音是不正确的。

(五)建立健康的生活方式

有规律的生活、充足的睡眠,可以消除紧张、焦虑、抑郁等不良的情绪,使儿童的口吃症状减轻。

(六)游戏疗法

游戏可以缓解口吃儿童的紧张、焦虑等情绪,使儿童能轻松流利地说话。治疗师或家长可以指导儿童进行各种适合他们年龄的游戏,让儿童在游戏中扮演各种角色,在游戏中充分释放自己的压力与焦虑,同时也让儿童在游戏中自由地表演与说话,达到训练的目的。

在治疗实施过程中,治疗师要获得患儿家长的充分理解和支持,与家长共同努力实施治疗方案。在治疗开始时,要向他们介绍治疗方案的具体方法,以及该如何配合等,还要他们积极参与改善语言环境,做好家庭训练以及巩固疗效等工作。

三、顽固性口吃的治疗

顽固性口吃患者一般是成年人,口吃发展到此阶段就成了一种自我强化的障碍。顽固性口吃的治疗是一个复杂的过程,因为患者无论是口吃的言语症状,还是心理特点都非常复杂,所以应选择行之有效的方法进行训练,并且一定要有持之以恒的信心,才能获得较好的治疗效果。具体治疗方法有以下几种。

(一)心理治疗

一些对顽固性口吃患者的研究显示,口吃患者不仅有口吃的言语症状,还表现出焦虑、抑郁、强迫、敏感等负面情绪,影响其社会活动和人际交往,给患者带来严重心理压力和精神负担,从而使口吃症状加重,形成口吃的恶性循环。

1. 心理疏导与心理支持治疗 通过心理疏导与心理支持治疗帮助患者抒发负面情绪,让患者逐渐表达心中的各种焦虑、挫折等情绪,逐步让患者认识到自己错误、偏执的认知观念,让患者明白即使有口吃也不能自暴自弃,自觉地用正确的思维观念去取代,要对自己有信心,学会用积极的心态面对人生。同时耐心地倾听口吃者的倾诉,对他们表示充分理解。

2. 放松训练 在语言训练时配合松弛训练可以提高言语的流畅性,具体方法是指导患者体验肌肉收缩与松弛的对比效果,通过自我反复训练,达到全身肌肉松弛即身心松弛的作用,消除患者焦虑、紧张情绪,使患者逐步恢复和保持良好的平稳心态,从而减少口吃。

3. 系统脱敏疗法 在治疗前,划分出引起口吃不同程度的环境等级,让患者逐步接触各种不同的环境及与不同的人进行交谈,逐渐消除紧张、恐惧、焦虑、抑郁等负面情绪,使患者养成平静、镇定的心态。另外,还可以鼓励他们参加演讲、朗诵等各种竞赛,让他们在各种场合中锻炼自己,建立战胜口吃的信心。

(二)言语流畅性训练

言语流畅性训练是指调整患者的说话方式,以避免发生口吃或发生口吃时可以控制口吃使得语言交流能够继续下去。言语流畅性训练是治疗口吃的重要方法,主要有以下几种方法。

1. 发音训练 要求场所安静,患者保持平静、松弛状态,首先进行单词发音训练,逐步进行句子以及朗读训练。经过上述训练,如果患者说话基本比较流利,可以尝试在各种场合进行交谈,起初选择患者较熟悉的场合,逐步过渡到与陌生人谈话,最后再到众人面前讲话。

2. 减慢语速 言语的流畅性与语速有很大的关系,话说得快就易导致口吃。因此,防止口吃发生的有效手段是减慢语速。要使口吃患者放慢语速,需经过一定的训练,具体方法是让患者做到每个字、每个词、每个词组直至每一句话都要放慢语速,还要学会以不同的语速说话,要有意识地不断改变语速,做到想快就快、想慢就慢,在训练时也可以用节拍器或手指敲打桌面来控制语速,在以后的学习生活中养成慢说话的习惯。

3. 长句子分段 口吃通常发生在说较长的句子时,并且是句子越长越易导致口吃。所以,将一个长句子分成几个短语,各短语之间有一定的停顿就能防止口吃。但在长句子分段时不仅要考虑语法结构,还要考虑语言的节律规律,使语句听起来很自然。在言语流畅性训练中,减慢语速和长句子分段可以同时进行。

4. 韵律训练 选用一些单词让患者将字与字之间用韵律连接起来,使之接近正常的语速、节律和抑扬顿挫。熟练以后可以用同样的方法训练说句子,重塑言语的正常韵律。

口吃治疗的形式既可以采用集体治疗,也可以采用一对一的个别治疗,每次训练时间为30分钟至1小时,具体视患者情况进行调整。大多数口吃患者期望经过短时间的治疗就根除口吃是不可能的,在治疗中要尽量发挥患者的主动作用,帮助患者掌握对口吃言语症状的控制,减少口吃的发生,达到改善口吃的目的。

总之,由于不同类型的口吃患者的病因、严重程度以及心理障碍的不同,在口吃治疗时需要针对患者的具体情况进行有针对性的训练,并能及时调整训练方案。

(冯 毅)

能 力 检 测

一、名词解释

口吃

二、简答题

1. 简述初发性口吃的评定方法。
2. 口吃的治愈标准有哪些?

第九章 吞咽障碍

第一节 吞 咽 功 能

一、吞咽的概念

吞咽是食物经咀嚼形成的食团由口腔经咽和食管进入胃的过程。吞咽动作是一个系列顺序的定型过程,吞咽反射是机体较复杂的躯体反射之一。

二、生理过程及解剖

(一)吞咽相关的正常解剖

口腔是吞咽器官的起始部位,口腔前部为口唇,唇部以口裂为界与外界相通,后部经咽峡与咽部相通,侧面为脸颊,上壁为上齿列、硬腭、软腭,下壁为下齿列、舌头、口腔底。

口腔解剖标志图如图 9-1 所示。吞咽相关解剖标志的矢状图如图 9-2 所示。

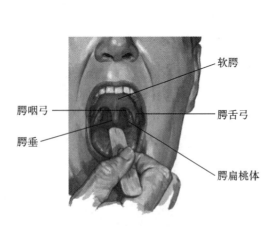

图 9-1 口腔解剖标志图

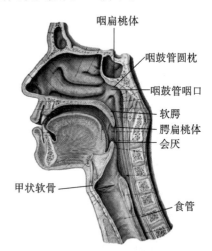

图 9-2 吞咽相关解剖标志的矢状图

咽部是呼吸道和消化道的共同组成部分。咽腔以软腭与会厌上缘为界,上方通鼻腔,前上方通口腔,下方通喉部、食管,分为鼻咽、口咽和喉咽(图 9-3)。

鼻咽介于颅底与软腭之间,与鼻腔相通,两侧壁距下鼻甲后端之后约 1 cm 处,有咽鼓管咽口,通中耳鼓室。口咽介于腭帆与会厌之间,向前经咽峡通口腔。会厌与舌根间的缝隙称为会厌谷,吞咽障碍患者此处易残留食物。喉咽位于会厌上缘至环状软骨下缘平面之间,经喉口与喉腔

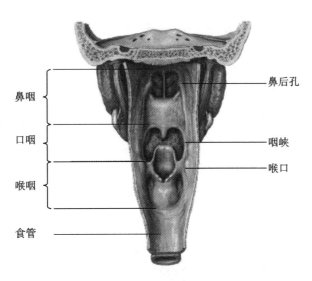

图 9-3　咽部解剖结构

相通。从正面看,位于喉部两侧,食管通道处的会厌与甲状软骨间的浅沟称为梨状隐窝,吞咽障碍患者食物易残留于此处。

食管是与咽部相连的管腔,上端与环状软骨后部持平,由食管入口开始,下端位于食管裂口下部,为贲门,与胃部相连。可分为颈部食管、胸部食管、腹部食管三个部分,并有各自狭窄的部分。

(二)吞咽过程的神经支配

吞咽运动是由延髓吞咽中枢和交感神经系统共同协调产生的。皮质、皮质下中枢控制吞咽运动的随意运动,尤其是口腔前期、口腔准备期、口腔期的吞咽运动。位于延髓的脑神经及其核团有意识地启动或反射性启动可引起吞咽反应。吞咽过程中的神经支配、功能作用和损伤后的临床表现见表 9-1。

表 9-1　吞咽过程中的神经支配、功能作用和损伤后的临床表现

神经支配	功能作用	损伤后与吞咽有关的临床表现
口腔期		
三叉神经	传导咀嚼肌的本体感觉;传导同侧面部皮肤及口腔、鼻腔和舌前 2/3 黏膜的感觉;支配咀嚼肌的运动	咀嚼无力,食团形成障碍;同侧面部皮肤及口腔、鼻腔和舌前 2/3 黏膜的感觉障碍
面神经	支配面肌的运动;控制泪腺、下颌下腺、舌下腺及鼻、腭的黏膜腺的分泌;舌前 2/3 黏膜的味蕾;传导耳部皮肤的躯体感觉和表情肌的本体感觉	唇闭合无力;唾液分泌减少;舌前 2/3 的味觉减退
舌下神经	支配舌肌的活动	舌运动障碍,食团向咽部运送困难
咽期		
舌咽神经	舌后 1/3 的味蕾;舌后 1/3、软腭、咽门和咽上部的感觉;支配茎突咽肌的运动;控制腮腺的分泌	舌后 1/3 的味觉减退;吞咽时,咽期启动不能;食物由口进入呼吸道;咽反射消失;咽部感觉缺失
迷走神经	咽、喉、食管等处的感觉;支配茎突咽肌的运动;支配软腭、咽及喉部横纹肌的运动	软腭上抬受限,食物经鼻反流;咽反射消失;吞咽时,食物易残留在会厌谷及梨状隐窝等处;吞咽时,声门关闭不全;声带开放时,残留的食物易引起误吸

155

续表

神经支配	功能作用	损伤后与吞咽有关的临床表现
副神经	与迷走神经构成喉返神经,支配声带活动;支配胸锁乳突肌和斜方肌的运动	咽蠕动差,吞咽困难;吞咽时,声门关闭不全,易发生误吸;头颈部稳定性差
食管期		
迷走神经	支配食管上段横纹肌的活动	食团向下运送困难
交感神经	支配食管下段平滑肌的活动	食团向下运送困难

三、吞咽的分期

正常人的吞咽运动可分为五个阶段:口腔前期、口腔准备期、口腔期、咽期、食管期。

1. 口腔前期 在口腔前期,患者通过视觉和嗅觉感知食物,用餐具、杯子或手指将食物送入口中,为下一阶段要进行的食物咀嚼、吞咽等做好准备。

2. 口腔准备期 口腔准备期是指食物送入口中到完成咀嚼的阶段,发生于口腔,主要是纳入食物、对食物加工处理。此阶段,患者要充分张口,接受食物并将其保持在口腔内,同时,舌根与软腭相接,避免食物进入咽部;在口腔感知食物,品评食物的味道与质地。如果是固体食物,需要咀嚼肌、下颌及面颊运动协作,使食物形成食团适于吞咽。

3. 口腔期 口腔期是指食团运送至咽的阶段。舌把食团向咽部开始运送的一刻为口腔期的开始;此时,舌尖向上方运动,舌与硬腭的接触面扩大至后方,把食团挤压向后送;同时,软腭开始提升,舌后部下降,舌根稍前移,食团被挤压,开始进入咽部;软腭开始上升,与向内前方突出的咽后壁相接,关闭鼻咽与口咽的间隙,形成鼻咽腔闭锁。

4. 咽期 咽期是指食团通过吞咽反射由咽部向食管运送的阶段。此阶段,产生吞咽反射,软腭上抬,鼻腔、声门关闭,气道关闭,防止误吸、喉穿透。喉向上、向前倾斜运动,咽蠕动挤压食团通过咽下移向环咽肌。会厌襞在咽部开口之上(喉前庭),防止食团穿透入喉,直接进入梨状隐窝。环咽肌位于食管上部,放松时食团可通过,进入食管。

5. 食管期 食管期是指食团通过食管进入胃的过程。此阶段开始于食团通过环咽肌,食管产生顺序蠕动波推动食团通过食道,位于食管下端的下食管括约肌随之放松,使食团进入胃。

第二节　认识吞咽障碍

一、吞咽障碍的定义

吞咽障碍指由于口腔、咽、食管等参与吞咽活动的器官结构异常,或神经、肌肉功能障碍,摄食-吞咽过程中一个或多个阶段受损而出现食物从口运送至胃的过程存在困难的一组临床综合征。吞咽障碍可影响摄食及营养吸收,还可导致食物误吸入气管引起吸入性肺炎,严重者危及生命。

二、吞咽障碍的常见病因

(一)器质性吞咽障碍病因

口腔、咽部及咽外病变或食管、食管外病变等吞咽相关器官出现问题,如:①感染、溃疡;②甲状腺肿;③淋巴结病;④岑克憩室(如憩室较小,这病因可能是上段食管功能障碍);⑤肌肉顺应性降低(肌炎、纤维化);⑥头、颈部恶性肿瘤;⑦颈部骨赘(少见);⑧口咽部恶性肿瘤和赘生物(少见)等。

(二)功能性吞咽障碍病因

(1)口腔、咽部功能性吞咽障碍:如中枢神经障碍、末梢神经障碍、神经肌肉接头处疾病、肌病、心理性障碍等。

(2)食管的功能性吞咽障碍:如食管蠕动障碍、食管括约肌功能异常、肌力低下、心理性障碍等。

各种影响正常吞咽生理的因素均可导致吞咽障碍,康复工作中较常见到的是神经系统疾病引起的吞咽障碍。如脑血管疾病、颅脑外伤、痴呆、帕金森病、吉兰-巴雷综合征、重症肌无力、肿瘤等。

三、吞咽障碍的临床表现

(1)口腔准备期及口腔期吞咽障碍:患者引发吞咽动作时较费力,通常认为颈部是存在问题的部位,主要影响流质和纤维素多的食物吞咽,半流质和黏稠性食物较好吞咽。表现为开口、闭唇困难,流口水,食物从口中洒落,咀嚼费力,食物向口腔后部推送困难。伴发征象有引发吞咽动作困难、鼻内容物反流、咳嗽、鼻音重、咳嗽反射减弱、噎塞、构音障碍和复视。假性延髓麻痹多为此项障碍。

(2)咽期吞咽障碍:进食流质食物易引起呛咳或误吸,进食半流质食物较易控制。主要表现为食物逆流入鼻,误入喉及气管则引起呛咳。真性延髓麻痹为此项障碍。

(3)食管期吞咽障碍:可能的发生部位在远端食管,又称低位吞咽障碍,有些患者,如贲门失弛缓症的患者,可能述其不适部位在颈部,从而与口咽部吞咽困难混淆。进食固体食物时有卡住感觉,进流质食物无问题。食管期吞咽障碍主要表现为吞咽后胸部憋闷或吞入食物反流至口咽部。

第三节 吞咽障碍患者的康复评估

吞咽障碍的评估方法多种多样,一般可分为临床评估和仪器检查两大类。临床评估在整个评估过程中起着至关重要的作用,它决定是否需要进一步的仪器检查以及选择何种仪器进行检查。虽然吞咽障碍各种评估方法的侧重点不同,但是评估的最终目的是相同的,即了解与病史相关的吞咽病理生理学特征,确定是否存在吞咽障碍及误吸,提供选择合适的进食方式和正确的治疗方法的依据。

一、吞咽障碍筛查

根据病史采集和体格检查结果,有些患者需要进一步进行吞咽障碍筛查。吞咽障碍筛查可以间接了解到患者吞咽障碍风险以及由此导致的症状和体征(如隐性误吸、肺炎、食物由气管套管溢出等),其主要目的是筛查吞咽障碍的高危人群,明确是否需要做进一步仪器检查。吞咽障碍筛查主要包括反复唾液吞咽测试、饮水试验、标准吞咽功能评估、"Any Two"试验、床旁评估、医疗床旁吞咽评估量表等。

(一)反复唾液吞咽测试

反复唾液吞咽测试(RSST)由日本学者才藤荣一于1996年首创。

方法:被检查者采取放松体位(坐位或半卧位),检查者将手指放在被检查者的喉结和舌骨位置,让被检查者尽量快速反复吞咽。观察喉结及舌骨随着吞咽运动越过手指后向前上方移动再复位的次数。

评价:计算30秒内完成的次数和喉上抬的幅度。健康成人30秒内可做5~8次,如少于3次或喉结上下移动小于2 cm,则提示异常(吞咽启动困难、咽期时间延长、喉上抬不充分等),需要进一步检查。高龄患者30秒内能做3次即可。

(二)饮水试验

饮水试验(drink test)由日本学者洼田俊夫于1982年提出,该试验不仅可以观察到患者的饮水情况,而且可以作为能否进行吞咽造影检查的筛选标准。

饮水试验的方法分为两个阶段。

(1)第一阶段:先用汤匙(容量为5~10 mL)让患者喝水,如果患者在这个阶段即发生明显呛咳,则无须进入下一阶段,直接判断为饮水试验异常。

(2)第二阶段:如在第一阶段无明显呛咳,则让患者采取坐位姿势,将30 mL温水一口咽下,记录饮水情况。

饮水试验分级标准如表9-2所示。

表9-2 饮水试验分级标准

分级	描述
Ⅰ级	可一口喝完,无呛咳
Ⅱ级	分两次及以上喝完,无呛咳
Ⅲ级	能一次喝完,但有呛咳
Ⅳ级	分两次及以上喝完,且有呛咳
Ⅴ级	常常呛住,难以全部喝完

饮水试验的诊断标准如下。

(1)正常:5秒内喝完为Ⅰ级(正常);

(2)可疑:超过5秒,Ⅰ~Ⅱ级。

(3)异常:Ⅲ~Ⅴ级。

饮水试验的优点是分级明确清楚,操作简单易行;不足是要求患者神志清楚且能够配合,不适合有意识障碍和认知功能障碍的患者,也不宜用于隐性误吸的诊断。有研究显示其敏感性大于70%,特异性为22%~66%。

(三)标准吞咽功能评估

标准吞咽功能评估(SSA)是英国西北卒中吞咽障碍学会首先提出的临床吞咽功能检查法,是在饮水试验的基础上进一步检查其他可以预测误吸的临床指标,如意识状态、体位控制、自主咳嗽能力等。

评估患者标准吞咽功能的具体方法如下:①意识是否清楚,对言语刺激是否有反应;②能否控制体位,维持头部位置;③自主咳嗽能力;④有无流涎;⑤舌的活动范围;⑥饮水后发声异常,如湿音等。如患者在上述检查过程中出现任意一项异常,即终止检查,认为患者SSA筛查阳性,提示可能存在误吸;如上述检查项目无异常,则认为患者SSA筛查阴性,不存在误吸。有学者为探讨SSA在卒中后误吸筛查中的应用价值,以纤维内镜下吞咽功能检查(FEES)为准对81例急性脑卒中患者先后进行SSA和FEES筛查,结果显示:SSA诊断误吸的灵敏度为95%,特异度为53.7%,阳性预测值为66.7%,阴性预测值为91.7%。

（四）"Any Two"试验

"Any Two"试验是 Daniels 等首先提出的临床吞咽功能检查法。

"Any Two"试验的具体方法如下：①检查患者有无湿音；②检查患者有无构音障碍；③检查患者有无咽反射异常；④检查患者有无自主咳嗽异常；⑤检查患者饮 10 mL 水，有无呛咳；⑥检查患者饮 10 mL 水，有无声音改变。如患者出现上述 6 项异常征象中的 2 项或 2 项以上，则"Any Two"试验为阳性，提示患者可能存在误吸，如未出现上述征象，或仅出现 1 项异常征象，则"Any Two"试验为阴性，提示患者不存在误吸。有学者以 FEES 为准，探讨"Any Two"试验在误吸筛选中的价值，结果显示：灵敏度为 92.5%，特异度为 31.7%，阳性预测值为 56.7%，阴性预测值为 81.3%。

（五）床旁评估

床旁评估是一种侵入性小、并且能够提供全面吞咽信息的检查方法，具体如下：①是否存在吞咽障碍；②经口进食是否安全；③是否需要营养支持或补充水分；④是否需要临床诊断性评估。该评估要求患者取坐位，头部向上保持 90°，完成一系列动作（表 9-3）。

表 9-3　床旁吞咽评估步骤

项目	步骤
1	评估患者对分泌物的警觉和控制能力
2	判断患者按要求跟随方向的能力
3	让患者发"ah"音或从 1 数到 10 来评估声带质量
4	让患者微笑或皱眉，注意表情是否对称
5	让患者鼓腮以判断其唇密封性
6	让患者伸舌以判断舌的运动功能
7	让患者吞咽唾液，注意吞咽启动是否延迟
8	观察口腔卫生情况
9	让患者咳嗽以判断咳嗽力量

（六）医疗床旁吞咽评估量表

医疗床旁吞咽评估量表是曼彻斯特大学医学院语言治疗科的 Smithard D G 及 Wyatt R 编写的（表 9-4）。

表 9-4　医疗床旁吞咽评估量表

意识水平 清醒＝1，嗜睡但能唤醒＝2，有反应但无睁眼和言语＝3，对疼痛有反应＝4	1/2/3/4
头与躯干的控制 正常坐稳＝1，不能坐稳＝2，只能控制头部＝3，头部也不能控制＝4	1/2/3/4
呼吸模式 正常＝1，异常＝2	1/2
唇的闭合 正常＝1，异常＝2	1/2
软腭运动 对称＝1，不对称＝2，减弱或缺乏＝3	1/2/3
喉功能[a/ah/e] 正常＝1，减弱＝2，缺乏＝3	1/2/3

续表

咽反射 存在=1,缺乏=2	1/2
自主咳嗽 正常=1,减弱=2,缺乏=3	1/2/3
第一阶段:给予1汤匙水(5 mL)3次	
水流出 无或一次=1,大于一次=2	1/2
有无效喉运动 有=1,无=2	1/2
重复吞咽 无或一次=1,一次以上=2	1/2
吞咽时咳嗽 无或一次=1,一次以上=2	1/2
吞咽时喘鸣 无=1,有=2	1/2
吞咽后喉的功能 正常=1,减弱或声音嘶哑=2,发声不能=3	1/2/3
第二阶段:如果第一阶段正常(重复3次,2次以上正常),则让其吞咽60 mL水。	
能否完成 能=1,不能=2	1/2
饮完需要的时间(秒)	
吞咽时或完毕后咳嗽 无=1,有=2	1/2
吞咽时或完毕后喘鸣 无=1,有=2	1/2
吞咽后喉的功能 正常=1,减弱或声音嘶哑=2,发声不能=3	1/2/3
误吸是否存在 无=1,可能=2,有=3	1/2/3

与饮水试验相比,SSA和"Any Two"试验筛查评估的项目较为全面,不仅观察患者饮水后的症状,还检查其他吞咽相关结构,如舌、唇、软腭等的功能。医疗床旁吞咽评估量表项目较多,对吞咽评定很全面,包括一些能预测误吸的症状、体征,但较为费时。

经过上述吞咽障碍筛查后,部分患者(尤其是隐性误吸者容易漏诊)仍需进行仪器检查作为诊断性评估依据。仪器评估能够确认患者是否存在隐性误吸,区分结构性吞咽障碍和功能性吞咽障碍,并决定患者安全进食性状及环境,提高进食效率。常用的仪器评估包括:影像学检查(如X线、CT、电视荧光吞咽检查、光纤维内镜下吞咽功能检查、超声检查等)和非影像学检查(如食管测压、24小时胃酸的pH值监测等),下面将分别介绍。

二、吞咽造影检查

吞咽造影检查是吞咽障碍检查的理想方法和临床诊断的重要标准。1965年 Donner 和 Siegel 首次将放射性电影照相术应用于吞咽障碍研究,随后该技术被 Logemann 等改进,进一步用于研究吞咽的生理病理学机制,从而奠定了吞咽造影检查的基础。吞咽造影检查有许多名称,如电视透视下吞咽能力检查、电视透视吞咽功能检查(VFSS)、改良钡剂吞咽检查(MBSS)等。尽管名称不同,但实际上都是做同样的检查,即在 X 线透视下,对口、咽、喉、食管的吞咽运动进行动态的观察,以评估吞咽功能。

（一）适应证与禁忌证

1. 适应证 适用于口腔期、咽期、食管期吞咽障碍患者。

2. 禁忌证 禁用于病情危重、重要脏器功能衰竭、意识障碍、有认知或智能精神障碍、失语或其他不能配合检查的患者。

（二）检查方法

在进行吞咽造影检查之前,需要做好以下准备:造影剂、不同黏稠度的食物、患者体位摆放、必要的抢救措施等。根据临床评估结果决定使用含造影剂食物的先后顺序,原则上先糊状、后液体和固体,量由少到多。

如果患者仅发生饮水呛咳,可先喂糊状食物,观察咽功能、会厌谷及梨状隐窝情况;进食水样造影剂时,先从小剂量开始逐渐加量,观察进食不同剂量时有无误吸现象;如果患者口腔功能减退,尽可能将食团或水样造影剂送至舌根部,并刺激咽部以帮助患者完成吞咽动作。

注意事项:只有当第一次吞咽的造影剂完全通过食管后才能重复进行吞咽检查;如患者发生呛咳,须嘱患者立刻用力咳嗽,并采用拍背及吸痰等方法,尽可能将误吸的造影剂排出气管或肺。

（三）观察内容

主要从三个时期和两种位像观察患者的吞咽情况。

1. 三个时期

（1）口腔准备期/口腔期:重点观察口唇的闭合能力及随意运动,舌的搅拌、运送功能,软腭的活动及口腔内异常滞留及残留等。

（2）咽期:重点观察吞咽反射启动的触发时间,咽缩肌的舒缩活动,喉上抬的幅度,会厌及声门的关闭,会厌谷及梨状隐窝异常滞留及残留,有无误吸及误吸浓度和误吸量。

（3）食管期:重点观察食管上、下括约肌能否开放、开放程度,食管的蠕动,有无反流等。

2. 两种位像

（1）正位像:评价吞咽动作对称性的最佳观察位。两侧咽壁、会厌谷、梨状隐窝等均应对称,会厌尖、腭垂应无偏斜,两侧软腭高度应相同。主要观察会厌谷和梨状隐窝残留,以及辨别咽壁和声带双侧是否对称。

（2）侧位像:评价从唇到颈部食管吞咽功能及观察误吸的最佳观察位,此体位提供的信息量最大。

（四）异常表现

（1）滞留:吞咽后内容物积聚在会厌谷或梨状隐窝,数次吞咽后能及时排出。

（2）残留:吞咽完成后内容物仍留在会厌谷或梨状隐窝,数次吞咽后仍不能及时排出。

（3）反流:造影剂从下咽腔以下部位向上进入鼻咽腔和(或)口咽腔。

（4）溢出:造影剂在会厌谷或梨状隐窝积聚并超过其容积而流出,溢出物通常流入喉前庭。

（5）渗漏:造影剂流入喉前庭但未通过声门。溢出和渗漏通常同时发生。

(6) 误吸：造影剂通过声门并进入气管、支气管及肺泡。

(7) 环咽肌功能障碍：环咽肌不能及时松弛或发生肌肉痉挛。

(8) 松弛/开放不完全：咽腔底部食物积聚，患者经过多次吞咽后，才有少许食物通过食管上段入口进入食管中，之后流线变细并有中断。

(9) 松弛/不开放：咽腔底部有大量食物积聚，食团不能通过食管上段入口进入食管中（未见食物流线）。

(10) 食管上括约肌开闭功能不协调。

(11) 食管下括约肌失弛缓：狭窄段规则、光整，可短暂、轻度开放，伴食管高度扩张是失弛缓症的特征。

(12) 频发、多量的胃食管反流：多量反流伴远端蠕动减弱，清除力低是反流性食管炎的主要表现。

(13) 明显的食管无蠕动收缩：食管运动紊乱的主要征象，多位于食管中下段。

(14) 整体食管松弛扩张：食管呈囊袋状，无或仅有微弱蠕动，食管下括约肌经常开放，极少闭合，胃内容物可随体位自由流至食管。

(五) 评价

1. 优点 了解受检者的吞咽功能状况，评价吞咽的解剖和生理机制；区分误吸与渗漏，评价误吸严重程度，发现隐性误吸；指导调配不同黏稠度的造影剂模拟各种食物的吞咽情况；为选择不同剂量和多种体位评价各种食物的吞咽情况提供参考；帮助医务人员确定患者目前能否经口进食、进食何种性状的食物、采取何种体位或姿势进食。

2. 缺点 操作具有放射性；存在误吸造影剂的风险；不能定量测量误吸量；不能定量分析咽肌收缩力和食团内压；不能反映咽部感觉功能。

三、影像学检查方法

随着影像学技术的迅猛发展，应用先进的影像学技术进行吞咽功能检查逐渐成为一种较新的方法。其优点在于：能够更清晰地观察吞咽器官的结构和功能状况，了解进食时食物积聚的位置及状况以及动态观察吞咽器官的运动协调性。

(一) 计算机断层扫描成像

(1) 普通 CT：具有很好的密度分辨率，可以清晰地观察到双侧会厌、梨状隐窝、口腔、咽腔、喉腔及食管的结构和病变的情况，还可以清晰地观察到上述结构周围的情况，对器质性病变具有良好的诊断价值。

(2) 螺旋 CT：在水平位下提供咽期吞咽的动态图像，可作为吞咽造影或内镜检查的辅助检查。

(3) 超速 CT(ultrafast-CT)和电子束计算机体层摄影术(EBT)：可以形成动态横断面图像，有助于观察咽部等口腔组织结构的内在关系，能更好地理解吞咽时咽腔空隙及前后咽壁在清除残留物方面的作用。

(4) 320 排区域探测 CT(320-ADCT)：当今新的 CT 技术，它拥有优越的空间分辨率(0.05 cm 厚)和时间分辨率(0.1 frs/s)，实现了三维立体的吞咽评价。320-ADCT 在多维吞咽评价中具有卓越作用，尤其在以下两个方面有显著成效：①目标结构多方位地立体呈现；②吞咽时运动结构的精确定量和同步测量。

(5) 多平面重建影像(MPR)和 3D-CT 影像被一个扫描软件在 0.10 秒的时间里重建，每个结构(舌骨、软腭、会厌、喉前庭、声带和食管上括约肌)运动的开始和结束均会被记录。

（二）磁共振成像

（1）快速自旋回波 MRI 和单激发的 MRI：可在吞咽时形成咽表面及深层组织的图像，通过吞咽对比剂显现食团吞咽的影像从而提供吞咽的动态分析。

（2）功能性磁共振（fMRI）：可检测吞咽的神经机制、反映吞咽的功能性神经定位及对吞咽大脑皮质进行功能重建。

（三）正电子发射断层成像

正电子发射断层成像（PET）和 fMRI 一样，可以检查特殊运动产生的神经活动。因此也适用于吞咽时神经活动机制的控制与定位研究。

（四）超声检查

超声是一种无创性检查，无任何风险，不需要任何特殊的食物或造影剂，可在床旁进行检查，并能为患者提供生物反馈治疗。与其他检查相比，超声检查对发现舌的异常运动有明显的优势。但是，由于超声无法穿透骨和软骨，只能观察吞咽过程的某一阶段，所以仅用于检查口腔软组织或部分口咽结构。另外由于气体的影响，超声对食管上括约肌的观察不理想；对于功能失调引起的吞咽障碍，超声检查的参考意义不大。

（五）高频管腔内超声

高频管腔内超声（HFIUS）是一种新兴的主要用于评估食管运动功能的检查方法。其探头获得的信息经传感器处理，可以提供食管线性或横断面图像，能够通过横断面肌层的厚度来动态评估食管纵肌的收缩功能。若与测压技术结合，则可以同时获得纵向和横向肌肉收缩的相关信息。

（六）胃肠内镜

对很多患者（尤其是机械性梗阻者）而言，胃肠内镜是首选的检查方法。在诊断食管内肿物、狭窄和炎症（如反流性胃炎、嗜酸细胞性食管炎以及药物性溃疡）等方面，内镜检查具有独特的价值。内镜检查不但能够取组织黏膜进行活检，在某些方面还具有治疗作用，这是内镜最大的优点。

一般来说，嗜酸细胞性食管炎在胃镜下主要表现为食管黏膜线性缝隙、同心环、食管狭窄、溃疡等，但是有相当一部分患者胃镜下观察为"正常"食管，这就要求所有无明显病因的吞咽障碍患者常规进行食管黏膜活检。对于食管蹼、消化性狭窄、吻合口狭窄、放射相关性狭窄或 Schatzki's 环而言，食管扩张术是一种较好的治疗方法。然而对于那些不适合外科手术的失弛缓症患者而言，内镜引导下气动扩张术和卡尼汀注射未尝不是一种较好的选择。

对于潜在的食管蠕动障碍的患者而言，胃镜也能够提供有用的线索。尽管敏感性和特异性较低，但是仍能显示食管扩张和食管下括约肌紧张所致的潜在性失弛缓症。

（七）经鼻可屈伸纤维光学喉镜检查

经鼻可屈伸纤维光学喉镜检查（TEL）是喉及声带检查的标准化工具。主要用于观察患者平静呼吸、用力呼吸、咳嗽、说话和吞咽过程中咽和喉的解剖结构，以及舌根、咽后壁、杓状软骨和其他喉内结构的运动，杓会厌两侧运动的对称性、协调性和幅度，以及分泌物或食物残留在梨状隐窝或会厌谷的状况。它也可用于声带麻痹注射、卡尼汀注射、环咽肌失弛缓或狭窄的食管扩张治疗。

（八）纤维内镜下吞咽功能检查

纤维内镜下吞咽功能检查（FEES）主要通过评价咽期吞咽前后咽喉运动功能来评估吞咽过程中食团的运送情况。该法不但能够评价舌、软腭、咽及喉的解剖结构和功能，还能观察吞咽启动的速度、吞咽后食物在咽腔（尤其在会厌谷和梨状隐窝）的残留情况，并估计误吸的风险及程度。

（九）纤维内镜下吞咽感觉功能检查

纤维内镜下吞咽感觉功能检查(FEESST)主要用于检查吞咽时呼吸道保护性咽反射和食团运送，其对确定患者能否经口进食具有重要的指导意义。此项检查能够精确地反映杓会厌带的感觉功能，同时反映口咽对食团的感知觉程度和保护呼吸道的必要性。

上述几种内镜检查方法各有优势，在实际临床工作中可根据患者的具体情况，选择合适的检查方法对患者的吞咽功能进行评估，必要时将多种技术结合起来以保证评估结果的准确性，从而为患者选择合适的治疗方法提供指导性意见。

（十）脑地形图描记

脑地形图描记可以反映吞咽有关的运动在大脑皮质中的定位。这项创新性方法由日本的Yamawaki于2008年首次报道并应用。它是应用功能性近红外线光谱仪监测脑皮质氧合血红蛋白、去氧合血红蛋白、总血红蛋白的浓度在脑皮质不同区域的变化，分析口、舌、咽功能活动中所涉及的肌肉活动在大脑中的定位。

（十一）闪烁扫描术

闪烁扫描术又称为放射性核素检查，在吞咽功能评估中主要用来检查食管运送功能。检查前，被检查者进食放射性核素^{99m}Tc-DTPA标记的液体或固体食团，在体外用γ照相机记录放射性核素在体内的移动情况，从而能够测量食团在食管内的运送时间和清除情况。尽管该技术在诊断食管运动障碍疾病方面有很高的敏感性和特异性，但是由于放射性核素检查具有很多缺点，包括：需要处理放射性物质及放射线暴露问题，与VFSS相比对解剖定位较差，缺乏明确的诊断标准等，因此该技术目前在临床上应用较少。

（十二）放射性核素显像检查

被检查者吞咽混有放射性核素显像剂的饮料或试验餐，同时在咽喉部、肺部动态显像，观察吞咽功能状况及肺部是否出现误吸的放射性核素；或者临睡前使用混有放射性核素标记显像剂的饮料或试验餐，次日晨进行胸部显像，如肺内存在放射性，提示存在胃食管反流所致误吸。Kikuchi等将含有放射性核素氯化铟的膏状物于患者睡前涂在其牙床上，次日进行肺部显像，发现其中71%有肺炎史的老年患者为阳性。放射性核素显像诊断误吸的优点是无创、检查过程接近生理状态、患者易于接受和配合，特别适合于隐性误吸的诊断。但有关数据显示此方法阳性率较低，方法学尚未完善。

（十三）痰液中胃液成分及放射性核素测定

胃内容物误吸后，胃酸、胃蛋白酶的消化作用及渗透压的改变是老年人误吸性肺炎的重要发病因素。正常生理情况下，呼吸道分泌物中不含有胃蛋白酶等胃液成分，因此可通过测定气道痰液中胃蛋白酶等的含量诊断误吸。

该方法无创、安全、简便，不仅可以作为诊断误吸的量化指标，还可根据气道分泌物中胃蛋白酶浓度的高低了解误吸对肺的损伤程度。但对口咽部内容物误吸及隐性误吸等的诊断没有价值。与之类似，还可以进行支气管肺泡灌洗液淀粉酶活性测定、气管pH值检测等来诊断误吸。

四、非影像学检查方法

近年来出现了一些能够评估食管运动功能的新的检查手段，尽管其临床实用性尚需进一步验证，然而这些新技术为进一步了解食管运动性障碍所致吞咽障碍提供了机会，从而提高了人们对这些疾病的认识。

(一) 肌电图检查

1. 表面肌电图(SEMG) 主要用于咽喉部的肌肉功能检查。由于表面电极记录的是电极下广泛的肌电活动的总和,因此很难获得特定肌肉的数据以及对运动单位动作电位进行定量分析。SEMG并不着重于检查某块肌肉的功能,而是检测吞咽过程中局部肌肉活动的时间、幅度及时序性。在进行神经系统检查之前,SEMG对于怀疑存在吞咽障碍的患者进行简单的筛查和早期诊断非常有意义。

2. 喉肌电图(LEMG) 主要用于以下几个方面。

(1) 确定是否存在神经失用(生理性的神经阻滞或局部损伤,神经纤维保持完整)或轴突断裂(神经纤维受损导致完全的周围性退行性变性)。

(2) 诊断喉括约肌、喉和咽的感觉以及环咽肌有无异常。

(3) 区分声带麻痹的原因:神经源性声带麻痹还是喉关节损伤所致声带麻痹。

(4) 评价预后。

喉肌电图检查也有其局限性:不能精确定位,难以判断是否累及迷走神经或脑干、喉上神经或喉返神经;无法鉴别中枢性神经肌肉疾病与周围神经病变。

(二) 测压检查

测压技术主要用于咽、食管压力测定,该技术弥补了VFSS在诊断压力相关性吞咽障碍上的缺陷。目前已发展至高分辨率测压技术(HRM)。

食管测压检查是食管障碍性疾病重要的诊断手段,有助于判断失弛缓症与弥漫性食管痉挛的存在。对诊断其他系统性疾病(如硬皮病、糖尿病及慢性特发性假性小肠梗阻等)所引发的食管动力障碍有一定的参考价值。

(三) 食管pH值监测

24小时持续食管pH值监测是诊断胃食管反流性疾病(GERD)的重要方法。通过监测食管pH值,可发现有无胃食管反流,并计算出食管真正接触到反流胃酸的时间,是一种高度特异性的定量检查方法。双探头pH值监测(使用有近端及远端探头的导管)可用于鉴别咽食管反流与胃食管反流。该技术有助于了解胃食管反流与症状间的关系,并可区分生理性反流与病理性反流。

未来该技术主要集中在无线探头的研制及应用方面,它可附着在食管远端黏膜上,无需经鼻导管。这样患者感觉较舒适,可以耐受更长时间的监测,但该技术费用较贵,且不能将探头放置在咽部。

(四) 脉冲血氧饱和度监测

动脉血氧饱和度是反映人体呼吸功能及氧含量是否正常的重要生理参数。在吞咽障碍的评估与治疗中,可使用脉冲血氧饱和度监测对患者进行动态监测,这对判断吞咽障碍患者是否有误吸及误吸的严重程度有重要意义。此方法无创、简单,可重复操作,且不需要暴露在放射线下,已在临床得到广泛的应用。

Smith等以吞咽造影检查结果为参照标准,测定了吞咽障碍患者进食前后血氧含量的变化,发现饮水试验的准确率为50%,脉冲血氧饱和度监测的准确率为69%,而两者联合检查的准确率高达95%。由此推荐将饮水试验与脉冲血氧饱和度监测相结合,用于急性卒中患者误吸的筛选和治疗指导。

(五) 多通道管腔内阻抗

多通道管腔内阻抗是一种通过测量食团在运送过程中导电性的变化来记录食团的运送及清除情况的技术,有研究表明,与VFSS相比其精确率高达97%。

阻抗技术可以与测压技术结合起来用于评估非梗阻性吞咽障碍,其价值在于能够补充测压技术的不足,为食团在食管内的运送提供功能性评估,从而能够推断二者(测压技术与阻抗技术记录的食管异常运动)之间的关系。最近,阻抗-测压技术已经用来评估食团在口咽内的运送和误吸风险。应用VFSS作为最佳标准,阻抗-测压技术可以记录很多压力-运送变量,然后通过自动分析系统来评估吞咽风险指数。该方法在预测吞咽功能障碍和误吸风险方面具有积极的作用。

(六)功能性管腔成像探针

功能性管腔成像探针目前主要作为一种实验工具,尚未常规应用于临床。该技术通过测量探针横断面区域的电阻抗来评估胃食管连接处的压力,在比较失弛缓症患者治疗前后疗效方面有一定的作用。最近有学者对该技术进行改进,可以用来测量食管内的纵向压力,从而提供食管蠕动推动食团移动等方面的信息。

(七)气管内分泌物糖含量检测

Winter-bauer等提出,富含葡萄糖的肠内营养(EN)制剂进入呼吸道或咽喉部时,该部位葡萄糖浓度会升高。检测气管内分泌物糖的含量,当其高于$0.02\ mol/L$时提示误吸的发生。但该法存在不足之处,因胃酸与糖类成分混合后可出现假阳性。

(八)染色法测定

Metheny等用亚甲蓝作为染料混入EN制剂中,发现被检查者误吸后,蓝染食物会处在呼吸道黏膜,严重者出现肺部蓝染,其敏感性为90%。但亚甲蓝对线粒体氧化代谢有损害作用,其利弊尚待进一步评估。

综上所述,吞咽障碍的评估方法多种多样,实际临床工作中可以将上述方法结合起来,取长补短,从而了解吞咽的病理生理机制,明确吞咽障碍及误吸是否存在,确定吞咽障碍的病因及部位,选择合适的进食方法,制订正确的治疗方案,为促进患者吞咽功能的康复提供指导性的意见。

(曾西 王留根)

第四节 吞咽障碍患者的康复治疗

有效治疗方案的确立,建立在疾病明确诊断和功能客观评估的基础上。吞咽障碍仅是疾病的临床表现,故病因学治疗是吞咽障碍治疗的前提,只有在此基础上依据功能评估结果,方可制订出有针对性的个体化治疗方案。

一、病因治疗

吞咽障碍的治疗目的在于通过综合康复治疗(包括指导患者、家属及护理人员如何改进食物和液体性状,掌握正确的治疗性姿势和技巧以预防误吸和窒息)改善吞咽功能,使患者恢复安全有效的吞咽并摄入充分的营养。吞咽功能的改善有益于原发疾病的恢复,可使患者尽早重新回归家庭和社会。对于医护人员来说,只有系统掌握与吞咽相关的解剖学知识和吞咽的病理生理机制,才能敏锐地发现与吞咽障碍相关的症状和体征,洞悉吞咽障碍患者的病因,从而运用合适的评估方法评估患者吞咽功能,最后根据个体化原则选择针对性强的训练方法和治疗措施,最大程度恢复患者吞咽功能,避免并发症,提高日常生活能力,使患者尽早回归社会。

(一)需要考虑的因素

吞咽障碍患者康复治疗方案的制订要遵循循证医学或随机对照试验的证据,以保证资料来源的可靠性。

对于各种原因引发的吞咽障碍,在制订康复治疗策略时必须考虑以下几个因素。

1. 病情严重程度 吞咽障碍是疾病的一个症状,不同疾病可能表现出相同的症状——吞咽困难。临床医师应以患者的病情(疾病的严重程度)为依据来指导制订临床决策时的先后顺序,而不应该以吞咽障碍的严重程度来作为临床决策制订的依据。

2. 呼吸道保护 常与进食安全性联系在一起。吞咽障碍患者常常存在误吸(尤其是隐性误吸),从而导致肺部感染(如误吸性肺炎)的发病率增加。吞咽障碍患者亦会因进食时出现呼吸道梗阻,从而增加窒息甚至死亡风险。

3. 营养与水分 进食是否安全、充分及有效,常与营养和水分密切相关。吞咽障碍患者能否安全有效地进食、是否有能力消化食物、能否获得足够的充分的营养,严重影响着患者病情的康复。若患者不能经口进食或经口进食达不到维持机体所需的足够营养时,则需采取其他途径作为获取营养的代偿途径。

4. 进食状况 主要包括两个部分:一是决策患者进食途径,如选择肠内营养还是肠外营养,肠内营养又分经口进食和管饲进食,管饲进食又分间歇性和持续性;二是根据病情转归决策何时进行进食模式的转换,如肠外营养向肠内营养转换,肠内营养向经口进食转换。

另外,在制订治疗方案时,康复医师应该对患者目前病情、影响因素、转归及预后有清楚的了解。

(二)治疗原则

吞咽障碍的治疗要遵循以下原则。

1. 病因学治疗 对患者原发病进行治疗,控制病情发展。

2. 安全性 评估患者进食安全性,选择合适的进食方法及途径;定期对患者及家属进行进食安全宣教。

3. 个体化治疗 每个吞咽障碍患者的病因不同,从而决定了其治疗侧重点的不同。如果患者不能经口进食,治疗侧重点应放在设法挖掘患者恢复经口进食的潜能上;如果患者可以完成经口进食,治疗侧重点应放在增加摄入量来维持营养、拓宽进食种类、改善生活质量和适应社会交际需要上。因此不同患者要采取个体化的治疗方案,根据个体特点制订针对性强的康复治疗方案。

4. 并发症治疗及对症治疗 根据患者并发症(包括入院时已有的并发症或入院后由于病情变化所发生的并发症)及治疗过程中产生的症状进行治疗,促进整体病情康复。

5. 评估与治疗相结合 定期对患者病情及进展进行评估,从而调整治疗方案,达到最佳康复效果。

(三)吞咽各期异常表现及其治疗策略

吞咽不同时期出现问题将表现出该期特定的症状。表 9-5 列举了不同时期吞咽障碍的异常表现、可能的原因及治疗策略,可为制订治疗策略提供重要参考。

表 9-5 吞咽障碍各期的异常表现、可能的原因及治疗策略

分期	表现	可能原因	治疗策略
准备期	嘴唇无力 唇漏食出 含食不咽或外吐	口轮匝肌无力 三叉神经问题 认知障碍	口轮匝肌力量训练 将食物放置在口腔后方吞咽 认知训练(药物治疗)

续表

分期	表现	可能原因	治疗策略
口腔期	面颊无力	面部无力 外科手术	口腔运动训练 将食物放置在力量较强的一侧
	咀嚼无力	牙齿缺失 认知水平下降	改变食物性状
	过早溢出	舌无力	下颚抬起,改变食物性状
咽期	吞咽启动延迟	口腔期问题 迷走神经功能失调 长期插管	温热刺激 增强舌的力量
	喉部抬升减弱	气管切开术 留置鼻饲管 舌骨上肌群力量减弱	拔除气管插管 拔除鼻饲管,更换为口腔营养管 肌群力量练习
	重复吞咽	咽充血、收缩力量下降	液体和固体食物交替吞咽
	吞咽后立即咳嗽或清嗓子	会厌上抬无力继发误吸 口腔期问题 气管食管瘘	声门上吞咽法 改变食物性状 修补瘘口
	延迟咳嗽或清嗓子	会厌谷滞留继发吞咽时误吸	反复干吞咽 液体和固体食物交替吞咽
	声音质量改变	声带水平的渗漏 声带无力	非经口进食 改变食物性状
食管期	食物咽下延迟 误吸	狭窄 反流	改变食物性状 药物调节胃肠功能

二、代偿性治疗措施

进食是人类个体生存的本能和味觉美感的享受过程。吞咽障碍不仅剥夺患者享受进食过程的权利,还损害了患者的身心健康,严重者可导致误吸性肺炎或因噎呛窒息致死等后果,因此安全是享受进食过程的保证。对于吞咽障碍患者而言,在治疗吞咽障碍的同时可通过改变食物性状、改变进食姿势、调整进食速度及一口量等代偿措施来达到患者临时安全顺利进食的目的。对于某些疾病所致吞咽障碍,经治疗后吞咽功能仍未完全恢复甚至加重时,此时若患者残留的吞咽功能通过上述代偿措施调整后可使进食变得安全,那么这些措施同样是有意义的。

(一) 食物调制

食物质地和软硬度会对吞咽障碍患者的进食及治疗效果产生很大的影响,食物质地、软硬度已被作为吞咽障碍患者饮食建议的指标,但不同患者之间存在个体差异。吞咽障碍患者在平衡膳食基础上依据不同疾病的要求,以不引起误吸、安全顺利进食为原则,在食物的调制方面做适当的加工,以适合不同阶段吞咽障碍患者食用。根据食物的性状和黏稠度,除水外将食物分为四类,即稀流质、浓流质、糊状、半固体。常用的食物形态包括软质食物、糊状食物、浓稠流质、稀流质等。不同时期的吞咽障碍,对食物要求不同(表9-6)。

表 9-6 不同时期的吞咽障碍患者对食物的选择

吞咽时期	功能障碍	食物选择
准备期、口腔期	口唇、舌体、下颌、面颊功能异常	早期选择浓流质,功能提高后可选择稀流质或半固体
咽期	舌后缩力量减弱	选择稀流质
	咽壁收缩力弱、喉上抬欠充分	选择稀流质
	喉入口闭合不足或整个呼吸道关闭不全	选择浓稠流质
食管期	食管上括约肌功能紊乱或开放不充分	选择稀流质

通常患者吞咽障碍多为几个时期同时受累,我们应在采用多种代偿措施的基础上优化选择适合患者的食物性状,必要时须在吞咽造影检查下确定何种性状的食物更能保证患者安全吞咽。

（二）调制方法

1. 家庭食物搅拌机调制食物 把烹饪后食物混合放入搅拌机中,根据需要添加开水或流质食物,运行机器直至将食物搅拌成合适的黏稠度。

2. 食物加稠剂调制 食物加稠剂通常能溶于水中,一定条件下形成黏稠、滑腻或胶冻状的大分子物质,其化学成分是天然多糖及其衍生物。在各种液体食物中加一定量的食物加稠剂充分搅拌可混合成不同形状的食物以供不同吞咽障碍患者食用。另外,应当注意以下因素可影响调制效果：①不同类别的食物加稠剂对不同食物的加稠效果不同；②食物的浓度影响加稠效果；③食物的酸碱度影响加稠效果；④食物的温度影响加稠效果。

3. 自行调制 根据患者的营养需要选择柔软、密度及性状均匀的食物自行加以调制。这类食物具有密度均匀、黏度适中、不易松散、容易变形等的特点。

（三）姿势调整

有研究表明,对于不同类型吞咽障碍患者,吞咽姿势的改变可改善或消除吞咽时的误吸症状。此方法能保持患者的正常生理功能,不需要患者在吞咽时进行特别的努力,不同年龄的患者均可采用,Logemann 等报道总有效率达 75%～80%。在临床实践中,最好在吞咽造影检查下,先确定安全有效的吞咽姿势,然后再选择该姿势指导患者安全吞咽。

1. 健侧半坐卧位 该体位在重力的作用下使食团流向和流速发生改变,以利于吞咽障碍患者进食。健侧侧卧位或健侧半坐卧位进食时,食团因自身重力作用从健侧咽部咽下,可降低误吸概率,利于顺利摄食。这里的健侧是根据患者吞咽肌损害的侧别来定义的,未损害侧即是健侧。存在严重反流性疾病的患者,采用健侧半坐卧位可降低发生反流性误吸的概率；双侧吞咽肌都有损害的患者,也可采用吞咽肌功能相对好的一侧取卧位进食,以确保进食安全性。

2. 仰头吞咽 仰头能使口腔的解剖结构变宽,对有口或舌功能缺损的患者而言,食团较容易进入咽腔。仰头吞咽也可增加食管内压力,缩短食管段的舒张时间。仰头吞咽对于口咽腔运送慢的患者是一项很有用的代偿方式。当颈部后仰时会厌谷变得狭小,残留于会厌谷的食物可能被挤出,此时做点头动作,同时用力吞咽,可帮助舌运动能力不足以及会厌谷残留的患者清除咽部残留物。此法适用于重症肌无力、多发性肌炎后软腭无力致进食后鼻腔反流的患者。值得注意的是,仰头吞咽会使吞咽障碍患者的喉闭合功能降低。因此,对存在呼吸道保护功能欠佳或咽食管段功能障碍的患者而言,此法会加大误吸风险。

3. 低头吞咽 吞咽时低头使下颌贴近胸骨。低头吞咽能使口咽解剖结构变窄,使舌骨与喉之间的距离缩短,同时会厌软骨接近咽后壁,使两者之间距离缩小,会厌软骨与杓状软骨之间距离也缩小,从而使呼吸道入口变窄。低头吞咽对咽期吞咽启动延迟、舌根部后缩不足、呼吸道入口闭合不足患者是一个较好选择,可提高呼吸道保护功能,但会降低咽收缩能力。有报道认为此法对吞咽启动延迟和吞咽后梨状隐窝食物残留的患者无用。同时,对咽食管功能不全或多种吞咽功能缺损者也不能达到最佳效果。

4. 转头或头旋转吞咽 主要用于单侧咽功能减弱的患者。某侧咽功能减弱时将头偏向该侧,这样吞咽时食物将不通过该侧,充分利用健侧完成吞咽过程,降低咽部的滞留和误吸。主要作用是使吞咽通道的解剖结构在头偏向侧变得狭窄或关闭,这一关闭作用只局限于舌骨水平的咽上方,而咽下方则是保持开放的。

5. 空吞咽与交互吞咽 存在咽部滞留的患者,不论是由于咽肌麻痹还是环咽肌打不开,在每次吞咽之后,不要紧接着进食,而是反复做几次空吞咽,使咽部的食团全部咽下后再进行下一口进食,这样可以防止食物不断聚集在咽部从而超过梨状隐窝的承载能力而发生误吸。或者在每次进食吞咽后饮少量的水,既有利于刺激诱发吞咽反射,又能除去咽部残留食物,但要注意此时饮水的安全性。

(四)一口量及进食速度

1. 一口量 最适于吞咽的每次摄食入口量。对患者进行摄食训练时,如果一口量过多,食物将从口中漏出或引起咽部残留进而导致误吸;过少则会因刺激强度不够,难以诱发吞咽反射。一般正常人一口量:液体 1~20 mL;果酱 5~7 mL;浓稠泥状食物 3~5 mL;肉团平均为 2 mL。对于吞咽障碍患者应先以 1~4 mL 少量液体试验,然后根据具体情况增减和调换。不同恢复阶段的患者吞咽功能不同,其一口量也应不同。

2. 进食速度 食团的进食速度对患者是否顺利吞咽有一定影响,为降低误吸的危险,应调整合适的进食速度。如前一口吞咽完成后再进食下一口,避免 2 次重叠入口的现象。

三、功能训练

通过对吞咽器官的功能训练,可提高吞咽有关神经肌肉的控制能力,加强吞咽准备期和自主性口腔期的力量控制,提高肌群运动的速度和幅度,改善吞咽能力,从而保证足量、安全地进食。

(一)吞咽器官功能训练

1. 唇部运动训练

(1)通过发"p""b""m"音训练口唇的力量。

(2)通过发"a""yi""f"等音增强唇运动灵活性。

(3)通过发"a""e""o""u""i"元音以增加唇运动。

(4)噘嘴训练:患者前噘双唇维持 10 秒,放松 10 秒,反复练习。

(5)缩唇训练:患者缩拢双唇维持 10 秒,放松 10 秒,反复练习。

(6)闭唇哼歌:患者持续闭唇哼歌,治疗师记录停止时间,停止后,患者张口,然后再关闭继续。

(7)吹蜡烛、吹口哨、吹泡泡训练:可以锻炼唇的缩拢动作。避免连续长时间吹气,否则易导致晕厥。

(8)微笑、噘嘴、龇牙训练:促进唇的运动,加强唇的力量,练习唇在各个方向上的活动力量。训练时可面对镜子。

(9)抗阻训练:治疗师令患者闭紧双唇,然后治疗师用手将其唇轻轻拨开,患者用力闭唇以抵抗治疗师的动作;将一颗扣子连接在一条较为结实的线的一端,然后将扣子放在唇和牙齿之间,患者尽力闭唇,治疗师牵拉线的另一端,试图将扣子拉出,以提高唇力量。

(10)唇、颌协调训练:患者闭合双唇,同时做牙齿闭合及张开的交替动作,类似咀嚼运动。

(11)闭唇呼吸:患者闭合双唇,然后练习经鼻吸气和呼气。

(12)缩唇呼吸:患者缩拢双唇,通过口呼吸,类似于吹口哨的动作,锻炼口轮匝肌的力量。

(13) 模拟用餐：患者持一玻璃杯或茶杯模拟饮茶动作，一旦杯子接触到下唇时就张开双唇，练习开启唇的时间。

2. 下颌、面颊部运动训练

(1) 开闭颌运动、前后运动、侧方运动：把口尽可能张开至最大，然后闭合；将下颌向左、右、前、后方向移动。

(2) 咬牙胶训练：应用不同厚度的牙胶专门模拟咀嚼食物，训练患者口部肌肉力量，咬合运动时向左、右、前、后各方移动。

(3) 唇、颊、咀嚼肌肉协调训练：患者面对镜子，做吸吮动作，或者双侧面颊紧贴牙弓的动作。通过健侧动作的对比，促进患侧动作的准确性，逐渐改善颊肌的肌力。

(4) 牵伸训练：将软硬适中的物体置于患者的上、下切牙间，初期训练时，物体要从薄的开始，根据患者张口的幅度和上、下切牙之间的距离，选择刚刚能放入上、下切牙间的厚薄相当的物体。因咀嚼肌痉挛，往往会将物体咬住，患者咬住物体数分钟，逐渐适应这种厚度，并能较为容易地张开上、下颌达到这种厚度，然后再小幅度增加物体的厚度，放于上、下切牙之间，适应后再逐渐增加物体的厚度，以此类推。治疗时注意物体要柔软，不能损伤患者的牙齿，物体厚度的增加也要循序渐进，在患者能够承受的基础上进行，避免将下颌关节过度牵伸而损伤。

(5) 按摩方法：轻柔按摩咬肌，可降低肌张力。

(6) 抗阻训练：治疗师在下巴处施加一定力量，嘱患者下移或关闭下颌。

3. 舌肌运动训练

(1) 发"t""d"音，使舌尖快速接触及离开硬腭，训练舌的灵活性。

(2) 发"ch"音使舌接触到软腭中部。发声"s"和"sh"帮助舌的侧边接触到腭部，同时有助于舌部卷曲。

(3) 舌伸缩训练：患者伸舌出口外，维持10秒，然后缩回维持10秒，反复训练。

(4) 舌、腭、下颌协调训练：张口，舌尖抬起置于硬腭和切牙之间，然后舌尖紧贴硬腭向后卷，做卷舌运动。

(5) 舌、腭协调训练：舌尽量贴近硬腭向回缩，重复训练。

(6) 舌转动训练：舌尖分别伸向双唇角，然后再分别转向对侧；用舌尖舔唇一圈，重复训练。

(7) 抗阻训练：舌伸出口外并分别伸向双唇角时用勺柄或压舌板给予阻力，做抗阻运动。

(8) 模拟用餐：通过咀嚼纱布开始练习舌搅拌运动功能，安全后可以咀嚼少量食物。

(9) 摄食训练：用不同形状、大小、质地的容易被舌运送的食物训练进食动作。

4. 软腭运动训练

(1) 发"啊"音有利于软腭运动功能。发"啊"音时，软腭的运动类似于吞咽时软腭向上、向后隆起变形，并同咽后壁接触。

(2) 发"g""k""h"音提高软腭运动功能。这些发声训练可以同时训练软腭和舌根的力量。

(3) 软腭力量训练。可以令软腭有一定活动度的患者上身坐直，头水平前伸，使颌下肌群伸张，然后在颌下施加向上的阻力，嘱患者边低头抵抗阻力边发辅音"g""k""h"，这种方法可以加强训练的力度。拉长"嗯"音并加强后鼻音部分，也可训练软腭的力量。

5. 声带闭合、喉上抬练习 声门的关闭是防止误吸的一项重要措施。当声门不能关闭时，误吸的危险性增加。患者也表现为发声困难，通常见到患者声音嘶哑、声音低弱，甚至发声不能。

(1) 持续延长发声的时间并保持音质持续一致，增强声门闭合功能。

(2) 练习发元音韵母"a"，尽量发长音，重复数次，然后屏气5秒后咳嗽。

(3) 坚持用不同的音调发声：有助于前部声带的闭合和喉部的提升。

(4) 声音治疗：进行持续的元音发声，逐渐拉长，增强声带的开闭功能。

(5) 屏气-发声运动：使患者双手支撑在椅背上或桌面上做推压动作等固定胸廓，吸气后屏气，之后突然声门大开,呼气发声。该方法除了能训练声门的闭锁功能外,还能强化软腭的肌力,也能去除残留在咽部的食物。当胸廓固定在一个位置,呼气发声时,主要是为了训练双侧声带的力量。

(6) 声门开闭训练:经鼻孔深吸气,关唇屏气5秒,然后做清嗓动作。

6. 咽肌训练

(1) 假声训练。

(2) 发"h""a""w""k"音,最后"k"音加重发声,反复训练。

(3) 持续发"k"音数秒,可明显激活上咽缩肌。

(4) 反复吞咽或者重复吞咽。

(5) 用力吞咽。

(二) 特殊训练法

1. Masake训练法(舌制动法) 吞咽时通过对舌的制动,增加舌根的力量,使咽后壁前突贴近舌根部,延长舌根与咽后壁的接触时间,从而增加咽腔内的压力,加快食团的推进。

方法:吞咽时,嘱患者略向外伸舌,并用牙齿轻轻咬住舌尖后的部分舌体,同时让患者做吞咽动作,使咽后壁向前突。

2. Shaker训练法(头抬升训练、等长/等张吞咽训练) 增强舌骨喉复合体向前运动,增强促使食管上括约肌开放的力量,降低下咽腔内的压力,从而使食团通过食管上括约肌入口时阻力减弱,改善吞咽后食物残留和误吸。

方法:患者仰卧于床上,尽量抬高头但肩不能离开床面,眼睛看足趾,重复数次。

3. 门德尔松手法 咽期吞咽时通过主动增加喉和舌骨的运动,增加喉部上抬的幅度与时间,从而延长和扩大食管上括约肌的开放,改善整体吞咽的协调性。

适应证:

(1) 喉上抬无力患者。

(2) 环咽肌开放不充分及开放时间过短。

(3) 整体吞咽不协调等。

操作方法:对于喉部可以上抬的患者,让其空吞咽并保持上抬位置数秒。或吞咽时让患者用舌尖顶住硬腭、屏住呼吸,以此位置保持数秒,同时让患者食指于甲状软骨上方,中指置于环状软骨上感受喉部上抬。对于喉部上抬无力的患者,治疗者可按摩其颈部,用置于环状软骨下方的食指和拇指辅助推住喉部并固定。注意要让患者感觉喉部上抬,上抬诱发出来后,再让其有意识地保持上抬位置。此法可增加吞咽时喉抬升的幅度并延长抬升后保持不降的时间,因而也能增加环咽肌开放的宽度和时间,起到治疗作用。

(三) 保护性吞咽训练方法

保护性吞咽训练方法是通过增加患者口、舌、咽等结构本身运动范围,增强运动力度,增强患者对感觉和运动协调性的自主控制,避免误吸,保护呼吸道的徒手操作训练方法。安全进食是吞咽障碍患者进食的基本指导思想,在患者应用代偿吞咽方法仍无效的情况下可以应用保护性吞咽训练方法。各种方法相互结合,效果往往是理想的。

1. 声门上吞咽法 在吞咽前及吞咽时通过屏住呼吸使呼吸道关闭,防止食物误吸,吞咽后立即咳嗽,清除声带处残留的食物的一项呼吸道保护技术。此法可产生咽鼓管充气效应,可能导致心脏性猝死、心律失常,有冠心病的卒中患者禁用。

适应证:

(1) 患者意识清醒、无理解障碍、精神放松,能遵从指令,领悟动作的每一个步骤。

(2) 直接进食可能存在残留、误吸等风险时。

(3) 声带麻痹、声带闭合差、喉部感觉减退的患者。

(4) 吞咽完毕后咽部及喉前庭有食物残留。
(5) 咽阶段食团控制差。

操作方法：包括以下5个步骤。
(1) 深吸一口气后屏气。
(2) 将食团放在口腔内吞咽位置。
(3) 保持屏气状态，同时做吞咽动作。
(4) 吞咽后立即咳嗽，然后吸气。
(5) 再次吞咽。

完成这些训练前，先让患者做吞咽口水训练，练习成功数次后，再给予食物练习。

2. 超声门上吞咽　超声门上吞咽法是指在吞咽前及吞咽过程中用力，使杓状软骨前倾到达会厌底部，并使假声带闭合关闭气道入口，以此来延长气道的闭合时间。

适应证：
(1) 患者意识清醒，无理解障碍，精神放松，能遵从指令，领悟动作的每一个步骤。
(2) 直接进食吞咽完毕后咽部及喉前庭有食物残留、误吸等风险时。
(3) 咽阶段食团控制差。
(4) 声带麻痹、声带闭合差、喉部感觉减退、全喉闭合不全的患者。
(5) 吞咽开始时喉部上抬速度慢的患者。
(6) 声门上喉切除术后的患者。
(7) 颈部器官做过放射治疗的患者。

操作方法：吸气后屏气，用力将气向下压，当吞咽时持续保持屏气，并且继续向下压，当吞咽结束时立即咳嗽。

3. 用力吞咽法　用力使吞咽相关的肌肉收缩，增加口咽腔内的压力，从而促进口腔内及会厌谷残留食物的排空。

适应证：
(1) 吞咽时口腔、咽腔内压力降低，挤压食团的能力下降。
(2) 会厌谷食物残留。
(3) 舌根向后运动差。
(4) 舌肌无力。

操作方法：吞咽时所有咽喉肌肉一起用力挤压，舌在口中沿着硬腭逐渐向后，将食物挤下去。食团全部咽下后，再进食下一口。

注意：口咽肌力弱、声带不能闭合患者慎用此方法。

（四）呼吸功能训练

正常吞咽的瞬间呼吸暂停，吞咽障碍患者会在吞咽时吸气而引起误吸。一些患者因胸廓过度紧张、呼吸肌肌力低下或咳嗽能力减弱导致误吸物不能安全咳出。通过呼吸训练可提高患者气流控制能力、增强咳嗽反射能力、改善呼吸肌肉力量，进一步增强患者进食安全性。

1. 呼吸控制训练　通过吹气泡、哨子、气球等训练呼吸控制能力。随着呼吸功能的提高，可逐渐增加训练难度。如加大吹气泡时气管在水中的深度、增长吹哨子持续时间等。注意不可快速连续吹气，避免发生晕厥。

2. 咳嗽反射训练　患者先深吸气后屏住气，迅速收缩腹部同时打开声门。腹部、膈肌下软组织受到冲击后产生向上的压力，驱使肺内吸入的气体形成气流，沿气管向开放的声门方向冲出，此时就能将误吸入气管的异物咳出。提高咳嗽反射的强度，可增强气道自我保护机制，使得进食更加安全。

应指出,并非只要有呛咳就禁止经口进食,对于经代偿措施处理后仍偶有呛咳的患者,如果其咳嗽反射足够强,应同意患者经口进食。

3. 呼吸肌肌力训练 增强呼吸功能有助于改善患者气流控制能力,同时可协同提高患者咳嗽反射强度,对提高患者进食耐力也有帮助。

4. 腹式呼吸训练 患者取卧位屈膝,治疗师两手分别置于患者的上腹部,让患者用鼻吸气,吸气时腹部膨隆,以口呼气,呼气时腹部凹陷,呼气结束时放在上腹部的手沿上方膈部的方向稍加压,患者再以此状态吸气。单独练习时,可在腹部放上 1~2 kg 的沙袋。卧位腹式呼吸熟练掌握后,可转为坐位练习,逐渐增加难度。

(五) Rood 技术

增加患者感觉输入,可提高器官肌肉兴奋性。通过给予患者口腔触觉及压觉、味觉、温度觉等多种感觉刺激以增强口腔器官感觉及运动功能。对吞咽失用、食物感觉失认、口腔期吞咽启动延迟、咽期吞咽启动延迟等患者尤为重要。

1. 温度、触觉刺激 用冰块快速摩擦吞咽障碍一侧面颊部,每组 3~5 次,2 次间隔数秒,每日 4~6 组。

2. 餐具刺激 提高患者复合感觉。吸管、口杯、塑料勺等碰触口唇、舌、颊等部位以提高感觉能力,物体可以是不同的大小、形状及重量。

3. 感觉刺激与运动功能协调训练 把不同的食物放置在唇上,如酸乳酪、花生酱等,鼓励患者感觉食物,并摩擦双唇以清除食物。

4. 擦刷刺激 用食指快速摩擦上唇和下唇的边缘,通过这种感觉刺激来促进唇肌功能的恢复;用柔软的毛刷,以口唇为中心,沿辐射方向轻刷,刺激唇功能;用牙刷或手指在口腔内快速刺激面颊部。刺激后可让患者立即做刺激部位的功能活动。

5. 叩击刺激 用指尖轻轻叩击或者用冰块轻轻叩击瘫痪侧唇。

6. 冷按摩 用在冰水中浸泡过的不锈钢勺柄,在舌的上表面做按摩动作,可以分别针对舌的两侧来做。

7. 柠檬冰块刺激 用卵圆钳加持柠檬冰块,快速刺激唇、腭、舌、面颊、咽部。

8. 触觉刺激 用压舌板或棉棒碰触软腭的某个部位,嘱患者用舌接触刚才碰到的部位。

9. 食物刺激 给患者喂食冷的或酸的食物。如果患者不能吞咽,可以把这些食物冰冻在棉棒上来接触口腔内的某个部位。

10. 分区域刺激 舌尖对甜味最敏感、舌侧面对酸味敏感、舌根对苦味敏感、舌的各部对咸味均敏感。可用甜、酸、苦等不同味道的冰棒对口腔期吞咽功能障碍的患者舌的不同位置进行刺激,以提高感觉输入。

11. 辣椒素刺激 国外有对老年患者进行辣椒素刺激的报道,显示治疗效果优于冷或热温度刺激。

12. 薄荷脑刺激 薄荷脑刺激和冷刺激都能使吞咽障碍患者吞咽反射的敏感度恢复。吞咽障碍患者餐前嘴里含化一颗含有薄荷脑的锭剂,或在液体、食物中加入薄荷脑可刺激吞咽反射,能改善其吞咽反射的敏感度,有助于防止老年吞咽障碍患者误吸的发生。

表 9-7 总结了针对特定功能异常的练习方法。

表 9-7 针对特定功能异常的练习方法

障碍点	目标	练习任务
控制力、灵敏度下降或者颈部旋转、伸张、屈曲能力下降	恢复到要求的活动范围、控制能力、充分的灵敏度	物理治疗师根据需要可以针对运动的灵敏度、控制能力以及关节活动度来进行练习

续表

障碍点	目标	练习任务
牙关紧闭：由于三叉神经损伤或者肌肉力量减弱而不能张口	能充分张口，以便能够进行常规进食（包括使用勺子、叉子、杯子），或者能够佩戴义齿或者软腭假体，能进行口腔清洁	进行主动或被动下颌运动练习，注意保持正确的颞下颌关节的位置，运动时动作要缓慢。最大力量需要维持15秒以上
下颌支持/控制力弱或缺乏	对称的上下颌关系是维持姿势、经口营养摄入、颌言语的基础	首先保证最好的上下颌对应关系，可以采用主动或被动的方法，练习方法逐步递进，使患者逐渐耐受。进行抗阻训练、咬合练习，逐渐增加阻力，以便逐渐增强肌肉力量和控制能力。用力咀嚼可以增强下颌闭合和张开的力量
颊肌张力下降或缺乏	增加颊肌的张力	练习颊肌的等长收缩，将软的物品放置于颊肌与牙齿或牙龈之间，令患者挤压该物品。或者将软的物品从颊沟内挤到磨牙之间。头向健侧倾斜，在弱的一侧加压
唇张开减弱	保证充分的唇的张开，以便能够进食。要有充分的变形能力以便发声	可以对唇的结合处进行被动的牵拉颌练习，以增加其运动范围和力量。注意维持上下颌的对应关系
唇运动的部分减弱或完全不能运动	能够控制唾液、进食和发声	用发声训练来逐步增强运动的灵活性和准确性。进行唇练习
单侧舌肌无力	能够达到对放置于口腔后部食团的保持、释放能力，以便能够保护气道。食团和气流的良好控制。使单侧食物漏出的现象达到最低程度	休息状态、发声、非发声情况下，双侧舌保持对称。可使用挤压动作以及舌控制任务，即舌训练。可佩戴软腭假体。将食物放在舌的后部，或采取头后仰姿势
双侧舌肌无力	在口自主阶段，食物从口腔漏出达到最低程度。吞咽开始时能够达到最好的协调性	同上
软腭力弱	恢复腭咽功能	抗阻吹气可增强软腭力量，内镜反馈治疗可以增加其力量，但可能引起恶心反应。恶心反应可以增加咽壁的代偿，促进腭咽关闭
咽缩肌肌力弱	增加对食团的挤压力	舌尽量回缩；喉提升练习，声门上吞咽；重复吞咽
声门关闭不全	增加声门关闭情况	采用发声频率、姿势、用力憋气以及呼吸道的支持方法来增强真声带的关闭，但是避免假声带的参与，声门上吞咽
声门上关闭不全	增加声门上的关闭情况	使患者习惯于吞咽早期就用力进行喉关闭和提升动作。门德尔松手法可以应用
喉提升不足		声门上吞咽
环咽肌打开不全	最大程度地打开环咽肌	最大程度地维持喉的提升，并尽量延长喉提升的时间，用力吞咽

四、生物反馈疗法

生物反馈疗法是 20 世纪中期由美国心理学家米勒在系统论、控制论及学习论的基础上创立的,米勒发现通过特殊学习及锻炼,人可以随意控制自身器官活动,从而改变其病理状态,逐渐恢复健康。通过测量、放大肌肉收缩与松弛时的肌电信号,并将这种电活动转换成视觉或听觉信号,患者可以通过视觉或听觉方式了解自身肌肉功能变化情况,该治疗技术将生理治疗和心理干预融为一体。有临床研究表明患者在进行食物吞咽及气道保护训练时,辅以表面肌电生物反馈治疗可明显提高吞咽训练疗效。

方法:把肌电生物反馈仪电极置于颈前舌骨与甲状软骨上缘之间,肌电生物反馈仪能无创探测到吞咽时喉上抬肌肉收缩的幅度,并实时显示在电脑屏幕上,当肌电信号水平超过预先设定的阈值时,通过肌电触发刺激器提供一次有功能活动的肌肉收缩,并通过语言提示及时给予患者鼓励。

训练时要求患者用力空吞咽,使喉上抬肌肉收缩幅度尽可能达到正常范围。还可以通过显示屏幕,提供与正常人喉上抬动作比较的参数或曲线图,达到最佳的生物反馈。

Crary 等通过对 45 例吞咽障碍患者训练发现,生物反馈疗法可在短时间内提高患者经口摄食功能,且脑卒中患者吞咽功能疗效明显优于头颈部肿瘤所致吞咽障碍患者。

McKeeis 综合其他学者的意见,用循证医学的方法将生物反馈疗法的有效性分为五级:经验上不支持、可能有效、很可能有效、有效、明确有效。但吞咽障碍未列入其中任一等级,可能是目前研究量尚不足。

五、电刺激治疗

吞咽运动功能是极其复杂的协调运动模式,电刺激无法准确再现自然运动过程,电刺激产生的运动仅是原始的,电刺激治疗与主动的功能训练及日常生活活动有本质的不同。

(一) 低频电刺激治疗

低频电刺激治疗是频率小于 1000 Hz,用于吞咽障碍治疗的属低频电疗法中的神经肌肉电刺激疗法。其通过刺激完整的外周运动神经来激活肌肉,强化无力肌肉,帮助其恢复运动控制。

Vitalstim 电刺激疗法是一种低频范畴中神经肌肉电刺激疗法。与其他电刺激疗法不同,其专用于吞咽障碍的治疗。Vitalstim 电刺激疗法经过美国语言病理学治疗专家多年临床实践,同时提供了详细操作流程及电极放置方案。

治疗处方如下。

①波形:双向波;②波宽:700 微秒;③输出强度:0~15 mA;④频率:变频固定,在 30~80 Hz 范围可调,有固定通断比;⑤治疗时间:每次 30 分钟至 1 小时,每天 1~2 次,每周 5 次。其输出波为双向方波,正负半波之间有 100 微秒的间隙。

(二) 调制中频电刺激治疗

调制中频电流是一种低频调制的中频电流,目前认为调制中频电流刺激舌肌更为合适。其波形不同,调制频率交替出现,克服了机体对电流的耐受性,克服了组织电阻,作用可达到更深层的肌肉,适用于刺激神经肌肉组织。

方法:放置两组电极。一组放在舌骨上,刺激舌骨上肌群,收缩时可上提舌骨,促进喉部上抬;另一组放在面颊部,引发面部肌肉收缩,促进咀嚼肌和口轮匝肌运动,咀嚼肌和口轮匝肌是口腔期吞咽障碍治疗的靶肌。使用间调波、变调波交替,以输出强度 0.5 mA 或可耐受为准,每次 30 分钟,每天 1 次,每周 5 次。

国内外有部分研究报道了电刺激对改善吞咽功能有不同程度的疗效。生理学研究已经表明经皮电刺激(TES)能够促进舌骨喉复合体的上抬,从而产生气道保护作用。颏下经皮电刺激并不能有效地抬升舌骨喉复合体。大多数实验表明TES对吞咽障碍的治疗有益,但是,与单独应用传统的康复治疗策略相比,TES对吞咽障碍康复的疗效高于、等于还是低于其疗效却有不同的结论。

目前认为,咽深部肌肉电刺激对吞咽障碍的治疗无效,或者没有充分的证据证明其治疗的有效性,特别是对于那些康复持续周期较长的患者来说更是如此。另外,电刺激经常用于脑卒中后吞咽障碍或头颈部创伤后吞咽障碍患者,而对这类人群来说,吞咽障碍有自愈的可能性。所以对这类患者而言,吞咽功能的恢复不能仅仅归功于电刺激,因为大多数患者在接受传统的康复治疗同时也接受电刺激,以至于电刺激本身的疗效没有被客观评估。因此,在将电刺激广泛用于治疗吞咽障碍患者之前,还需做大量的研究。

六、手术及其他治疗

对于吞咽障碍患者而言,如果经过康复治疗未取得满意效果或者患者要求在规定时间内恢复时,可以考虑手术治疗或其他治疗方法来改善吞咽障碍。

(一)手术治疗

用于吞咽障碍的大多数手术方法旨在减少或消除误吸。喉悬吊术、会厌成形术可以保全发声功能。某些创伤性较大的方法如声门闭合术、气管食管分离术、喉气管分离术、完全性喉头切除术等会造成患者术后不能发声等不良后果。事实上,目前没有可依据的指南或建议来证明这些方法的可靠性。

已经报道的环咽肌切开术的并发症包括喉腔修补术后或者应用鼻饲管数天后出现误吸、胃食管反流增加、咽后血肿形成、围术期呼吸功能不全需要长期呼吸支持和肠外营养及一过性胃食管反流,无因该手术的直接并发症所致死亡的病例报道。关于环咽肌切开术在神经源性吞咽障碍中的应用疗效目前尚无临床对照试验证据,但是就现有的证据来说,其整体满意率达60%左右。

(二)细胞移植

有报道将成肌细胞移植作为治疗眼咽型肌营养不良(OPMD)后吞咽障碍的新方法,即通过试管培养健康捐献者的成肌细胞来代替先天性肌肉病中受损的肌肉。然而,注入的成肌细胞的高死亡率、移植的低成功率及为防止免疫抵抗而需长期免疫抑制治疗等缺点阻止了临床试验在迪谢内肌营养不良(可引起广泛的肌肉损害)患者中的正常进行。此法可能更适合OPMD患者(其营养不良的肌肉相对较少)。因此自体成肌细胞进行间接体内疗法成为可能,因其能够避免长期应用免疫抑制剂治疗。Perie等通过将健康狗的自体成肌细胞注射到环咽肌后的肌纤维中,发现其仍能保持良好的增殖能力。St Guily等正在进行自体成肌细胞移植治疗OPMD后吞咽障碍的研究。

(三)导管球囊扩张术

导管球囊扩张术适合食管先天性狭窄、化学灼伤性狭窄、肿瘤放疗后单纯瘢痕性狭窄、消化性狭窄、贲门失弛缓症、弥漫性食管痉挛等病症的治疗。对于食管机械性狭窄患者,扩张效果肯定,而对功能性失弛缓症患者,长期效果有待进一步证实。

方法:术前禁食12小时,清除食管内残余滞留物,选择直径2.5~3.5 cm的球囊,置入牙垫后在X线透视下经口插入导丝到胃腔,沿导丝推进球囊导管,将球囊放置在狭窄部位。向球囊内注入泛影葡胺扩张球囊,缓慢扩张球囊直到中央部分的压迹消失,根据患者有无不良反应持续5秒至5分钟,然后抽出造影剂,间隔5~10分钟,反复操作3~5次。

临床上也可采用分级多次导管球囊扩张术,即按上述操作流程多次操作,重复操作时无须在

X线下定位,只需将首次扩张时导管外口端进行标记,重复操作时每次达到外口端位置即可。每次改为注入水以扩张球囊,注水量少于首次注入球囊的泛影葡胺量。对于功能性失弛缓症患者可根据情况每天增加0.5～1 mL球囊注水量,然而对于机械性狭窄患者而言,若盲目增加注入球囊的水量,可导致穿孔等并发症发生。

(四)药物治疗

药物治疗对吞咽障碍的病因治疗或防止原发病复发是不可缺少的,如脑卒中患者危险因子的干预,胃食管反流病的抗酸治疗,多发性肌炎皮肌炎的激素治疗,风湿免疫性疾病的抗风湿治疗等。因此,吞咽障碍是否用药、何时用药、如何用药,应以病因学治疗为基础选择药物。

七、中医治疗

吞咽障碍属于中医学中的喑痱、失声、噎膈、喉痹等范畴。吞咽与五脏为中心的功能系统密切相关。《金匮要略》载:邪入于脏,舌即难言,口吐涎。《杂病源流犀烛》有:盖中脏者,病在里,多滞九窍。《丹溪治法心要》中有:口眼歪斜,语言不正,口角流涎。卒中后的吞咽障碍在中医学中病因、病机阐述明确,现重点阐明卒中后吞咽障碍的中医治疗。

卒中后吞咽障碍皆因元气平日虚弱,而受外邪,兼酒色之过所致。其病因病机为肝肾不足,气血衰少,风、火、痰瘀阻于舌本咽喉等窍道而致,为"积损正衰",属本虚标实、上盛下虚之病。

(一)中药治疗

1. 经方加减治疗 贾永忠采用中医辨证论治,将中风后吞咽障碍分为以下4证。
(1)风痰阻络证:治以祛风化痰,方用解语丹。
(2)肝阳上亢证:治以平肝潜阳、化痰通窍,方以天麻钩藤饮加减。
(3)阴虚血瘀证:治以养阴活血、化瘀利咽,方用会厌逐瘀汤加减。
(4)肾精不足证:治以补肾利窍,方以地黄饮子加减。
半身不遂加广地龙、鸡血藤,口眼歪斜加白僵蚕,便秘加酒大黄,气虚加党参、黄芪,小便失禁加益智仁,瘀血加水蛭。

2. 自拟方治疗 李可法根据患者多有痰涎壅盛、苔白厚腻、脉滑等痰湿内盛瘀阻经络之证,自拟愈延汤。方用制马钱子、胆南星、天竺黄、石菖蒲、半夏、郁金等随证加减。风痰阻络者治宜息风化痰开窍,自拟化痰息风愈延汤加减,前方加白术、陈皮、天麻、茯苓;痰热腑实者治宜化痰通腑泄热,自拟蒌星愈延汤加减,前方加全瓜蒌、生大黄、芒硝、枳实、川朴,大便正常后去芒硝、大黄;气虚血瘀者治宜补气活血通络,自拟补气活血愈延汤加减,前方加黄芪、红花、当归、桃仁、赤芍、川芎、地龙;肝阳暴亢者治宜平肝潜阳、息风通络,自拟平肝息风愈延汤加减,前方加天麻、钩藤、石决明、怀牛膝、白芍、生龙牡;阴虚风动者治宜滋阴息风,自拟滋阴息风愈延汤加减,前方去半夏,加白芍、生地黄、天门冬、生龙牡、怀牛膝、代赭石、当归、玄参。

(二)针灸治疗

中医学认为,咽喉与经络的关系非常密切,是经络循行的要冲,足阳明经,其支者下人迎,循喉咙;任脉至咽喉。依据中医学"经之所过,病之所及"的原则,可取这些经脉的穴位治疗咽喉的疾病,改善咽喉的功能。《铜人腧穴针灸图经》指出,天突穴治胸中气噎、舌下急;廉泉穴治口噤,舌根急缩,下食难。《针灸大成》指出,廉泉主舌下肿难言,舌根缩急不食,舌纵涎出。

中医针刺在吞咽障碍恢复机制方面,张维等分别对针刺患者前、后吞咽相关肌肉电图和脑干诱发电位通过比较得出,对于假性延髓麻痹吞咽障碍,针刺主要是调节皮质和脑干结构当中的吞咽中枢对于吞咽反射的控制作用,协调吞咽诸肌的运动。而对于真性延髓麻痹障碍,针刺的作用主要是直接促使损伤的周围神经恢复,从而起到治疗效应。刘香华等经三维经颅多普勒检查对比,观察到针刺对大脑中动脉、基底动脉、颈内动脉的血流高速度有降低作用,对低流速型有提高流速的作用,得出针刺对脑血管的收缩与舒张有双向调节作用。有实验表明,针刺治疗可显著地改善中风假性延髓麻痹患者的血液循环、血流变学、脑血流图和颅底动脉血流状况,从而增加脑血流量,改善病损脑组织的血氧供应,促进病灶区域侧支循环的建立,促进中枢神经功能的恢复,重建上运动神经元对延髓运动核的支配,恢复吞咽功能。

（三）体针治疗

1. 选穴 内关、水沟、三阴交、印堂、上星、百会、风池、翳风、金津、玉液、外廉泉、下大迎（大迎下1寸）、膻中、中脘、天枢、关元、曲池、列缺、合谷、中渚、足三里、丰隆、太冲、足临泣,加上舌面和咽喉壁。

2. 操作 内关用提插捻转法刺激,以手腕抽动3次为度;水沟以雀啄法,使眼球湿润为度;风池、翳风针向喉结,进针深度为2.5～3.0寸,施以小幅度多频率捻转补法,以咽喉麻胀为宜;三阴交行提插补法,以下肢抽动2次为度;舌面及咽后壁用长针点刺,以不出血或少量出血为度;金津、玉液以长针刺1.2寸许,不留针;余穴针刺以肌肉蠕动或经络传导为度。

首次治疗先刺内关、水沟3天,以后每星期2次,余穴每天1次,15天为1个疗程,疗程间休息3天,3个疗程为1个观察周期。

（四）头针治疗

1. 选穴 取偏瘫对侧头部运动区,或加语言一、二、三区;舌针取廉泉、夹廉泉、天容、金津、玉液;肢体瘫痪者加体针风池、肩髃、曲池、外关、环跳、阳陵泉、足三里、悬钟、太冲。

2. 操作 平卧,头针沿皮并成30°角,从上向下刺入1.5寸,以80～120转/分的频率快速捻针1～3分钟,以面部有麻胀感为度,留针至下午。

（五）项针治疗

1. 选穴 取风池、翳明、供血（风池穴直下1.5寸）、治呛（喉结与舌骨之间的凹陷中）、吞咽（舌骨与喉结之间,正中线旁开0.5寸凹陷中）、发声（喉结下0.5寸,正中线旁开0.3寸）、廉泉、外金津玉液穴。

2. 操作 先取项部双侧风池、翳明、供血穴,刺入0.2～0.3cm,针尖稍向内下方,各穴施以每分钟100转的捻转手法约15秒,留针30分钟,其间行针3次后出针。再取颈部廉泉、外金津玉液穴,针向舌根方向刺入0.3～0.35cm,捻转15秒后出针。最后取吞咽、治呛、发声穴,直刺入0.05～0.1cm,各穴均需快速捻转,行针15秒后出针,不留针。行针时如有咳嗽倾向,即刻出针,出针后压迫针孔。每天1次,6天为1个疗程。

（六）舌针治疗

1. 选穴 取心穴（位于舌尖部）、脾穴（沿舌面前后正中线向后1寸,旁开0.4寸）、肾穴（沿舌面前后正中线向后1.6寸,旁开0.4寸）。

2. 操作 漱口以清洁口腔,让患者自然伸舌出口外,常规消毒舌面各穴,选用1～1.5寸毫针快速进针,进针1～2分钟,拇指向右大弧度捻转12次,最好出现舌体抽动,不留针。每天1次,12次为1个疗程,疗程间休息3～5天。

（七）芒针治疗

1. 选穴 取天突、全知、鸠尾、廉中穴。配穴：足三里透三阴交。

2. 操作

(1) 天突：仰卧位,去枕,头歪向右侧,用7寸芒针,针尖垂直向下刺入0.3～0.4寸时针尖转入下方,沿胸骨柄内侧缘下行,深针3～5寸,待患者有胸前胀闷感立即缓慢捻转出针。

(2) 鸠尾：仰卧位,两臂抬起或被抬起,取5～7号的芒针,针尖略向下垂直快速刺入皮下,再缓慢捻转进针,待患者产生闷胀感后出针（有肝脾肿大者慎用此穴）。

(3) 廉中：为经外奇穴，位于舌体正中，用3寸毫针向舌根方向透刺，不留针。

(4) 配穴：足三里透三阴交，取9~11寸的芒针从足三里斜刺朝前下方进针7~8寸，针身穿过胫骨、腓骨之间，透向三阴交，得气后留针30分钟。每天治疗1次，6次为1个疗程，疗程间休息1天。

除以上针刺方法外还有针灸并用、醒脑开窍针刺治疗、电针治疗、奇经八脉针刺治疗、背俞穴针刺治疗、水针治疗、耳针治疗、刺络放血疗法等都是常用的针灸方法。

目前中医广泛应用于吞咽障碍的治疗，虽支持治疗有效的证据较多，但研究多属于临床观察的经验总结，缺乏高质量、多中心、大样本、随机、对照试验研究，而且缺乏统一的诊断与疗效评定标准，研究结果的可重复性较低。

八、护理

护理人员在吞咽障碍的识别和治疗中发挥着重要作用。护理人员的主要作用包括：教会陪护人员及家属早期发现吞咽障碍的症状或体征；采取合理、安全、有效的进食体位、方法及饮食结构；做好口腔护理和翻身拍背，降低发生误吸性肺炎的风险；处理紧急并发症，如气道梗阻、窒息等；了解患者的心理状态及变化，做好心理干预治疗等，具体来说主要包括以下几个方面。

（一）一般护理

1. 体位指导 指导患者选择有利于疾病恢复的合适体位，如脑卒中患者的抗痉挛体位；反复发生唾液误吸的患者宜采取侧卧位；反流性疾病患者宜采取半坐卧位等。如无禁忌证时应尽早指导患者被动或主动选择坐位及站立位；指导患者在卧床期间进行日常生活活动的自我完成及训练。

2. 体征监测 监测患者的体温、脉搏、血压、呼吸等生命体征，及时发现误吸性肺炎高危患者；监测体重、皮肤弹性、肌肉周径等指标，动态了解患者营养状况。

3. 预防压疮 每2小时翻身一次，也可根据患者适应情况适当延长或缩短翻身间隔时间；保持床面整洁；保持患者皮肤干燥卫生；重视对患者营养状况的评估及支持治疗。

4. 功能训练的指导 正确指导患者日常生活相关的功能训练，如吞咽功能训练、言语功能训练等，使功能训练系统有序地融入患者生活当中。

5. 口腔护理 吞咽障碍的患者进食后口腔内易留有食物残渣，自我清理困难；采取鼻胃管饲法进食的患者口腔内虽然没有食物残渣，但口腔自洁能力低下，且唾液中含有蛋白质，容易引起口腔感染。故对吞咽障碍患者进行彻底的口腔护理是极其必要的。

口腔期正常且无认知障碍的患者可采用含漱法，即每餐后及就寝前数次漱口。频繁漱口能够保持口腔湿润，清除大块残渣和分泌物，防止黏膜干燥，促进口腔自洁，有利于口腔周围肌肉的运动。

对于无牙、开口困难、不能含水、有意识障碍的患者可采用口腔清拭法（每天4次，三餐后及就寝前），用浸有含漱水的纱布卷在压舌板上或用浸有含漱水的棉棒或纱布直接缠在手指上，从牙的外侧前牙开始向内一颗颗擦拭，同时对牙床进行按摩。上腭、两颊内侧、舌下黏膜都要擦拭。

需要注意的是，对佩戴义齿的患者，要特别注意义齿取下后，对口腔内的钩齿和口腔后侧容易有牙垢的地方要用牙刷反复刷洗；对无牙的患者，可按摩牙床，促进唾液分泌，增强味觉功能；患者在进行吞咽摄食训练前应先进行口腔护理操作，以避免口腔不洁导致误吸性肺炎。

6. 合并肺部感染患者护理 加强翻身、拍背、体位引流及吸痰护理，重视口腔卫生。进食前应先行吸痰护理，避免进食后因频繁咳嗽或吸痰刺激引发呕吐。

（二）误吸观察与处理

严格控制进食速度、进食量，合理调整食物性状，改变进食体位，达到安全进食目的。患者出现进食后咳嗽、声音"湿润"、发声困难、口唇发绀、呼吸困难等临床表现时,应考虑到误吸发生的可能。一旦确定误吸,现场急救尤为重要,急救的关键是迅速有效地清除异物,及时解除气道梗阻。

若误吸食物在咽喉壁,最为迅速有效的方法是用手掏出或用食物钳钳出误吸物;若误吸物为易碎的固体,建议采用海姆立克急救法,详见窒息的处理相关内容。

(三)心理护理

发病初期,由于发病突然而缺乏思想准备,患者多不易接受现实,易产生紧张、恐惧、焦虑心理。此时护士应加强患者心理护理,安慰患者,尽可能为患者创造舒适、安静的休养环境,减少各种不良刺激,避免患者情绪波动,防止病情恶化。

病情稳定期,患者思考和担心的问题日渐增多,尤其是病情反复者心理负担更重。此时护士应采取相应措施稳定患者情绪,消除其焦虑心理,并用通俗的语言进行耐心的、科学的解释以消除其恐惧心理。

另外,耐心地做好患者家属的思想工作也很重要,家属的安慰较护理人员的解释更能缓解患者的紧张及焦虑情绪,必要时可限制探视时间及陪护人数以防患者情绪波动过大。

(曾西 王留根)

第五节 吞咽障碍患者的胃肠营养

营养是保证健康和疾病恢复的一个重要因素,尤其是合并吞咽障碍者,合理营养显得尤为重要。对于吞咽障碍患者不仅要确保其吞咽安全,还要确保其获得合理的营养。不管采取何种营养支持途径供给吞咽障碍患者营养,都应确保其不发生营养不良,因为营养不良会影响吞咽障碍的恢复进程,显著增加感染的发生率,恶化疾病的转归。

营养支持(NS)是指经肠道或肠外途径为患者提供较全面的营养素。目前临床上营养支持方式包括肠内营养(EN)支持和肠外营养(PN)支持。

肠内营养是指经消化道给予较全面的营养素。肠内营养是肠功能正常的患者进行营养支持首选的治疗手段,只要无严重胃肠功能障碍就宜尽早开始肠内营养。所以本节主要阐述吞咽障碍患者的肠内营养支持。

肠内营养具有刺激肠道蠕动,刺激胃肠激素分泌,改善肠道血液灌注,预防急性胃肠黏膜病变,保护胃肠黏膜屏障,减少致病菌定植和细菌移位等优势。Gramlich等对涵盖856例危重症患者的13项肠内与肠外营养随机对照试验进行系统分析,结果表明肠内营养能够减少危重患者感染发生率,并显著降低医疗费用(Ⅰa级证据)。因此无肠内营养禁忌证或能够耐受肠内营养者均应选择肠内营养,包括经口和管饲(鼻胃管饲法、鼻肠管饲法和经皮内镜下胃造瘘法)喂养(A级推荐)。以下分别对肠内营养支持的不同途径进行介绍。

一、经口营养

不同疾病所致的吞咽障碍患者,其理想目标是恢复安全有效的经口营养。吞咽困难患者的所有饮食,均应从改进食物性状、调整进食体位、控制进食速度等方面进行,以便使吞咽困难的程度降至最低,同时获得更多的营养。改进食物性状通常是改变食物的形态、质地、黏稠度等,以减少误吸、增加吞咽效率。当吞咽功能有所进步时,食物改进的程度也随之降低,以提高患者进食难度,同时还应根据需要调整一口量大小及吞咽方式以保证进食安全。

二、管饲

管饲途径的选择原则包括:①满足肠内营养的需要;②符合生理途径;③尽可能减少管饲副作用;④患者置管舒适且不影响美观;⑤置管方式尽量简单方便。

肠内营养的管饲途径分为无创和有创置管技术两大类。

(一)无创置管技术

无创置管技术指经口、鼻途径放置导管并获取营养的进食技术。根据病情需要,导管远端可放置在胃、十二指肠、空肠中等不同部位,通常分为持续性管饲胃肠营养法(PNG)和间歇性管饲胃肠营养法。无创置管技术包括:持续性经鼻至食管管饲法(PNE)、持续性经鼻至胃管饲法(PNG)、持续性经鼻至十二指肠管饲法(PND)、间歇性经鼻至食管管饲法(INE)、间歇性经鼻至胃管饲法(ING)、间歇性经口至食管管饲法(IOE)、间歇性经口至胃管饲法(IOG)。

1. 持续性管饲胃肠营养法 简称鼻胃管饲法(NG),是临床常用的持续性管饲肠内营养途径,以下将分别对NG的适应证、禁忌证、并发症及其处理方法进行介绍。

(1)适应证:

①因神经或精神障碍所致的进食不足及因口咽、食管疾病而不能经口进食的患者,如脑卒中、脑外伤、痴呆、口腔疾病、口腔手术后、食管狭窄、食管气管瘘或肿瘤患者。

②由全肠外营养过渡至肠外加肠内营养及由肠内营养过渡至经口进食者。

③不能主动经口进食的患者,如昏迷、破伤风患者及早产儿、病情危重的患者。

④烧伤患者,以及某些胃肠道疾病、短肠及接受化放疗的患者。

⑤拒绝经口进食者。

(2)禁忌证:上消化道活动性出血,急腹症,胃肠功能衰竭,肠梗阻,食管胃底静脉曲张,鼻腔、食管手术后以及食管癌和食管梗阻的患者。

(3)并发症及其处理:

①脱管与堵管:脱管多因患者感觉不舒服或烦躁时自行拔除,或翻身时不慎脱落;堵管多为食物未完全磨碎、管径和管孔过小且管道长期留置消化道内无法直视食物残留部位所致。护理中应用粗细适中、柔软、稳定性好的鼻胃管,以求舒适、安全,妥善固定鼻胃管,每次输注完毕后应立即冲洗鼻胃管,避免堵塞。

②呃逆、恶心与呕吐:鼻饲输注的速度过快、量过大、温度过高或过低等易引起呃逆、恶心、呕吐。可减慢输注速度,液体输注遵循少量开始、逐渐递增的原则,溶液温度保持在40℃左右,以减少对胃肠道和膈肌的刺激。

③黏膜溃疡与坏死:鼻胃管作为人体的一种异物,长期留置于消化道内对鼻、咽腔黏膜是一种刺激,并且对黏膜产生压迫,导致黏膜缺血,最终导致溃疡形成和黏膜坏死。

④腹泻:老年人或处于疾病急性期的患者胃肠功能减退,顺应性差,如果食物输注速度较快或滴入总量过多,易引起肠内渗透压增高,引起渗透性腹泻;流质食物温度过低亦可刺激肠蠕动加快引起腹泻;另外,食物被肠道真菌感染也可引起腹泻。鼻饲宜采用逐步适应的方法,配合加入抗痉挛药物可预防腹泻。

⑤胃潴留:由于长期卧床,患者胃动力减弱,胃排空及肠蠕动速度减慢,消化功能减退,喂食量过多或两餐间隔时间短,过多的食物则会潴留于胃内造成胃潴留。建议每次推注流食前先抽吸,以了解胃是否已排空,若自胃能抽出食物则提示有胃潴留,需延长进食间隔,可加服胃动力药,促进胃排空。

⑥高血糖与低血糖:高血糖与大量鼻饲高渗糖饮食有关,由于家属过分强调营养补充,患者

营养配方中糖分过高。护理中应正确掌握血糖、尿糖测量方法,以免高血糖加重病情。低血糖多发生于长期鼻饲饮食而突然停止者,为避免发生低血糖,应缓慢停用要素饮食(含有全部人体所需的易于消化吸收的营养成分,包含游离氨基酸、单糖、主要脂肪酸、维生素、无机盐类和微量元素),或者同时补充其他形式糖。

⑦误吸与误吸性肺炎:长期留置鼻胃管可引起贲门括约肌收缩弛缓和收缩障碍,致使贲门相对闭锁不全。如果推注速度过快,鼻饲后立即置患者于平卧位,容易导致食物反流而引起误吸。另外,推注食物后若不及时冲洗管道或冲洗不彻底,致使食物残留于管道中,从而为细菌提供了定植繁衍的环境,提高了机会感染的概率。若患者咳嗽反射减弱,尤其是隐性误吸患者极容易形成误吸性肺炎,恶化疾病的转归。因此建议进食中应抬高床头至少30°,进食前应进行口腔护理,吸痰时动作应轻柔,尽量减少刺激。每次进食后保持坐位至少30分钟,减少反流所致误吸发生的概率。如发生误吸,患者出现呼吸困难甚至窒息等,应立即停止鼻饲,并采取相应的急救措施尽快解除梗阻。

⑧消化道出血:长期鼻饲的常见且较严重的并发症,主要原因为患者长期卧床,营养相对较差;每日数次翻身拍背,变动体位及被动运动,易使胃管移动,造成胃管摩擦刺激胃黏膜,导致胃黏膜动脉或静脉破裂,或食管与胃结合部黏膜撕裂出血。

⑨影响社会交往:留置鼻胃管,影响患者的美观,患者在乎自己的形象,因此不愿意出现在亲朋好友面前,无法参加正常的社交活动,严重降低生活质量。

⑩心理障碍:长期吞咽障碍特别是误吸使患者对进食产生恐惧心理,对吞咽功能的康复失去信心,拒绝一切社交活动,使患者产生焦虑、孤独及抑郁情绪,长此以往患者将出现心理障碍。

2. 间歇性管饲胃肠营养法 进食时插管、非进食时拔除管道的进食方法,其主要特点为间歇性。间歇性管饲胃肠营养法种类及应用见表9-8。

表9-8 间歇性管饲胃肠营养法种类及应用

种类	应用
间歇性经鼻至食管管饲法	保留较好的口腔自主活动性,无须患者配合张口等动作,反复插入可致鼻黏膜溃疡,灌食速度不可过快,食管痉挛者易发生反流
间歇性经鼻至胃管饲法	保留较好的口腔自主活动性,无须患者配合张口等动作,反复插入可致鼻黏膜溃疡,食管痉挛或贲门松弛者终端至胃更为合适
间歇性经口至食管管饲法	灌食时口腔自主活动受到制约,张口不合作者需用牙垫协同完成,无鼻黏膜损伤,灌食速度不可过快,食管痉挛者易发生反流
间歇性经口至胃管饲法	灌食时口腔自主活动受到制约,张口不合作者需用牙垫协同完成,无鼻黏膜损伤,食管痉挛或贲门松弛者终端至胃更为合适

(1)适应证:适用于各种原因所致的经口摄食障碍,但食管功能和胃肠功能正常,需短期或长期管饲营养支持者,或作为某些疾病的过渡期及终末期营养支持方式。

①各种中枢神经系统疾病导致吞咽障碍者:真性延髓麻痹所致吞咽困难(吉兰-巴雷综合征、Wallenberg综合征等),核上性延髓麻痹或假性延髓麻痹所致吞咽困难(双侧皮质脑干束受损,两侧半球的血管病变),运动神经元病(肌萎缩侧索硬化和进行性延髓麻痹),帕金森病(PD)、多发性硬化(MS)、脊肌萎缩症(SMA)、脑性瘫痪(CP)、重症肌无力(MG)、多发性肌炎(PM)和皮肌炎(DM)等疾病所致吞咽困难者。

②头颈部肿瘤放疗或手术前后吞咽困难者。

③老年人年龄相关的吞咽困难:吞咽器官衰老、牙齿脱落或合并相关疾病所致吞咽困难。

④呼吸功能障碍行气管切开、气管插管或机械通气辅助呼吸,需长时间营养支持者。

⑤吞咽功能正常,但摄入不足,如烧伤、艾滋病、厌食者。
⑥婴幼儿喂养困难者或吞咽器官发声不完全或相关疾病所致吞咽困难者。
⑦各种原因(如肿瘤化疗等)所致的持续、顽固呕吐。
⑧各种原因所致认知障碍或意识障碍相关的吞咽困难者:痴呆、持续植物状态、重度脑外伤、昏迷、缺血缺氧性脑病后遗症。

(2) 禁忌证:由于口腔营养管的末端位于食管,并未到达贲门,因此若食管蠕动功能障碍或贲门失弛缓症的患者应用此管,食物会聚集在食管下段无法进入胃内,造成反流的可能。因此各种原因所致的食管运动功能障碍为IOE的禁忌证。

(3) 优点:
①食物经食管摄入,符合生理规律,能在短时间内摄取,发生胃肠功能紊乱的机会少。
②间歇性插管,不会对皮肤黏膜造成压迫,无皮肤黏膜溃疡发生的可能。
③能够避免长期置管所致的呃逆等症状。
④不引起反流性疾病发生。
⑤管道不进入胃,无消化道出血发生风险。
⑥间歇性经口插管能够保持鼻部、口腔、咽部的卫生。
⑦除进食时间外,因其他时间不插管,不影响吞咽训练及日常活动。
⑧不影响美观,保留患者自尊,避免了心理疾病发生的可能。

(4) 缺点:每次进食均要置入饲管并确定安全性,增加护理人员及家属的工作量。

(5) 操作流程和方法:
①准备:口腔营养管、食物(温度适宜)、温水。
②体位:清洁口腔后患者采取半卧位或坐位,直立性低血压及压疮患者依病情而定。
③插管:戴清洁薄膜手套,导管顶端以水(根据患者需要也可蘸上蜂蜜)润滑,手持导管前端沿口腔正中插入,并向咽后壁推进导管,插至咽喉部时嘱患者做吞咽动作,同时将导管顺势缓慢插入食管。置管成功后配套用50~100 mL注射器注入流质食物。
④注入流食:缓慢注入1 mL水,如果患者无呛咳再缓慢注入20~50 mL水(此时若发生呛咳或水从口中溢出,可判断为导管误入气道或者在口中盘旋)。根据注入时患者的反应调整注入速度,开始时灌注速度以5~10分钟内注入200 mL左右为宜,一般情况下速度为1分钟50 mL左右。当发生食管内逆流、引起噎呛时,应减缓注入速度。注食结束后让患者保持进食姿势至少30分钟。
⑤判断是否误入气管:导管外侧端置于水中,观察有无规律气泡产生。若呼吸时有规律气泡逸出,则提示导管可能误入气道内;转动导管外侧端,若转动阻力较大则导管有可能在口中盘旋,若转动时患者强烈咳嗽则提示导管误入气管。

建议前几次注入食物由医师、护士等医务人员进行操作,让护理者观察。护理者或患者本人掌握操作要领后可由他们进行操作,多数情况下经过三四次指导就能掌握。

(6) 注意事项:
①开始管饲饮食之前,应评定营养状态,以确定营养素的需要量。
②插入时如果发生呛咳、呼吸困难、发绀等情况时可能误入气管,应立即拔出,休息片刻后再插。
③注入食物应从少量开始,观察2~3天无明显不适后,再逐渐增加注入量和次数。
④口腔营养管用完后用凉开水洗净,阴干后保存。
⑤导管更换周期:根据所用饲管及使用频率而定(1周到数月)。
⑥注意保持口腔清洁。

郑州大学吞咽障碍研究所曾西等长期应用间歇性经口至食管管饲法(IOE)对不同疾病所致

的吞咽障碍患者进行研究,结果显示:IOE 在吞咽障碍患者的营养支持中,具有较好的顺应性,且避免了持续性管饲胃肠营养法(鼻胃管饲法)的缺点,保证了患者的营养,利于吞咽功能的恢复,值得临床进一步推广。新一代的口腔营养管将引入能够探测 CO_2 浓度的传感器,进餐置管时设备本身可通过探测 CO_2 的浓度直接判断出管道是否误入气道中(气管内 CO_2 浓度大大高于食管内 CO_2 浓度),便于患者本人及护理人员安全置管。

(二) 有创置管技术

根据创伤大小分微创和外科手术下的各类造口技术,胃造瘘术和空肠造瘘术较常见。

1. 胃造瘘术 多采用经皮胃镜下胃造瘘术(PEG)。同管饲法相比,其适用于病程长、不能长期管饲或静脉营养者。经皮胃镜下胃造瘘术是一种肠内营养方法,由于其管道内径大于鼻胃管,因此能输送更多的营养物质,且不易堵塞。

目前临床上多采用 PEG 进行肠内营养,以下将分别对 PEG 的适应证、禁忌证、操作方法、并发症及其处理方法进行介绍。

(1) 适应证:对于各种原因所致的经口摄食障碍,但胃肠功能正常,需长期管饲营养支持或需长期胃肠减压者(超过 2 周),PEG 已经成为首选方法,其主要适应证为以下几点。

①各种中枢神经系统疾病导致吞咽障碍者。《神经系统疾病营养支持适应证共识》中提出,脑卒中伴吞咽困难发病 4 周后不改善者,在有条件情况下可采用 PEG 喂养(A 级推荐),痴呆晚期患者可采用 PEG 喂养(B 级推荐),其他神经系统疾病如肿瘤、神经变性疾病(运动神经元病和多系统萎缩等)、脊髓痨、多发性周围神经和肌肉疾病导致持续吞咽困难,发病 4 周后不改善者推荐 PEG 喂养(A 级推荐),任何原因引起的昏迷患者,发病 4 周后不恢复(如持续植物状态),推荐 PEG 喂养(B 级推荐)。

②头颈部肿瘤(如鼻咽癌)放疗或手术前后吞咽困难者。

③食管穿孔、食管瘘等;食管、胃肿瘤晚期有可能梗阻且不能手术者。

④呼吸功能障碍行气管切开、气管插管,需长时间管饲者。

⑤吞咽功能正常,但摄入不足,如烧伤、艾滋病、厌食、骨髓移植后者。

⑥腹部手术后胃瘫、胃潴留、胃排空障碍者(空肠营养管)。

⑦各种原因(如肿瘤化疗等)所致持续、顽固呕吐。

⑧胆汁引流回肠道再利用(胆外瘘、胆汁外引流)。

⑨其他适宜行 PEG 者。

(2) 禁忌证:分为绝对禁忌证和相对禁忌证。

①绝对禁忌证:凝血功能障碍、腹膜炎、腹膜透析、胃壁静脉曲张、无胃及任何不能行胃镜检查的疾病。

②相对禁忌证:大量腹水的患者,行 PEG 时不能从腹壁看到透光点的患者,通常是因为病态性肥胖或者胃和腹壁之间存在其他结构。心肺功能衰竭、肝大、胃次全切术后等。

(3) 操作方法:胃造瘘术主要有荷包式、隧道式、活瓣管式、管式、X 线式等术式,目前多采用经皮胃镜下胃造瘘术,具体步骤如下。

①上消化道内镜检查:患者取左侧卧位,术者插入胃镜系统检查上消化道,排除 PEG 禁忌证,后转平卧位,使患者头侧向左,双腿伸直,头部稍抬高。

②确定造瘘部位:向胃腔内注气,使胃前壁与腹壁紧密接触。控制胃镜前段处于胃体中上部或胃前壁胃窦与胃体交界处,同时在体表左上腹壁透光处确定穿刺点,助手在腹壁透光处用手指按压此点,术者在内镜直视下可见胃腔内被按压处隆起,指导助手选定体表穿刺最佳位置(通常在左上腹肋缘下中线外 3～5 cm 处)。术者固定胃镜前端,并持续注气保持胃腔张力。

③对准胃腔方向穿刺至胃腔:常规消毒穿刺点皮肤,铺无菌洞巾,用 1% 利多卡因局部逐层

浸润麻醉至腹膜下。助手协助术者用穿刺器直接穿刺腹壁、胃壁入胃腔,内镜观察到穿刺器前端后,保持穿刺器外套管位置,抽出穿刺管内芯,并使患者保持安静。

④连接环形导丝与造瘘管:经穿刺器外套管向胃腔内插入环形导丝并使其暴露于内镜视野内,经内镜工作通道插入持物钳,牢靠抓住环形导丝,并逐渐退回内镜将环形导丝引出至口腔外。将环形导丝头侧端与 PEG 管前端的牵引线拴牢。

⑤固定造瘘管:左手固定穿刺器外套,右手缓慢均匀用力拉出牵引线和 PEG 管引线。当 PEG 管前尖端拉至与穿刺器外套管前端接触后将感觉阻力增大,此后用力将 PEG 管引线与穿刺器外套一起拉出,此时 PEG 管也将随之被引出体外。保持胃腔内壁和腹壁挤压张力适当的情况下外固定胃管,避免压力过大以预防压迫性胃黏膜或皮肤坏死、感染或胃管脱落。剪除 PEG 管前尖端,安装接头,用敷料覆盖创面,结束手术。

(4)并发症及其处理方法:PEG 的并发症发生率低,死亡率为 0.3%~1%。轻微并发症发生率为 13%,包括切口感染、造瘘管滑脱移位、造瘘口旁渗漏、造瘘管堵塞、切口血肿等。严重并发症发生率为 3%,包括:出血、胃穿孔、误吸、腹膜炎、内垫综合征、胃瘘等。

①造瘘口周围感染:最常见,细菌多来源于消化道,与造瘘管周围皮肤固定过紧或过松有一定的关系,术前预防性使用抗生素,可明显减少此项并发症的发生。抗生素的选择目前尚无统一意见,建议预防感染可用头孢类或喹诺酮类抗生素,一旦确定有皮肤感染,可考虑换用二代或三代头孢类抗生素及局部加强换药,常短期内恢复,如消炎治疗无效则要考虑真菌感染的可能。为预防造瘘口感染,应每天观察造瘘口周围皮肤、换药清洁伤口,同时应注意胃造瘘管与胃壁及造瘘管固定盘片与腹壁接触的松紧度,保持轻度紧张以避免腹部皮肤及胃黏膜坏死,同时也避免胃壁与腹腔壁有空隙而发生腹腔感染。

②管腔堵塞:多由于食物研磨不充分或过稠导致,如管腔堵塞则须更换,切勿高压冲洗或导丝再通。

③胃肠道出血:较少见,可能与穿刺点偏于大弯侧有关,而此处胃浆膜血管丰富,可通过接紧造瘘管或内镜下处理。

④包埋综合征:指过度牵拉 PEG 管道,导致胃黏膜坏死,从而内垫片从胃腔移行至胃壁内或腹壁内。包埋综合征的发生率为 1.5%~1.9%,为避免包埋综合征的发生,建议在 PEG 管外卡口和腹壁间留有 0.5 cm 的距离,以减少内垫片对胃黏膜的压力。对于包埋综合征,局麻下于皮肤切一小口取出即可。

⑤造瘘管漏:由于造瘘口大于造瘘管,或因造瘘管移位,胃内容物及灌入营养液沿管周漏出,称为外漏,若不及时清理易造成瘘口周围感染;也可漏入腹腔内,为内漏,易引起腹腔感染。外漏者可更换大号造瘘管止漏,内漏为一种严重的并发症,应手术处理。

⑥胃结肠瘘:可因穿刺针同时刺入结肠和胃或造瘘管压迫结肠引起坏死,以致胃与结肠相通。较小的胃结肠瘘在拔除导管后可自愈,大的胃结肠瘘可引起更加严重的营养不良和中毒症状,应手术治疗。

⑦吸入性肺炎:有报道,误吸的发生率高达 35%,是导致死亡最常见的原因。吸入性肺炎可能与注入食物速度过快或量过大致食管反流有关。发生吸入性肺炎后,应积极给予抗感染治疗。同时采取以下措施:逐渐增加每次营养液的输入量,不可操之过急;抬高床头,服用促胃肠动力药加快胃排空;必要时在 PEG 基础上行经皮内镜小肠造瘘术以减少反流。

⑧肿瘤远处转移:少见,指 PEG 过程中口咽部、食管的肿瘤细胞随着胃镜、造瘘管移动直接播散转移至造瘘口,此并发症发生概率较小但较严重,需手术切除肿瘤,同时结合原发灶情况进行整体处理。

2. 空肠造瘘术 多采用经皮胃镜下空肠造瘘术(PEJ),适用于胃食管反流症状严重或须长期管饲及胃排空能力受损者。

三、几种营养法的评价

NG 操作快速简单，技术相关的死亡率比较低，但是患者耐受性低于 PEG 且需要经常更换。有证据表明，NG 的平均有效时间为 10～28 天，营养提供少于 PEG。NG 也可因操作不当误置于气管，如未及时发现会造成严重后果。

从美观角度讲，PEG 更易被患者接受，但 PEG 属侵入性操作，长期应用死亡率比较高，应用 30 天、6 个月和 12 个月的死亡率相应分别为 20％、40％和 50％。

上述两法都可发生胃不耐受情况，比较常见的是胃食管反流和误吸。两种营养法都没有降低卒中后的误吸风险。美国 1995 年通过一项大型调查发现，尽管在营养供应上 PEG 优于 NG，但二者误吸性肺炎的发生率相似。2003 年结束的迄今为止世界范围内规模最大的多中心临床试验 FOOD 研究，对 NG 和 PEG 进行了比较，得出的结论不支持吞咽困难患者早期开始 PEG 饮食，除非有早期行 PEG 的充分原因，否则应首选 NG。

郑州大学吞咽障碍研究所经过长期研究与临床实践发现，IOE 相对于 NG 其操作方法更为简单，患者顺应性好，无须留置，患者的自尊心得到最大程度的保留，无食管炎、消化性溃疡的发生，胃食管反流和误吸的风险降低；同胃造瘘术相比操作方法更安全简单，无皮肤感染、导管堵塞和渗漏等并发症，胃食管反流和误吸风险低，值得临床进一步推广。

第六节　误吸及吸入性肺炎

一、概念

误吸性肺炎（aspiration pneumonia）又称吸入性肺炎（inhalation pneumonia），是吞咽障碍的主要并发症之一，在吞咽障碍患者的死亡原因中居于首位，而长期使用鼻胃管进食反过来又增加了该并发症发生的概率，严重影响患者的生活质量。误吸性肺炎是社区获得性肺炎（CAP）最常见的形式，流行病学调查显示，误吸性肺炎的发病率随着年龄的增加而增加，75 岁以上老年人误吸性肺炎的发病率是 60 岁以下人群发病率的 6 倍，并且随着年龄的增加，其死亡率也随之增加，为 20％～65％。

误吸是导致误吸性肺炎的直接原因，特别是隐性误吸，由于其没有立刻表现出明显的症状（如呛咳）而容易被经验少的医护人员忽视，从而造成严重后果。Slaingard 等以吞咽造影检查作为诊断误吸性肺炎的最佳标准，对 107 例住院接受康复的患者进行研究，发现 20％的患者存在隐性误吸。另外一项大型（$N \geqslant 1000$）的回顾性研究（以吞咽造影检查作为诊断误吸性肺炎的最佳标准）显示 25％～30％的吞咽障碍患者存在隐性误吸。

误吸性肺炎不但延长了患者的住院时间、恶化了疾病的转归，而且导致抗生素的滥用，严重增加了医疗资源的浪费。

二、临床评估

在临床工作中，医护人员通常根据病史、临床表现、实验室检查、影像学和非影像学检查诊断误吸性肺炎。

三、临床处理

针对吞咽障碍的病因进行治疗,改善吞咽功能;必要时进行抗感染治疗;支持治疗,包括呼吸支持、营养支持;物理治疗(超短波疗法、超声雾化疗法、光疗法);改善进食方式(经口进食安全之前禁止经口进食,去除鼻胃管,若无禁忌证首选 IOE 进食);加强口腔护理。

1. 误吸性肺炎的诊断

(1) 病史:

①吞咽障碍。

②误吸危险因素(特别是认知障碍)。

③潜在的疾病。

(2) 临床特征:

①干湿啰音。

②气喘。

③哮鸣音。

④呼吸音减弱。

⑤叩诊浊音。

⑥肺活动度降低。

(3) 胸部 X 线:

①实变:下叶基底段或后肺上叶(卧床患者)。

②空洞:较社区获得性肺炎,误吸性肺炎更加普遍。

(4) 血氧饱和度<92%。

2. 误吸性肺炎的预防策略

(1) 经口进食:

①有监护人在场或他人喂食。

②检查口腔存留食物。

③取直立坐位(躯干保持 90°)。

④保持头中立位或轻微低头。

⑤避免快速或强迫进食。

⑥改变食物性状,尽量进食稠厚流质。

(2) 肠内营养:

①评估胃潴留症状,如恶心或腹胀。

②保持头或床头抬高 30°。

③进食前常规测量胃残留量。

④持续泵入食物效果优于滴注食物。

(3) 口腔和牙齿卫生:建议每餐后进行口腔护理。

(4) 吞咽策略:语言治疗师提供个体化的训练以加强或提高患者吞咽肌肉的力量和功能。

(5) 药物治疗:

①促胃肠动力药,提高胃排空速度。

②叶酸、维生素 B_{12} 提高吞咽反射。

③抑酸剂:如 PPI。

④尽可能避免应用镇静药或催眠药。

患者在接受吞咽障碍治疗过程中,随时都有发生窒息的风险。窒息将导致患者脑部缺氧,产生严重的后遗症,应该尽早进行急救。窒息的主要临床表现有呼吸困难,呼吸带有杂音,咳嗽无力,皮肤、嘴唇和指甲发绀,瞳孔散大,意识丧失,大小便失禁等。一旦发生窒息应立刻采取海姆立克急救法进行施救。

(1) 意识清楚患者的急救:迅速调整患者至立位或坐位,抢救者站在患者背后,双臂环抱患者,一手握拳,使拇指掌关节突出点顶住患者腹部正中脐上部位,另一手的手掌压在拳头上,连续快速地向内向上推压冲击,直至异物被排出。

(2) 昏迷患者的急救:迅速调整患者至仰卧位,抢救者骑跨在患者的髋部,按照上述方法,推压冲击脐上部位,借助突然增大的腹部内压抬高膈肌,使呼吸道压力瞬间迅速加大,肺内空气被迫排出,使阻塞气道的食物上移并被驱出。这一急救法又被称为余气冲击法,如果无效,可重复操作,造成人为的咳嗽,将堵塞的食物团块咳出呼吸道。

(3) 自救:旁边无人时或者即使有人,患者往往已不能说话或呼救,患者必须迅速利用两三分钟神志尚清楚的时间进行自救。此时,可自己取立位姿势,下巴抬起,使气管变直,然后将上腹部靠在一张椅子的背部顶端或桌子的边缘,或阳台栏杆转角,迅速猛烈地向上腹部施加压力,也会取得同样的效果。

(4) 心肺复苏术:如上述操作之后异物仍然留在呼吸道里就要进行心肺复苏术,心肺复苏术中压迫胸腔可能会使异物排出。

(5) 环甲膜穿刺:在条件许可情况下,可用12号针头行环甲膜穿刺,临时建立通气通道,同时迅速向医护人员求助,取出异物。

(曾西　王留根　李少娴)

能力检测

一、选择题

1. 下列不属于吞咽生理分期的是(　　)。
   A. 咽期　　　　B. 准备期　　　　C. 食管期　　　　D. 环咽肌开放期
2. 下列不参与吞咽的器官是(　　)。
   A. 唇　　　　　B. 舌　　　　　　C. 喉　　　　　　D. 鼻
3. 进食后约1分钟出现呛咳不考虑(　　)。
   A. 有误吸发生　　　　　　　　　B. 咽期功能障碍所致
   C. 食物残留存在　　　　　　　　D. 口唇无力所致

二、名词解释

1. 吞咽障碍
2. Masake训练法

三、简答题

1. 简述吞咽障碍的临床表现。
2. 简述吞咽障碍的常用治疗方法。
3. 简述误吸及误吸性肺炎的处理。
4. 简述饮水试验的方法。
5. 简述咽反射和吞咽反射的检查方法。
6. 简述吞咽训练的目的。
7. 简述管饲法胃肠营养支持的方法。

第十章 其他言语障碍

第一节 精神心理障碍引起的言语障碍

焦虑症

一、基本概念

焦虑(anxiety)是对刺激产生不适应的严重和长时间的恐惧、焦急和忧虑反映的情绪和情感异常。常将其分为四型：反映性焦虑、恐怖焦虑、内源性焦虑、继发性焦虑。

焦虑症的基本特征：①以焦虑、紧张、恐惧为主要临床表现；②伴有自主神经系统症状和运动性不安；③患者的焦虑情绪并非由于实际的威胁所导致，或其紧张、恐惧的程度与现实处境不相适；④患者为此感到十分痛苦，自知力存在。

二、病因

目前病因尚不明确，可能与遗传因素、个性特点、认知过程、不良生活事件、生化、躯体疾病等均有关系。

三、主要临床表现和分型

焦虑症的主要症状：患者长期感到紧张和不安，做事心烦意乱，没有耐心；遇到突发事件时惊慌失措、六神无主，极易从坏处着想；即便休息时，也可能坐卧不宁，如此惶惶不可终日。常伴有自主神经功能失调的症状，如心悸、出汗、胸闷、口干、便秘、尿频等。

1. 急性焦虑(惊恐发作) ①在没有客观危险的情景下发作，或发作没有明显而固定的诱因，以至于发作不可预测。②发作时的典型表现：患者在日常活动中突然出现强烈恐惧，好像即将死去(濒死感)或即将失去理智(失控感)，使患者难以忍受。同时伴有明显的自主神经系统症状，如心悸、胸闷、胸痛、气喘、过度换气、头晕、多汗、四肢发麻、震颤、胃肠道不适感等。③发作突然，10分钟内达到高峰，一般不超过1小时，可自行缓解。④发作时意识清晰，事后能回忆发作的经过。⑤多数患者在发作间歇期因担心再次发作而紧张不安，并可出现自主神经活动亢进的症状。⑥多数患者有回避单独外出的倾向和行为。⑦患者同时伴有抑郁症状。

2. 慢性焦虑(广泛性焦虑) ①表现为无明确对象和具体内容的焦虑和紧张不安(自由浮动式焦虑)，或对现实生活中的某些问题过分担心和烦恼。②常感到心烦意乱，怕有祸事临头，常伴有自主神经症状，如心慌、胸闷、呼吸急促、头晕、面部潮红或苍白、口干、胃部不适、恶心、腹痛、腹胀、腹泻、尿频等。③常伴有失眠、注意力集中困难、易被惊吓等。④运动性不安,表现为搓手顿足、紧张不安、来回走动、不能静坐等。

四、焦虑症的康复评定

评定焦虑的心理学量表有多种,此处仅介绍简单实用的焦虑自评量表。

焦虑自评量表(SAS)见表10-1。

下面有20条文字,请仔细阅读每一条,把意思弄明白,然后根据您最近一周的实际感觉,在分数栏1~4分下选择与您的情况相符的标记"√"。每道题不要花费太长时间思考,凭第一印象回答。目前主要的情绪和躯体症状的自评请根据自觉症状的程度选择(评定时间为过去一周内或现在)。

表 10-1 焦虑自评量表(SAS)

评定项目	没有或很少有, <1天/星期	有时有, 1~2天/星期	大部分时间有, 3~4天/星期	绝大多数时间有, 5~7天/星期
1.我感到比往常更加神经过敏和焦虑	1	2	3	4
2.我无缘无故感到担心	1	2	3	4
3.我容易心烦意乱或感到恐慌	1	2	3	4
4.我感到我的身体好像被分成几块,支离破碎	1	2	3	4
*5.我感到事事都很顺利,不会有倒霉的事情发生	4	3	2	1
6.我的四肢抖动和震颤	1	2	3	4
7.我因头痛、颈痛、背痛而烦恼	1	2	3	4
8.我感到无力且容易疲劳	1	2	3	4
*9.我感到很平静,能安静坐下来	4	3	2	1
10.我感到我的心跳较快	1	2	3	4
11.我因阵阵的眩晕而不舒服	1	2	3	4
12.我有过要昏倒的感觉	1	2	3	4
*13.我呼吸时进气和出气都不费力	4	3	2	1
14.我的手指和脚趾感到麻木和刺痛	1	2	3	4
15.我因胃痛和消化不良而苦恼	1	2	3	4
16.我必须时常排尿	1	2	3	4
*17.我的手总是很温暖而干燥的	4	3	2	1
18.我觉得脸发烧发红	1	2	3	4
*19.我容易入睡,晚上休息得很好	4	3	2	1
20.我做噩梦	1	2	3	4

SAS采用4级评分,主要评定症状出现的频度,其标准为:1分表示没有或很少时间有;2分表示有时有;3分表示大部分时间有;4分表示绝大部分或全部时间有。20个条目中的15项是用负性词陈述的,按上述1到4分顺序正向计分。其余5项(第5、9、13、17、19条)注*号者,是用正性词陈述的,按4~1分顺序反向计分。

SAS的主要统计指标为总分。将20个项目的各个得分相加,即得粗分;用粗分乘以1.25以后取整数部分,就得到标准分,SAS 标准分的分界值为 50 分,其中 50～59 分为轻度焦虑,60～69 分为中度焦虑,70 分以上为重度焦虑。

五、焦虑症的诊断

焦虑障碍的 CCMD-3(《中国精神障碍分类与诊断标准》(第 3 版))诊断如下。

1. 急性焦虑(惊恐发作)诊断

(1) 症状标准:①符合神经症的诊断标准;②惊恐发作需符合以下 4 项。

a. 发作无明显诱因、无相关的特定情景,以致发作不可预测。

b. 在发作间歇期,除害怕再发作外,无明显症状。

c. 发作时表现为强烈的恐惧、焦虑,以及明显的自主神经症状,并常伴有人格解体、现实解体、濒死恐惧或失控感等痛苦体验。

d. 发作突然开始,迅速达到高峰,发作时意识清晰,事后能回忆。

(2) 严重标准:患者因难以忍受又无法解脱而感到痛苦。

(3) 病程标准:在 1 个月内至少有 3 次惊恐发作,或在首次发作后继发害怕再发作的焦虑持续 1 个月。

(4) 排除标准:排除躯体疾病或其他精神障碍,如恐惧症、抑郁症或躯体形式障碍等继发的惊恐发作;排除躯体疾病,如癫痫、心脏病、嗜铬细胞瘤、甲状腺功能亢进或自发性低血糖等。

2. 慢性焦虑(广泛性焦虑)诊断

(1) 症状标准:①符合神经症的诊断标准;②以持续的原发性焦虑症状为主并符合以下 2 项。

a. 经常或持续的无明显对象和固定内容的恐惧和提心吊胆。

b. 伴自主神经症状或运动性不安。

(2) 严重标准:社会功能受损,患者因难以忍受又无法解脱而感到痛苦。

(3) 病程标准:符合症状标准至少已 6 个月。

(4) 排除标准:①排除甲状腺功能亢进、高血压、冠心病等躯体疾病的继发性焦虑;②排除兴奋药物、催眠镇静药物,或抗焦虑药的戒断反应,以及强迫症、恐惧症、疑病症、神经衰弱、狂躁症、抑郁症,或分裂症等伴发的焦虑。

六、治疗

(一) 药物治疗

1. 抗抑郁药物 比如帕罗西汀、文拉法辛、度洛西汀、西酞普兰等。通常 2～3 周起效,效果较好,不良反应较少,没有成瘾性。

2. 苯二氮䓬类药物 比如劳拉西泮、阿普唑仑、氯硝西泮等。可以治疗惊恐发作、社交焦虑障碍、广泛性焦虑障碍,但需要注意的是,长期应用可以产生依赖,一般只是短期使用此类药物。

3. β受体阻滞剂 比如普萘洛尔或美托洛尔。对减轻焦虑症患者的自主神经紊乱症状有帮助,例如减轻心慌。对于在公众场合表演、讲话的恐惧有效,但是必须在开始前 1 小时服用。

(二) 心理治疗

心理治疗的目的是帮助患者改变不良的认知。

1. 支持性心理治疗

(1) 以同情的心情去关心体贴患者,给予恰当的安慰。

(2) 对疾病的性质给予科学的解释,对病因有正确的认识,协助患者消除病因。

(3) 鼓励患者积极参加文体活动,培养广泛的兴趣和爱好。

(4) 充分发挥患者自己的积极因素,敢于面对现实。

(5) 学会正确处理各种应急事件的方法,增强心理防御能力等。

2. 认知疗法

(1) 应充分认识到焦虑症不是器质性疾病,对人的生命没有直接威胁,因此患者不应有任何精神压力和心理负担。

(2) 要树立战胜疾病的信心,患者应坚信自己所担心的事情出现的可能性极小,经过适当的治疗,此病是完全可以治愈的(理性战胜不良情感)。

(3) 在医生的指导下学会调节情绪和自我控制,如心理松弛、转移注意力、排除杂念,以达到顺其自然、泰然处之的境界。

3. 放松疗法 不论是对广泛性焦虑症和急性焦虑发作均是有益的,当个体全身松弛时,生理警醒水平全面降低,心率、呼吸、脉搏、血压、肌电等心理生理指标出现与焦虑状态逆向的变化。

抑 郁 症

一、概论

抑郁症(depression)是以显著而持久的心境低落为主要特征的一组疾病。临床上主要表现为情感低落,伴有相应的认知和行为改变,包括抑郁发作和持续性心境障碍,常有复发倾向。

抑郁症是一种对外界不良刺激发生长时间的沮丧感受反应的情绪改变。人们在遇到各种挫折时会出现抑郁,在各种灾害后也会出现抑郁,也可见于某些神经症、精神分裂症、更年期或脑损伤以后等。因此认识抑郁,进行正确的评定和治疗是很重要的。

流行病学调查显示,欧美国家抑郁症的终身患病率为12%~20%。WHO(1993)多中心全球合作研究发现,在综合性医院就诊的心理障碍患者中,抑郁症和心境障碍的患者达12.5%,我国心境障碍的终身患病率为0.83%。

二、抑郁症的病因

抑郁症的病因至今尚未完全阐明,遗传、个性品质、家庭因素、童年的不良生活经验、生活中的挫折都是其可能的危险因素。

三、抑郁症的临床表现

抑郁症以情绪低落为主要临床特征,伴有相应的思维和行为改变,症状轻重不一,发作呈间歇性,间歇期精神症状缓解,可达到病前状态。

抑郁症具有以下症状:①压抑的心境;②睡眠障碍,失眠或早醒;③食欲下降或体重减轻;④兴趣索然;⑤悲观失望;⑥自罪自责,严重时有自杀的想法或行为;⑦动力不足,缺乏活动,唉声叹气;⑧性欲减低。

抑郁症的常见类型主要有抑郁性神经症、反应性抑郁、重型抑郁症等。

四、抑郁症的康复评定

汉密尔顿抑郁量表(HAMD)是英国Hamilton提出的,目的是评定抑郁症及其病情轻重和治疗的效果,目前在国内外广泛采用(表10-2)。

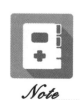

表 10-2 汉密尔顿抑郁量表（HAMD）

项目	分值	分数
（1）抑郁情绪	0 分＝没有； 1 分＝只在问到时才诉述； 2 分＝在访谈中自发地表达； 3 分＝不用言语也可以从表情、姿势、声音或欲哭中流露出这种情绪； 4 分＝患者的自发言语和非语言表达（表情、动作）几乎完全表现为这种情绪	
（2）有罪恶感	0 分＝没有； 1 分＝责备自己，感到自己已连累他人； 2 分＝认为自己犯了罪，或反复思考以往的过失和错误； 3 分＝认为目前的疾病是对自己错误的惩罚，或有罪恶妄想； 4 分＝罪恶妄想伴有指责或威胁性幻觉	
（3）自杀	0 分＝没有； 1 分＝觉得活着没有意义； 2 分＝希望自己已经死去，或常想与死亡有关的事； 3 分＝消极观念（自杀念头）； 4 分＝有严重自杀行为	
（4）入睡困难（初段失眠）	0 分＝没有； 1 分＝主诉入睡困难，上床半小时后仍不能入睡（要注意平时患者入睡的时间）； 2 分＝主诉每晚均有入睡困难	
（5）睡眠不深（中段失眠）	0 分＝没有； 1 分＝睡眠浅，多噩梦； 2 分＝半夜（晚 12 点钟以前）曾醒来（不包括上厕所）	
（6）早醒（末段失眠）	0 分＝没有； 1 分＝有早醒，比平时早醒 1 小时，但能重新入睡，应排除平时习惯； 2 分＝早醒后无法重新入睡	
（7）工作和兴趣	0 分＝没有； 1 分＝提问时才诉述； 2 分＝自发地直接或间接表达对活动、工作或学习失去兴趣，如感到无精打采，犹豫不决，不能坚持或需强迫自己去工作或劳动； 3 分＝活动时间减少或成效下降，住院患者每天参加病房活动或娱乐不满 3 小时； 4 分＝因目前的疾病而停止工作，住院者不参加任何活动或者没有他人帮助便不能完成病室日常事务（注意不能凡住院就打 4 分）	
（8）阻滞（指思维和言语缓慢，注意力难以集中，主动性减退）	0 分＝没有； 1 分＝精神检查中发现轻度阻滞； 2 分＝精神检查中发现明显阻滞； 3 分＝精神检查进行困难； 4 分＝完全不能回答问题（木僵）	

续表

项目	分值		分数
(9)激越	0分=没有； 1分=检查时有些心神不定； 2分=明显心神不定或小动作多； 3分=不能静坐,检查中曾起立； 4分=搓手、咬手指、头发、咬嘴唇		
(10)精神性焦虑	0分=没有； 1分=问及时诉述； 2分=自发地表达； 3分=表情和言谈流露出明显忧虑； 4分=明显惊恐		
(11)躯体性焦虑(焦虑的生理症状,包括口干、腹胀、腹泻、腹绞痛、心悸、头痛、过度换气和叹气,以及尿频和出汗等)	0分=没有； 1分=轻度； 2分=中度,有肯定的上述症状； 3分=重度,上述症状严重,影响生活或需要处理； 4分=严重影响生活和活动		
(12)胃肠道症状	0分=没有； 1分=食欲减退,但不需他人鼓励便自行进食； 2分=进食需他人催促或请求,需要应用泻药或助消化药		
(13)全身症状	0分=没有； 1分=四肢,背部或颈部沉重感,背痛、头痛、肌肉疼痛、全身乏力或疲倦； 2分=症状明显		
(14)性症状(性欲减退、月经紊乱等)	0分=没有； 1分=轻度； 2分=重度； 3分=不能肯定,或该项对被评者不适合(不计入总分)		
(15)疑病	0分=没有； 1分=对身体过分关注； 2分=反复考虑健康问题； 3分=有疑病妄想； 4分=伴幻觉的疑病妄想		
(16)体重减轻	(1)按病史评定： 0分=没有； 1分=患者诉说可能有体重减轻； 2分=肯定体重减轻	(2)按体重记录评定： 0分=1周内体重减轻0.5 kg以内； 1分=1周内体重减轻超过0.5 kg； 2分=1周内体重减轻超过1 kg	
(17)自知力	0分=知道自己患病,表现为忧郁； 1分=知道自己患病,但归咎于伙食太差、环境问题、工作过忙、病毒感染或需要休息； 2分=完全否认有病		

续表

项目	分值	分数
(18)日夜变化(如果症状在早晨或傍晚加重,先指出哪一种,然后按其变化程度评分)	0分=早晚情绪无区别; 1分=早晨或傍晚轻度加重; 2分=早晨或傍晚严重	
(19)人格解体或现实解体(非真实感或虚无妄想)	0分=没有; 1分=问及时才诉述; 2分=自发诉述; 3分=有虚无妄想; 4分=伴幻觉的虚无妄想	
(20)偏执症状	0分=没有; 1分=有猜疑; 2分=有牵连观念; 3分=有关系妄想或被害妄想; 4分=伴有幻觉的关系妄想或被害妄想	
(21)强迫症状(强迫思维和强迫行为)	0分=没有; 1分=问及时才诉述; 2分=自发诉述	
(22)能力减退感	0分=没有; 1分=仅于提问时方引出主观体验; 2分=患者主动表示有能力减退感; 3分=需鼓励、指导和安慰才能完成病室日常事务或个人卫生; 4分=穿衣、梳洗、进食、铺床或个人卫生均需要他人协助	
(23)绝望感	0分=没有; 1分=有时怀疑"情况是否会好转",但解释后能接受; 2分=持续感到"没有希望",但解释后能接受; 3分=对未来感到灰心、悲观和绝望,解释后不能排除; 4分=自动反复诉述"我的病不会好了"或出现诸如此类的情况	
(24)自卑感	0分=没有; 1分=仅在询问时诉述有自卑感,不如他人; 2分=自动诉述有自卑感; 3分=患者主动诉说自己一无是处或低人一等(与评2分者只是程度的差别); 4分=自卑感达妄想的程度,例如"我是废物"或类似情况	
总分		

注:HAMD大部分项目采用0~4分的5级评分法(0分表示无;1分表示轻度;2分表示中度;3分表示重度;4分表示很重),少数项目采用0~2分的3级评分法(0分表示无;1分表示可疑或轻微;2分表示有明显症状),见表10-3。

表10-3 汉密尔顿抑郁量表(HAMD)结果判定

总分	诊断
<8分	正常
8~20分	可能有抑郁症

续表

总分	诊断
21~35 分	可确诊抑郁症
>35 分	严重抑郁症

注：如果评定达到 20 分以上可诊断为抑郁状态。经过治疗降到 7 分以下则属效果满意。正常人可评出 2~5.5 分。

五、抑郁症的诊断

1. 抑郁发作 可根据心境低落、兴趣缺乏或无愉快感持续 2 周以上，伴明显的精力减退、精神运动性抑制、自我评价过低，且有早醒、食欲和性欲下降、体重减轻及消极自杀言行等表现进行诊断。

2. 心境恶劣 以持久的轻至中度抑郁为主要临床症状，病程 2 年以上，伴有兴趣减退、自觉疲乏无力、自我评价过低、对前途悲观失望、有自杀念头、自觉病情严重、常主动求治等症状中的 3 项。

六、治疗

(一) 药物治疗

抗抑郁药能消除抑郁症患者的情绪低落，并防止复发，却不会使正常人兴奋，是中度以上抑郁发作的主要治疗措施。但可诱发双向情感障碍患者出现狂躁发作。常用抗抑郁药主要包括选择性 5-羟色胺再摄取抑制剂、5-羟色胺和去甲肾上腺素再摄取抑制剂、去甲肾上腺素和特异性 5-羟色胺能抗抑郁药等。

(二) 心理治疗

常用的心理治疗包括以下几项。

(1) 支持性心理治疗：适用于有明显生活事件的抑郁症患者和重度抑郁症患者，包括倾听、权威性的建议、解释和忠告、保证等。

(2) 认知行为治疗：抑郁症、抑郁性障碍常用的心理治疗方法之一，适用于各型抑郁症患者，主要是通过改变患者错误的、歪曲的认知而达到治疗的目的。其强调的是认知对情绪和行为的影响，尤其是对于恢复期和慢性患者，强调对可观察到的行为的改变而达到治疗目的。

(3) 其他精神分析性心理治疗：如来访者中心治疗、家庭治疗、集体治疗、夫妻治疗等，也可用于抑郁症患者的治疗。

精神分裂症

一、基本概念

精神分裂症(schizophrenia)是一组病因未明的精神病。临床上可表现出思维、情感、行为等多个方面的障碍以及精神活动的不协调，患者一般意识清楚、智能基本正常，但部分患者在患病过程中可以出现认知功能损害。该疾病一般病程迁延呈反复加重或恶化，一些患者可最终出现衰退和精神残疾。部分患者经治疗可保持痊愈或基本痊愈的状态。

二、精神分裂症的病因

精神分裂症的病因尚不十分清楚，然而大量研究表明，它并非由单一因素引起，而是多种因素共同作用的结果。精神分裂症多发病于青壮年，起病往往较为缓慢，约 1/2 的患者在 20~30

岁发病，可有不同的起病形式和病程变化，约 1/3 的患者可获理想的疗效，随着治疗手段的改进，严重的衰退状态已明显减少。

三、精神分裂症的临床表现

精神分裂症急性期主要表现为正常心理功能的偏移，涉及感知、思维、情感和行为等多个方面，常见症状有知觉障碍、思维联想障碍、思维逻辑障碍、妄想内向型思维、情感障碍、行为障碍等。

精神分裂症慢性期或精神衰退的患者，一般表现为思维贫乏、情感淡漠、意志活动减退；诊断精神分裂症较为重要和必备的症状（一级症状）主要包括思维化声、第三人称幻听、评论性听幻觉、躯体幻觉、体验到被外力所影响和形成的情感和动作等方面的症状。

精神分裂症的临床类型：偏执型精神分裂症、青春型精神分裂症、紧张型精神分裂症、单纯型精神分裂症、未分化型精神分裂症、残留型精神分裂症、分裂症后抑郁。

根据精神分裂症的临床表现或特征，主要分为以下几种类型。

1. 单纯型 一般在青少年期缓慢起病，起病几乎使人察觉不到，病程逐渐发展，当患者就诊时，往往已患病多年。主要表现为精神分裂症的基础症状。患者的职业能力逐渐下降，孤僻、被动，行为退缩，生活懒散，情感反应逐渐淡漠，兴趣越来越少。幻觉和妄想不明显，临床症状主要是逐渐发展的人格衰退。治疗效果较差。

2. 青春型 一般在青春期急性或亚急性起病。临床主要表现：言语增多，内容荒诞离奇，思维松弛，甚至破裂；情感喜怒无常，好扮弄鬼脸；行为幼稚、愚蠢，常有兴奋冲动。患者的本能活动（性欲、食欲）亢进，也可有意向倒错。幻觉、妄想常零乱不固定，内容荒诞，与患者的行为一致。

3. 紧张型 多起病于青年期或中年期。发病较急，主要表现为紧张性兴奋和紧张性木僵，两者可交替出现，也可单独发生。临床上以紧张性木僵多见。紧张型近年来有减少趋势。

4. 偏执型 为四型中最常见的类型，社区资料和住院资料中该型患者占精神分裂症患者一半以上。发病年龄较晚，多在青壮年期。起病初表现为敏感多疑，逐渐发展为妄想，妄想内容以关系妄想、被害妄想多见。可伴有幻觉，常为言语性幻听，但整个病程中以妄想为主者占多数，情感行为常受妄想、幻觉的支配。

四、精神分裂症的康复评定

症状评定至少有下列 2 项，并非继发于意识障碍、智能障碍、情感高涨或低落，单纯型精神分裂症另规定。

（1）反复出现的语言性幻听。
（2）明显的思维松弛、思维破裂，语言不连贯，或思维内容贫乏。
（3）思维被插入、被播散，思维中断，或强制性思维。
（4）被动，被控制，或被洞悉体验。
（5）原发性妄想（包括妄想性知觉，妄想性心境）或其他荒谬的妄想。
（6）思维逻辑倒错，病理性象征性思维，或语词新作。
（7）情感倒错，或明显的情感淡漠。
（8）紧张综合征，怪异行为，或愚蠢行为。
（9）明显的意志减退或缺乏。

五、精神分裂症的心理治疗

精神分裂症患者的心理治疗所涉及的主要不是患者过去的经历，更多的是目前和现实的问题，对精神分裂症患者进行治疗时需主动一些，但不可一味纠缠于导致患者焦虑恐惧的内容，对

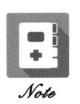

患者应更多地注重于适应环境,只对部分患者允许有退行性行为。对症状的解释应慎重,尤其是对阻力的解释,因很容易加重患者的负担,有时医生可扮演父母的角色,对患者关心爱护,使患者幼年缺乏照顾和爱的体验得以补偿。注意医生与患者之间不要形成敌对情绪。

认知行为治疗中应注重建立、培养对患者有利的行为方式,分析患病的诱因,如家庭冲突、人际关系方面的负担,以解决问题的训练与认知方向为主。

第二节　口颜面失用和言语失用

一、口颜面失用

(一) 基本概念

口颜面失用是指在非言语状态下,虽然与言语产生活动有关的肌肉自发活动仍存在,但是舌、唇、喉、咽、颊肌执行自主运动困难。

(二) 临床表现

不能在命令下或者模仿下执行口颜面的随意运动,如吹口哨、吹气、露齿、努嘴、鼓腮等,但在做自主表情动作时又会出现这些表现。

(三) 病因

考虑原因为脑部损伤造成运动指令传输过程中出现障碍,不能将大脑指令准确无误地传递到目标肌群。多与失语症和言语失用同时存在。

(四) 口颜面失用评定

口颜面失用检查表见表10-4。

表10-4　口颜面失用检查表

1.鼓腮	4.缩拢嘴唇
正常_____	正常_____
摸索_____	摸索_____
2.吹气	5.摆舌
正常_____	正常_____
摸索_____	摸索_____
3.咂唇	6.吹口哨
正常_____	正常_____
摸索_____	摸索_____

(五) 治疗方法

1. 喉部训练　训练时让患者和治疗人员均面对镜子坐好,治疗师发"啊"或者"奥"的音,然后让患者模仿。如果患者不能模仿但又尝试完成时,可以将患者的手放置治疗师喉部感受发音时声带的振动,再将患者的手放置自己喉部,感受自己发音时是否有声带振动,多次重复训练,保证发音方式正确。也可以让患者模仿咳嗽、大笑、吓人等方式,尝试喉部发音。如果患者可以完成发"啊"或者"奥"的音时,可以再尝试发"衣""乌"等音,也可引导患者哼小调,完成发音初音的训练。

2. 口腔感知刺激训练 患者取仰卧位或者坐位。

(1) 味觉刺激:借用酸梅粉、醋、咖啡粉、盐等物品,用棉签蘸至口腔内侧 K 点处(K 点:位于颚舌弓外侧的黏膜上,磨牙后垫高度翼颌弓内侧)或舌前部,进行味觉感知刺激。

(2) 位置觉刺激:使用电动牙刷,从口腔内侧唇部,至双侧颊肌做环绕刺激,刺激次数每次不少于 5 次。

(3) 面部肌肉放松:先轻柔按摩口轮匝肌,至双侧颊肌,以从内到外再从外到里的顺序放松口面部肌肉。

3. 唇的训练 训练时患者和治疗师均取坐位面对镜子,治疗者做咂嘴动作,使患者模仿咂嘴,若患者不能完成,治疗师可以辅助帮助患者进行上下唇轻微的运动,重复训练,至患者可以独立完成。若已完成咂嘴,可继续训练噘嘴、露齿等唇部运动。

4. 下颌的训练 训练时依旧取坐位面对镜子。

(1) 上下颌高低位闭合训练:使患者模仿,若患者不能完成或完成不充分,治疗师可以辅助(低位:徒手下拉或者使用下颌训练器将下颌撑至一定位置;高位:徒手帮助双下颌闭合),以独立保持的时间来计算合格,独立坚持 3 秒以上且无歪曲代偿为合格。

(2) 上下颌连续运动:在下颌高低位可以独立完成的基础上,做上下颌张闭的连续运动,也可使用咀嚼牙胶和食物的方式来训练上下颌连续运动的速度和力量。

5. 舌的训练 训练时治疗师和患者均取坐位面对镜子,治疗师做伸舌、左右摆舌、卷舌、环转、前后伸缩、上下摆动等舌部运动,若患者不能完成,可以用糖等食物放置在需要完成的位置,引导达到目标要求。也可跟患者一起发"啦、啦、啦"的音,唱自己熟悉的歌曲,训练舌的灵活性。

6. 言语活动技巧 能控制发声和双唇运动之后,可以训练患者产生完整词语并使患者在言语中意识到听、视、触觉作用。可让患者唱熟悉的歌曲或戏曲,促进自主言语。治疗师与患者一起说话或者唱,开始时声音总是大于患者,然后再慢慢降低,最后到患者独立完成。

二、言语失用

(一) 言语失用的定义

言语失用是指不能执行自主运动进行发音和言语活动的异常,是一种不能用言语肌肉的麻痹、减弱或不协调来解释的一种运动性语言障碍,或者说是一种运动程序障碍。

(二) 言语失用的病因

言语失用的病因是由于脑损伤,大部分患者左大脑半球的损害波及第三额回。言语失用可单独发生,也可以伴随其他语言障碍,常常伴随运动性失语。

(三) 言语失用的临床表现

1. 突出症状

(1) 努力并试探性摸索地对错误进行自我纠正。

(2) 重复相同的言语发音不固定。

(3) 言语始发困难,患者左大脑半球损伤。

(4) 有意识说话时出现错误,而无意识说话反而正确,为了防止出现错误,患者常出现说话速率缓慢,无抑扬顿挫。

2. 言语失用的特点

(1) 言语的省略、替代、变音、增加或重复。

(2) 说话费力、不灵活,语音拖长、脱落、置换或不清晰。

(3) 随着发音器官运动调节复杂性增加,发音错误增加。

(4) 构音障碍常常不稳定,随声音的复杂性和词语长短而改变。

(四) 言语失用的评定

言语失用检查表见表 10-5。

表 10-5 言语失用检查表

元音顺序(1、2、3 要说五遍)	
1.(a—u—i)	3.词序复述(爸爸、妈妈、弟弟)
正常顺序_____	正常顺序_____
元音错误_____	词音错误_____
摸索_____	摸索_____
2.(i—u—a)	4.词复述(啪嗒、洗手、你们打球、不吐葡萄皮)
正常顺序_____	正常顺序_____
元音错误_____	词音错误_____
摸索_____	摸索_____

(五) 言语失用的治疗方法

1. 治疗原则 应集中在异常发音上,因此与失语症和构音障碍的语言刺激、听觉刺激不同。视觉刺激模式是指导发音的关键,建立或强化视觉记忆对成人言语失用的成功治疗是最重要的。

(1) 熟练掌握每个声母发音的位置。

(2) 迅速重复每个声母后面加"a"音,每秒 3～4 次。

(3) 声母加元音方式建立正确音节发音,如"ba,ba,ba,ba"。

(4) 如果掌握了稳定的自主发音和词汇,可试图说复杂的词语,原则上是先学会发元音、音节,最后是词语。

2. Rosenbeke 成人言语失用八步治疗

(1) 联合刺激:"请看着我"[视觉(V1)],"请听我说"[视觉(a)],同时发音(患者和治疗师同时发音或词语)。当一起发音时,治疗师要嘱患者注意听准确,特别是正确发音(词)时的视觉提示。

(2) 联合刺激(V1、a)和延迟发音(治疗师先发音或词,稍隔一会儿患者模仿)伴(V1)提示。治疗师先示范说出一个音(词),然后治疗师重复这个音或词的口形但不发音,患者试图大声说出这个音(词),也就是这时只有视觉提示而衰减了听觉刺激。

(3) 联合刺激(V1、a)和不伴视觉刺激(V1)的延迟发音。这是传统的"我先说一个音(词),随后你说",此时治疗师没有提示。

(4) 联合刺激和不提供任何刺激以及听觉(a)或视觉(V1)状态下正确发音(词)。治疗师发音(词)一次,患者在无任何提示状态下连续发这个音(词)几次。

(5) 书写刺激(V2),同时发音(词)。

(6) 书写刺激(V2),延迟发音(词)。

(7) 提问以求适宜回答,放弃模仿。由治疗师提出适宜的问题以便患者能回答相应的靶音(词)。

(8) 角色发挥情景下适宜的反应。治疗师、工作人员或朋友被假定为靶词语角色,询问患者,由患者做恰当回答。

三、言语失用和口颜面失用的区别

(1) 患病的部位不同。
(2) 口颜面失用病灶多位于左侧半球的额叶、弓状束、中央前回和颜面区。
(3) 言语失用和口颜面失用的发病机制不同。
(4) 言语失用的发病机制为不能将所需的产生言语的意识运动编成程序,而口颜面失用则为运动指令传输障碍。

第三节 缄默症

缄默症(mutism)也称不言症,是指言语器官无器质性病变,智力发育也无障碍且无口面失用情况下的言语完全缺失,分为功能性缄默症和器质性缄默症。

一、功能性缄默症

功能性缄默症指精神活动异常导致的沉默不语,并非不能言语。患者没有言语器官及内外科疾病引起的语言障碍,智力发育正常和神经系统检查正常。

(一) 选择性缄默症

1. 定义 选择性缄默症(SM)是一种社交焦虑症,患者有正常说话的能力,但在特定情境下就是说不出口。多见于儿童及青少年,表现为在某些需要语言交流的场合(如在学校、有陌生人或人多的环境等)持久地"拒绝"说话,而在其他场合言语正常。

选择性缄默症的诊断需要一个全面的检查评估,包括神经系统检查、精神心理检查、听力检查、语言和言语检查以及各种相关的客观检查(如脑电图、头颅影像学、事件相关电位)等。

2. 病因 有关选择性缄默症的病因分析目前还没有确切的定论,但从已有的研究中可以看出,选择性缄默症是一个多病因的童年障碍。总体来说,选择性缄默症的病因大致可以分为内在因素和外在因素两种。

(1) 内在因素:内在因素是指个体自身存在的某些特点,包括内在心理冲突、人格特质和其他心理特征等。

①心理动力冲突。精神分析学派认为,未解决的心理动力冲突是选择性缄默症的主要形成原因。对创伤性经验的反应、性虐待、长期住院、父母离婚、亲人死亡、经常性搬家也被认为是可能的形成原因,在此类情景下,压抑的情绪使儿童把怒气转移到父母身上,或把自己退回到以前不会说话的阶段,这是儿童应对愤怒和焦虑的一种方法。

②人格因素。依据临床研究发现,选择性缄默症儿童的病因与自身气质及焦虑人格特质有关。通常这类儿童害羞、回避、情绪敏感、焦虑、退缩、依赖心重、强迫特质。由此衍发的症状有学业失败、拒绝上学、受嘲笑而抑郁、代罪人受过、社会孤立、发脾气、反抗行为、社交与学习受到严重影响。

(2) 外在因素:

①家庭环境因素。家庭是儿童成长发展的第一场所,家庭环境是对儿童发展影响最大的因素。研究表明,父母过度保护及支配的母亲、疏离的父亲都是可能导致选择性缄默症的原因。这类父母在儿童成长过程中剥夺儿童学习人际技巧的经验,从而造成儿童的人际技巧缺陷,以致他们无法恰当地处理社会性线索、形成良好的人际互动,最终选择以不说话的方式来处理周遭的人

际关系。

特殊的生活环境也可能造成社会性技巧缺陷。如从小生活在与世隔绝的环境中,无同伴玩游戏,无法学习同伴间的各种互动技巧,造成人际技巧缺陷,从而害怕与陌生人互动,因此导致选择性缄默症。

②言语或语言障碍。选择性缄默症儿童通常有正常的语言技巧,没有接受性语言障碍的问题,只有部分选择性缄默症儿童存在神经生理发展落后、说话障碍及语言发展迟缓等问题。如果语言变异情形过于严重,将会让孩子在说话时处于极为焦虑状态,而选择以缄默藏拙,移民儿童中选择性缄默症发生率高,也印证了语言障碍与选择性缄默症有关。

总之,一个先天人格特质上害羞、焦虑、退缩、内向、胆小的孩童,如果处于其较为害怕的外在情境,如频繁地搬家或转校、父母师长管教严格、被同学嘲笑戏谑等,将会使儿童容易受到伤害并造成严重退缩行为,这一类儿童可能会在遇到挫折或人际关系困难时,选择以缄默方式来逃避困境。

3. 临床表现 沉默不语,可长时间一言不发。选择性缄默症患儿对某些人、人群或在特定环境中保持缄默,而对另一些人和在另一环境中讲话流畅。

患者焦虑时通常有以下表现,或会被误为无礼。

(1) 觉得难以保持眼神接触。
(2) 常常不笑,表情空白。
(3) 举止僵硬不自然。
(4) 对通常有需要说话的场合,感到特别难以应付。例如学校点名、打招呼、道谢、道别等。
(5) 比别人更易忧虑。
(6) 对噪声和人群更敏感。
(7) 感到难以谈论自己和表达感受。

4. 诊断的依据 美国《心理障碍诊断与统计手册》(DSM-4)对选择性缄默症的症状特点有比较详细的描述。

(1) 在某种或多种特定的社交场合(如学校、有陌生人或人多的场合、被他人注意或被他人要求说话时)长时间拒绝说话,但在另一些场合说话正常或接近正常,语言理解能力和表达能力正常。
(2) 已经对学习、工作和社会交往产生了严重影响。
(3) 这种症状至少持续1个月(不包括入学的第一个月)。
(4) 排除言语技能发育障碍(如口吃)、广泛性发展障碍、精神分裂症及其他精神病性障碍。

5. 治疗方式 选择性缄默症的治疗,大多采用心理治疗、行为治疗、家庭治疗、学校及社会支持、药物治疗等。

(1) 心理治疗:以缓解患儿的内心冲突为主要目的,强调个体化治疗,具体方法有心理暗示、心理辅导、精神分析法、认知疗法等。心理医生应从个案研究及经验入手,对患者做长时间的治疗。

(2) 行为治疗:纠正行为方式、调节情绪、克服急躁和焦虑,纠正处理问题的行为模式。常用的方法有正性强化法、负性强化法、脱敏法、录像自我模型法等。

(3) 家庭治疗:包括家庭教育和家庭游戏。不强迫患儿说话,与患儿交流时增加眼神、手势、躯体姿势等辅助提示。家庭教育要求改善不健康的家庭环境和家庭关系,加强家长对选择性缄默症的认识,减少粗暴的呵斥,增加善意的鼓励。做家庭游戏,如邀请患儿的朋友、同学和老师来家中做客,同患儿一起做游戏,让患儿在熟悉的环境中,同他们进行交流。不鼓励患儿使用其他的方式交流,但也不能反对,以免增加患儿的焦虑。来客由熟悉到陌生,由少到多,最终让患儿在学校接触到的人都是自己熟悉的人,从而忽略学校是一个陌生的环境。

（4）学校及社会支持：给患儿创造一个良好的环境，多鼓励患儿讲话，不取笑其语言障碍，不恐吓捉弄等。了解患儿的情况及治疗特点，多与患儿交流，不强求患儿应答。

（5）药物治疗：主要应用抗抑郁药物，改善抑郁和焦虑，但一般作为辅助治疗手段。

（二）癔症性缄默症

癔症性缄默症可发生在儿童或成人，有癔症性格患者在精神刺激或情绪波动下起病，拒绝讲话无场合的选择性，一段时间内任何场合均拒绝讲话，可表现为失音而非完全拒绝开口，持续时间相对较短，多为一过性。如并发癔症木僵，写字、手势等均有异常。缄默表现和其他临床症状一样，具有发作、痊愈突然，易于接受暗示等特点。

（三）紧张性缄默症

患者缄默不语，或有片段的破裂性语言，同时可伴有拒绝、木僵、蜡样屈曲、冲动等症状。患者意识清楚，无智力缺损、自知力缺如。诊断应根据精神分裂症的典型病史或紧张症的有关典型症状。

（四）妄想性缄默症

系统妄想症与妄想型精神分裂症都可发生缄默。常见因周围人不同意患者所述妄想内容，而让患者拒绝与周围人交谈和因幻觉或妄想内容命令患者不语而保持缄默。患者无违拗、冲动或僵住现象。

（五）抑郁性缄默症

抑郁症可以表现为木僵或喃喃自语，患者面容悲戚，有时伴发阵发性焦虑，病情严重者绝对缄默。慢性病例表现虽如痴呆，但病史有初期悲观妄想与情感抑郁，电休克治疗后可恢复正常等可资鉴别。

二、器质性缄默症

（一）无动性缄默症

无动性缄默症为丘脑、下丘脑、中脑的网状结构上行激活系统受损所致，患者缄默不语，对外界刺激无反应，四肢不能活动或处于强直状态，无目的地睁眼或做眼球运动，觉醒-睡眠周期可能出现混乱。有时出现体温升高、脉搏增快、心律不齐、呼吸频速或节律差、多汗等自主神经紊乱的表现。

患者预后不好。以治疗原发病为主，辅助给予听音乐、听家人的语言等，按昼夜及生活作息规律给予运动及语言被动刺激。

（二）球麻痹性缄默症

球麻痹包括假性球麻痹和真性球麻痹两种。

假性球麻痹是指大脑多处损害，引起双侧皮质延髓束损害，是一种上运动神经元损害，表现为口、舌、唇肌的肌张力增高、肌力减弱，导致咽喉及舌肌运动困难。重者完全缄默不语，轻者表现为说话迟缓，滞涩费力，口部活动但音轻声低，鼻音严重，可有吞咽困难。神经系统检查无肌肉萎缩，常伴有强哭强笑，下颌反射亢进，掌颌反射阳性。

真性球麻痹是由发音肌肉本身的病变或支配发音肌肉的损害所致，是一种下运动神经元损害引起的发音肌肉弛缓无力，表现为咽、喉、腭、舌的肌肉瘫痪及萎缩。说话时鼻音很重，呼气发音时因鼻腔漏气而语句短促，字音含糊不清，声音嘶哑，伴有吞咽困难、流涎、饮水呛咳，进食时食物常从鼻孔呛出，软腭上抬困难，咽反射减弱或消失。

（三）小脑性缄默症

小脑性缄默症多见于后颅窝肿瘤广泛切除后的儿童，肿瘤绝大多数位于小脑蚓部，术后可能在一段正常的语言表达阶段后出现缄默,部分患者有以拒食和躁动为主的精神症状,对患者进行器质性因素和精神因素的双重治疗,预后一般较好。

(四)扣带回损害缄默症

扣带回损害也可引起缄默症,失认、失用、失语三症为主的神经系统障碍。表现为睁眼凝视,表情淡漠,视、听、嗅、味及触觉的识别不能,对疼痛刺激无反应,语言交流能力丧失,导致缄默不语。常伴二便失禁及神经系统检查异常。此类患者预后不良,病情的进展,使患者进入昏迷而死亡。

缄默症的治疗重点见表 10-6。

表 10-6 缄默症的治疗重点

类型	缄默症类型	治疗重点
功能性缄默症	选择性缄默症	行为纠正,脱敏法,心理辅导
	癔症性缄默症	心理暗示,心理辅导
	紧张性缄默症	心理治疗,药物治疗
	妄想性缄默症	心理治疗,药物治疗
	抑郁性缄默症	心理治疗,药物治疗
器质性缄默症	无动性缄默症	治疗原发病,规律语言、音乐的被动刺激
	球麻痹性缄默症	参照运动性构音障碍的康复治疗
	小脑性缄默症	参照运动性构音障碍的康复治疗,心理治疗
	扣带回损害缄默症	治疗原发病,按言语失用进行康复治疗

(张欣 张莎莎 闫静静 曹美琼)

能力检测

一、名词解释

1. 广泛性焦虑
2. 抑郁发作
3. 精神分裂
4. HAMD
5. 口颜面失用
6. 言语失用
7. 选择性缄默症

二、填空题

1. 慢性焦虑症状包括( )、( )、( )、( )、( )。
2. SAS 标准分的分界值为( )分,其中( )分为轻度焦虑,( )分为中度焦虑,( )分以上为重度焦虑。
3. HAMD 评定达到( )分以上可诊断为抑郁状态。

三、简答题

1. 简述焦虑症的认知疗法。
2. 简述抑郁症的认知行为疗法。
3. 简述言语失用和口颜面失用的区别。

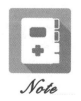

第十一章 孤独症

第一节 认识孤独症

一、孤独症的概论

孤独症（autism），也称自闭症，是孤独症谱系障碍（ASD）的通俗说法，是一种广泛性发展障碍，主要表现为社会交往障碍、言语交流障碍、重复刻板行为。孤独症谱系障碍属于神经发育障碍。

二、孤独症流行病学

我国目前还没有适合的被官方引用的孤独症发病率数据作为参考，但是可以参考局部地区发病率的报告。例如，2005 年在天津地区的调查表明，在 1 万名 2～6 岁的儿童中，有 11 名孤独症儿童。在香港地区的调查表明，在 1 万名 15 岁以下的儿童中，有 16 名患有孤独症。在台湾地区，1996—2005 年间，18 岁以下青少年孤独症患病率从 1 万名儿童中有 1.79 名孤独症患者上升到 1 万名中有 28.72 名孤独症患者。

亚洲的调查数据表明：在 1980 年之前每 1 万名儿童中有 1.9 名孤独症患者；1980 年至今发病率为每 1 万名儿童中有 14.8 名孤独症患者。在韩国进行调查发现，在 7～12 岁的儿童中孤独症的发病率为 2.64%。1994—1999 年，孤独症在丹麦的发病率为每 1 万名儿童中有 68.5 名孤独症患者，在英国学龄儿童孤独症发病率为每 1 万名儿童中有 157 名孤独症患者。在 2013 年发布的一篇美国国家健康统计报告表明，2011—2012 年，6～17 岁的学龄儿童中有 2% 的孤独症患者。目前在美国 0～21 岁的人群有 73 万名孤独症患者，平均每 68 个孩子里就有一名患孤独症。男孩和女孩的发病率之比大约是 5∶1，孤独症的病情女孩会比男孩严重。目前孤独症的发病率以 10%～17% 的速度在逐年增加。有关这种现象的发生原因说法不一，可能与诊断技术不断更新、严谨和全面化，风险因素的影响，以及社会对孤独症有更多的认识和关注等因素有关。

三、孤独症的发病原因

（一）社会因素

1. 家庭因素 有实验研究表明，父母的文化程度、职业，家庭类型和主要抚养人，教育方式，父母与子女间的游戏方式等都与孤独症有关。首先文化程度、职业层次较高的父母，可以通过更多地途径了解儿童孤独症相关知识，能够早期发现子女发育过程中的异常情况，其次在单亲或重组家庭中的儿童可能会因为父母婚姻状况不良而缺乏关爱，或对重组家庭环境的不适应等而缺

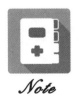

乏安全感，从而影响其心理行为的发育。同时，孤独症儿童多由（外）祖父母、保姆或亲戚抚养，可能由于抚养人年事已高、责任心不强或采取溺爱、粗暴的教养方式，导致其行为问题的高发。过分溺爱也会导致孤独症的发生，可能是因为家长过分满足和保护孩子，从而抑制了孩子语言和行为的自然发展。

2. 环境风险因素 有关环境因素与基因相互联系的研究一直在进行着。研究表明，父亲的年龄越大孩子患有孤独症的可能性也就越大（Bilder，2003）。一些化学元素可导致学习障碍和发育障碍，如砷、铅、锰、汞、杀虫剂、多溴联苯醚、多氯联苯、多环芳香烃等。饮食因素也是研究的领域之一，包括研究维生素D、叶酸对孤独症的影响。有关传染病、疫苗、压力等因素与孤独症关系的研究也在进行。值得注意的是，上述研究还处于初期阶段，一些相关研究的结果不能准确地判定这些因素与孤独症的必要关系。一部分孤独症患者在患有孤独症的同时也经历着其他障碍（如恐惧症、强迫症、注意缺陷多动障碍、焦虑症等）或者生理方面的困扰（如睡眠、消化系统异常、过敏现象等）。这些现象进一步证明孤独症的复杂性。

（二）生物学因素

1. 遗传基因问题 有关孤独症与基因的研究目前有以下发现。首先，孤独症的成因与遗传有关，一个包括192对双胞胎参与的研究发现，同卵双胞胎与异卵双胞胎相比更有可能患有孤独症。也就是说在同卵双胞胎中（拥有大量的相同基因），如果一方有孤独症，那么另一方患有孤独症的概率大约为77%。值得注意的是，在这种情况下还有30%的情况没有被解释，意味着孤独症除了受遗传因素的影响之外，还被其他因素影响，在识别与孤独症有关基因的研究中，研究者目前发现了多种基因以及基因突变。还有一些基因或染色体疾病，例如：脆性X染色体综合征和结节性硬化症都有可能增加患孤独症的可能。

2. 孕产期因素 近几年来有研究表明，孕产期危险因素与孤独症有关，但不具有特异性，即不能找到固定的几个或单一的孕产期因素与孤独症发生有关。综合多项研究，可知与孤独症有关的孕产期因素有精神抑郁、吸烟史、病毒感染、高烧、服药史、剖宫产、患儿早产、出生体重低、有产伤、呼吸窘迫综合征及先天畸形等。目前人们比较一致的观点认为，孕产期危险因素可能不是孤独症发病的直接原因，它只是加强了已存在的遗传易感性，增加孤独症发生的危险性，影响其患病的途径，它可能是重要的辅助原因。

3. 免疫系统异常 有学者曾论述T细胞数量减少，辅助T细胞数量和B细胞数量减少，抑制-诱导T细胞缺乏，自然杀伤细胞活性降低等因素都与孤独症发病相关。而这些细胞都是人体内具有免疫功能的细胞，由此表明孤独症患儿确实存在免疫系统异常。有研究发现孤独症患者脑部组织包括额叶皮质区、扣带回和小脑在内的三个区域内，神经小胶质细胞和星形胶质细胞的免疫反应比正常人更加活跃，其中反应最为激烈的区域是小脑，研究小组对7位孤独症患者进行了免疫系统研究，发现孤独症患者脑脊液内的细胞激素水平（免疫反应的标志）同样比正常人要高。这说明孤独症患者与正常人相比，其大脑和小脑都存在着炎症，这种炎症可能是孤独症的起因，但也可能是孤独症导致的症状。

4. 大脑结构异常有关 在肯纳医生早期的描述中，被观察的11位孩子中有5位孩子的大脑周长呈现异常。一些出生时大脑周长正常的孩子，在6～14个月时经历大脑变大，这种情况持续到2岁左右，最终被诊断为孤独症。这种异常现象可能是过多的大脑神经元，以及不正常的神经元链接所造成的。因此，孤独症是"早期大脑异常生长所导致的"（Courchesne，2011）。孤独症对大脑的影响不局限于单一的部分，多个脑区均可受累，如额叶、颞叶、小脑扁桃体。机能性磁共振成像研究证明，孤独症患者在解决问题、视觉、推理方面所利用的大脑位置不同于常人。

第二节 孤独症儿童的表现

一、孤独症儿童的心理活动特征

孤独症儿童有"带缺陷的情感细胞",这是孤独症儿童情感教育的生理基础。孤独症儿童的正常情感如同他们的其他能力一样很难生成,需要经过特别的教育、培养和塑造。情感建立和维系的本质是以物质为载体,以双方心理互动为过程,以感受为目的,在同一层面上达到精神的共鸣、共享。由于这个特点,使情感交流不像工具性交流那样一切都是可见的。心理感受注重的是心领神会,更高级的感受实质上是不可言传的。从情感建立和维系的特点上分析,孤独症儿童的障碍主要表现为以下几点。

（一）动机不足

了解他人,将人作为自己的认知对象,根据人的表情、动作等外部条件,进而体察、识别、推断他人的内在感受,从而根据这一判断来调整自己和他人的情感距离,这是人的心理需要之一。但是,孤独症儿童缺乏这一心理需要,他们的高级情感需要极其微弱。除了遗传因素之外,有一个因素不可以忽视,即情感沟通兴趣的欠缺,这和孤独症儿童后天的经历与处境有直接的关系。因为情感是在人与人的关系中产生的,人们追求情感分享,一定是在情感沟通中得到了正面的强化。但是,孤独症儿童在与人交流中,所得到的指责、命令、冷落、排斥等负面的感受多于正面的感受,这使得他们本能地疏远他人,失去了情感交往的兴趣。

（二）严重的自我中心化

站在对方角度理解对方的需要和感受,是情感沟通建立的基础,恰好孤独症儿童不能理解自己和他人的关系,不会站在对方的角度考虑问题,思维方式和行为方式一切以自我为中心。即使高功能孤独症儿童能有清晰的语言表达能力,但是他们在理解语言上仍然会有障碍,他们一般多从字面上理解,无法了解深层的含义,更听不懂言外之意。他们在语言互动上,可以维持对话,但是内容多以表达自己感兴趣的话题为主,对别人的反应并不在意,总是使用自己习惯的话回答别人。他们的举止不会顾虑到别人的感受和反应。

（三）不能体察心理活动

孤独症儿童无法表达自己的情绪,也无法解读别人的情绪。孤独症儿童自身的情绪异于常人,再加上他们语言的有限性,使得别人很难理解他们的情绪。由于失去了与常人共同的情绪体验,表达上存在障碍,他们和常人之间没有情绪共鸣,即使他们感受到了对方的情绪,也无法与自己的感受连接,难以进行情感分享。孤独症青少年会试图去建立和别人的情感沟通,但是,当对方不能获得平等的情绪表达和情感满足时,交流往往就会中断。如果对方只出于责任或者利益来维系与孤独症儿童的情感交往关系,那么这不是真正意义上的情感交流。

（四）缺乏情感调节能力

情感性交往的维持需要大脑中具有一种"调节机制"。情感交往中,同伴间有高度的弹性与多样性、变化性,为了成功互动,每个人必须过滤自己脑海里的信息、感觉,以便及时向对方传递自己的信息。所以,几乎是无时无刻要做好瞬时判断,要不停地做主观评价,然后根据互动对象之间的共鸣深度做出再次评估,决定是否继续沟通。情感性交往没有特定的目的来引导双方的行为,没有可预测性。到底是什么原因使双方共同构建的沟通系统不至于混乱呢?情感沟通的双方需要感受对方微妙的情绪变化,时刻根据对方的情绪决定自己的做法、自己的反应。这个过程就是"情感协调机制",这种机制使得双方会共同努力,即使在出现误解、困惑的情况下也能共同承受,化解障碍,维持交往。

孤独症患者的神经缺陷使他们无法把握这样的沟通系统,没有这种调控机制,经验分享难以发展起来。没有感情的参与,虽然儿童可以成功进入社交模式,但是,仍然缺少了重要的东西——交往动机和快乐体验。有很多高功能孤独症儿童有很好的行为习惯,少部分孤独症儿童能表达情绪,还能理解别人的情绪,但是仍旧不足以和别人建立友谊关系。

一个孤独症儿童具有表达自己情绪和读懂别人情绪的能力,能够维持自己和同伴的友谊,能够体验到与人交往的乐趣,并在交往中和同伴形成情感共鸣,调整自己和同伴的心理距离,这是孤独症儿童康复训练的重要内容,也是衡量孤独症儿童康复程度的高级指标。

二、孤独症儿童的核心症状

（一）语言能力障碍

大多数孤独症儿童语言发育落后,两三岁时仍然不会说话,或者在此时期出现语言功能倒退,部分患儿具备语言能力甚至语言过多,缺乏语言交流的能力。主要表现有以下几个方面。

1. 发音障碍 存在多方面的发音问题,孤独症儿童一般都有无意义的发音,也有些儿童发出异常的声音,如发尖锐的声音。也部分出现音节停顿延长、音节减少重复、自加多余音节、延迟模仿、声音小等不同问题。说话时有怪异或其他的自己的习惯用语,如发音拉长音、调高,不会自主地运用发音器官模仿正常发音。

2. 语言理解障碍 对单指令可理解但不主动完成。对双指令及抽象问题,难以理解,缺乏逻辑性。混淆称呼,不能分出你、我、他的关系。

3. 语言表达障碍 患儿不能主动地用语言表达自己的愿望。发音困难及理解障碍更影响语言的表达与使用,有时候语言表达也是单一的动词或名词＋名词。语言表达障碍重于语言理解障碍。

4. 学舌头式说话 对孤独症患儿而言,说话不是一种表达自己意愿的形式,而是像被迫完成任务一样,如学舌式说话。

（二）交流能力障碍

交流障碍是孤独症的核心症状,患儿喜欢独自玩耍,对父母的指令常常充耳不闻,缺乏与亲人的目光对视,不愿意或不懂得如何与小朋友一起玩,有需要时常拉父母的手到某一地方,但是并不能用手指指物,在运用躯体语言方面也同样落后,较少运用点头或摇头表示同意或拒绝。很少主动寻求父母的关爱或安慰,专注力差。

（三）狭隘的兴趣和重复刻板的行为

孤独症儿童可能对多数儿童喜爱的活动或东西不感兴趣,但是却会对某些特别物品或活动表现出超乎寻常的兴趣,并因此表现出这样或那样的重复刻板行为和刻板动作,例如:转圈、玩弄开关、来回走动、固定模式地排列玩具的积木、双手舞动、特别依赖一种东西如车轮和圆形物体、爱听某一首或几首特别的音乐。往往在某一段时间有某几种特殊兴趣和刻板行为。

（四）智力异常

70%左右孤独症儿童智力落后,多数孤独症的儿童可以在某些方面显得有较强能力,如音乐能力和记忆力,尤其是在机械记忆数字、路线、车牌、年代等方面的表现超过其他认知能力。

（五）感觉异常

大多数孤独症儿童存在这样或那样的感觉异常。有些儿童对某些声音特别恐惧或喜好;有些表现为对某些视觉图像的恐惧;惧怕乘坐电扶梯等。

(六) 多动和注意力分散

大多数孤独症儿童有多动的表现,表现为易发脾气、注意力不集中、容易激惹、有攻击行为、自伤。

第三节 孤独症儿童的评定

孤独症常见评定量表有孤独症行为评定量表(ABC量表)、儿童孤独症评定量表(CARS)、孤独症诊断观察量表(ADOS-G)和孤独症诊断访谈量表修订版(ADI-R)。

一、孤独症谱系障碍(ASD)筛查量表

为及时和充分地发现可疑孤独症儿童,进行儿童孤独症早期筛查非常重要。鉴于患儿起病形式和年龄的不同,应在婴幼儿期定期进行儿童孤独症筛查。早期诊断和早期干预可有效改善患儿的生活质量。美国儿科协会建议所有的儿童9个月时进行一次孤独症筛查,儿童18、24、30个月时都应该在常规的发育监测中进行ASD筛查。

筛查目的主要是检查受试儿童是否具有孤独症症状,美国儿科学会早期筛查指南提出三级筛查程序:初级保健筛查、一级筛查和二级筛查。孤独症诊断量表的评定结果也仅作为儿童孤独症诊断的参考依据,不能替代临床医生综合病史、精神检查并依据诊断标准作出的诊断。

1. 初级保健筛查

(1) 警示指标:6个月后,不能被逗乐,眼睛很少注视人;10个月左右,听力正常,对叫自己名字没反应;12个月,对于言语指令没有反应,没有咿呀学语,没有动作手势语言,不能进行目光跟随,对动作模仿不感兴趣;16个月,不说任何词汇,对语言反应少,不理睬别人说话;18个月,不能用手指指物或用眼睛追随他人手指指向,没有显示给予行为;24个月,没有自发的双词短语,任何年龄段出现语言功能倒退或社交技能倒退。

(2) 录像分析方法:录像分析18~24个月ASD儿童、发育迟缓及健康儿童的行为,区分ASD儿童和其他两组儿童的9个危险信号:缺乏适当的目光注视;不能通过眼神交流来表达喜悦的情绪;不与他人分享高兴和感兴趣的事;听名字没反应;缺乏适当的眼神交流、面部表情、手势及语调;不喜欢向他人展示自己感兴趣的东西;特别的说话方式;刻板重复的肢体运动;刻板重复的运用物体的方式。其中前6个危险信号包含了ASD儿童缺少的正常行为,后3个危险信号是ASD儿童所表现出的特殊异常行为。72%~100%的ASD儿童存在前6个危险信号,50%的ASD儿童表现出特别的说话方式和刻板重复的肢体运动,75%的儿童表现出刻板重复的运用物体的方式。发育迟缓儿童则很少表现出上述3种特殊异常行为。

(3) 儿童心理行为发育问题预警征象筛查:儿童心理行为发育问题预警征象筛查表(表11-1)是2013年由国家卫生和计划生育委员会集合国内儿童心理、发育领域资深专家经验制定,拟作为我国基层儿童心理行为发育问题的早期筛查工具。在0~3岁年龄范围内涉及8个时点,每个时点包含4个条目。初筛过程中应对儿童进行观察并且检查有无相应月龄的预警症状,该年龄段任何一条预警征象阳性,提示有发育偏异的可能。预警征象可由专业人员、父母、其他代养人、老师等任何人提出。

表11-1 儿童心理行为发育问题预警征象筛查表

年龄	预警征象	年龄	预警征象
3月龄	1.对很大声音没有反应 2.不注视人脸,不追视移动的人或物品 3.逗引时不发音或不会笑 4.俯卧时不会抬头	18月龄	1.不会有意识地叫"爸爸"或"妈妈" 2.不会按要求指人或物 3.不会独走 4.与人无目光对视
6月龄	1.发音少,不会笑出声 2.紧握拳不松开 3.不会伸手及抓物 4.不能扶坐	2岁	1.不会说3个及以上物品的名称 2.不会扶栏上楼梯/台阶 3.不会按吩咐做简单的事情 4.不会用勺吃饭
8月龄	1.听到声音无应答 2.不会区分生人和熟人 3.不会双手传递玩具 4.不会独坐	2岁半	1.兴趣单一、刻板 2.不会说2~3个字的短语 3.不会示意大小便 4.不会跑
12月龄	1.不会挥手表示"再见"或拍手表示"欢迎" 2.呼唤名字无反应 3.不会用拇指和食指对捏小物品 4.不会扶物站立	3岁	1.不会双脚跳 2.不会模仿画圆 3.不能与其他儿童交流、游戏 4.不会说自己的名字

2. 一级筛查 用于在普通人群中发现ASD可疑人群。

(1)简易婴幼儿孤独症筛查量表(CHAT):是英国学者综合之前研究发展出的一种早期筛查工具,适用于18个月婴幼儿,完成需5~10分钟。评估分两部分进行:A部分包括9个项目,通过咨询父母完成;B部分包括5个项目,通过专业人员观察,结合儿童的反应进行简短的访谈后作出判断。关键项目有5个(A5、A7、B2、B3、B4),主要评估共享注意和假装游戏两类目标行为,5个关键项目均未通过者有孤独症高风险,未通过A7和B4者则具有中度风险。未通过CHAT筛查者1个月后需进行二次筛查确定。

(2)简易婴幼儿孤独症筛查量表改良版(M-CHAT):基于CHAT修改而成,是孤独症早期评估的理想工具。用于16~30个月儿童,共23个,其中包括CHAT A部分的9项父母填写项目,6个关键项目分别评估社会联结、共同注意、分享物品及应人能力。当23项中3项或6项关键项目中至少2项未通过则提示有孤独症高风险,未通过初筛者需进一步评估。

(3)CHAT-23:香港学者将M-CHAT汉化版和CHAT的B部分合并形成的用于筛查智龄18~24个月儿童的评估工具,目前有中国内地版本。筛查阳性标准为23项中至少6项阳性,或7项关键项目中至少2项阳性,以及B部分中前4项有2项阳性。

(4)孤独症特征早期筛查问卷(ESAT):共13个项目,包括以下内容。不会玩玩具,游戏方式单一,情感表达达不到同龄水平,面无表情,无目光对视,单独一人时无反应,刻板重复动作,不会炫耀,无交往性微笑,对他人无兴趣,对语言无反应,不喜欢玩游戏,不喜欢被拥抱。ESAT适用于14~15个月儿童,由父母与专业人员填写,每次评定时间约为15分钟。3项未通时判定为有患ASD风险。

(5)孤独症行为评定量表:国内外广泛使用,稳定性好,阳性符合率可达85%。涉及感觉、行为、情绪、语言等方面的异常表现,可归纳为生活自理(S)、语言(L)、身体运动(B)、感觉(S)和交往(R)5个因子的57个项目,每个项目4级评分。总分≥53分提示存在可疑孤独症样症状,总分≥67分提示存在孤独症样症状,适用于8个月至28岁的人群。由父母或与孩子共同生活达2周以上的人评定。

3. 二级筛查 二级筛查需要由专科医生来执行,用于排除ASD可疑人群中的其他发育障碍,协助诊断,如儿童孤独症评定量表(CARS)是目前使用较广的孤独症测试评定量表之一,适用于2岁以上儿童,信度、效度较好,其不仅能区分孤独症和弱智,而且还能判断孤独症的轻重程度,故有较大的实用性。在临床操作中,医师、心理师及其他专业研究人员等应通过直接观察、与家长访谈、分析已有病历记录等多种方式搜集资料,在此基础上再作出评定。

儿童孤独症评定量表共包括15个项目,分别为与他人关系、模仿、情感反应、肢体动作、使用物体、对变化的反应、视觉反应、听觉反应、味觉反应、害怕与紧张、语言交流、非语言交流、活动程度、智力及一致性、总体印象,每个项目4级评分。根据儿童在每一个项目从正常到不正常的表现,分别给予1~4分的评分,必要时还可给0.5分,如1.5分或2.5分等。总分<30分为非孤独症,由专业人员评定,评定人员应通过直接观察、与家长访谈、各种病历报告获得受评定儿童的各项资料,在对每一领域进行评定打分时,应考虑儿童年龄以及行为特点、频率、强度和持续性。

由于我国ASD诊治工作起步较晚,目前在筛查诊断方面相关工具比较缺乏,目前常用量表中以ABC量表作为筛查工具,以CARS作为诊断工具,这些量表均为20世纪80年代创立,已经与当前ASD的认识有相当差距,有更新的需要。

二、ASD诊断量表

孤独症诊断评估工具可分为:直接评估工具和间接评估工具,从诊断的目的来看诊断评估工具可分为心理评估工具和病理评估工具两类。

(一) 心理评估工具

心理评估工具主要包括智商测试、语言测试、适应能力测试、综合测验等,这些量表为康复干预计划的制订提供参考,常用的有韦氏智力量表、斯坦福-比奈智力量表、社会生活量表、儿童行为量表(CBCL)、心理教育评定量表(PEP)中文修订版等。

1. 心理教育评定量表中文修订版(C-PEP) 适用于3~7岁孤独症、非典型孤独症和其他类同的沟通障碍者。主要评定其在不同发育范围的能力和行为表现,以供制订训练计划和目标。该量表包括功能发育量表和病理量表两个分量表,前者含95个项目,主要评定的功能领域为模仿、知觉、动作技能、手眼协调、认知表现及口语认知;后者由44个项目组成,用来评定儿童严重程度,包括情感、人际关系及合作行为、游戏及材料嗜好、感觉模式和语言5个领域。

在C-PEP评估进行之前,必须经过包括CARS、智力测试、家长访谈及行为观察等评定。C-PEP评估使用丰富的材料,儿童易产生兴趣,评定中所需语言少,通过功能发育侧面图和病理侧面图可以直观地了解个别训练方案的制订和行为矫正。

2. 孤独症谱系及相关发育障碍儿童心理教育量表中文修订3版(C-PEP-3) 该量表自1994年在国内开始修订,经历了二十多年跨学科团队的科学研究及临床应用,具有良好的效度和信度;建立了我国本土化的常模数据,该中文修订版能够充分反映出中国孤独症儿童的生理、心理及教育发展特点,为中国孤独症儿童个别化教学方案的制订提供了科学依据和指导。

C-PEP-3主要用于能力和发展处于7个月至7岁儿童,评估其在不同发展范围的能力和行为表现,以供制订训练计划及目标。该量表包括功能发育量表和病理表。在进行C-PEP-3评估之前,必须经过CARS、智力测试、家长访谈及行为观察等评估。

(二)病理评估工具

病理诊断量表主要有孤独症行为评定量表(ABC量表)、儿童孤独症评定量表(CARS)。

(1) CARS适用于2岁以上儿童,信度、效度好,不仅能区分智障和孤独症,也能对孤独症轻重程度加以判断,具有较强的适用性。该量表有15个评定项目,总分60分。总分低于30分可初步判断非孤独症;总分等于或高于36分并且至少有5项的评分高于3分,则评为重度孤独症;总分在30～36分之间,并且低于3分、项目不到5项,则评为轻至中度孤独症。临床常用此表进行评估。

(2) ABC稳定性比较好,阳性符合率可达85%,涉及感觉、行为、情绪、语言等方面异常,依据57个症状表现来评估,总分158分,57分以上为疑似,67分以上确诊。

(3) ADOS-G与ADI-R:是目前国外广泛使用的诊断量表,对评定人员的各方面要求特别是临床经验的要求较高,均须受过专门的训练并在操作达标后方可实际使用这些评定方法。我国尚未正式引进和修订。

①孤独症诊断观察量表(ADOS-G):适用于所有年龄段,通过观察儿童在游戏中的表现和对材料的使用,重点对他们的沟通、社会交往及使用材料时的想象能力加以评估。该量表由4个模块组成,每模块评估需用时35～40分钟,可以根据评测对象的语言能力(从无表达性语言到言语流畅)选择适合其发展水平的模块。进行每个模块的评估时都详加记录,在活动结束后根据记录做出整体评估。

(2)孤独症诊断访谈量表修订版(ADI-R):适用于心理年龄大于2岁的儿童和成人。由专业人员对家长或监护人进行访谈。该量表包括6个部分:社会交互作用方面质的缺陷(16项,B类),语言及交流方面的异常(13项,C类),刻板、局限、重复的兴趣与行为(8项,D类),判断起病年龄(5项,A类),非诊断记分(8项,O类)以及另外6个项目涉及孤独症儿童的一些特殊能力或天赋(如记忆、音乐、绘画、阅读等)。前三个核心部分反映了孤独症儿童的三大类核心症状,是评定和判断儿童有无异常的关键。评分标准与方法因各个项目而异,一般按0～3分四级评分,评2分或3分表示项目的异常明确存在,只是程度的差异;评1分表示界于有/无该类症状之间的情况,0分为无异常。若用于国内,该量表的个别项目应修改或删除。

以上两种量表的实施对测试人员的要求较高,他们均应受过专门的训练,拥有较丰富的临床经验,并在操作达标后方可实际使用这些量表。

ADOS-G与ADI-R联合应用被公认为孤独症诊断的金标准,目前有中文译本,但未普及使用,是开展研究的必需工具,但依然不能代替临床观察。

三、孤独症治疗评估量表

孤独症治疗评估量表(AETC)是疗效判定量表,ATEC的目的是衡量一名儿童在干预前后的变化,即通过评估算出初始ATEC和后续ATEC的分数差,用来判断治疗效果。

该量表分为说话/语言、社交、感知觉和健康/行为4项,共77题,量表总分为179分,分值越高,症状程度越重。说话/语言部分根据"不能""有点能""完全能"分别评为2、1、0分;社交部分根据"不像""有点像""非常像"分别评为0、1、2分;感知觉部分根据"不能""有点能""完全能"分别评为2、1、0分;健康/行为部分根据"不成问题""极小问题""中等问题""严重问题"分别评为0、1、2、3分。

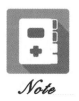

第四节 孤独症儿童的诊断

一、一般检查

儿童孤独症主要通过询问病史、精神检查、体格检查、心理评估和其他辅助检查,并依据诊断标准作出诊断。

1. 询问病史 首先要详细了解患儿的生长发育过程,包括运动、言语、认知能力等的发育。然后针对发育落后的领域和让家长感到异常的行为进行询问,注意异常行为出现的年龄、持续时间、频率及对日常生活的影响程度。同时,也要搜集孕产史、家族史、既往疾病史和就诊史等资料。

2. 精神检查 主要采用观察法,有言语能力的患儿应结合交谈。

3. 体格检查 主要是躯体发育情况,如头围、面部特征、身高、体重、有无先天畸形、视听觉有无障碍、神经系统是否有阳性体征等。

4. 心理评估 例如 ABC 量表、CARS 等。

5. 辅助检查 可根据临床表现有针对性地选择实验室检查,包括电生理检查(如脑电图、诱发电位)、影像学检查(如头颅 CT 或磁共振)、遗传学检查(如染色体核型分析、脆性 X 染色体检查)、代谢病筛查等。

二、诊断标准

2013 年 5 月,美国精神医学协会发布了国际权威的精神疾病诊断标准之一的 DSM 最新版本——DSM-5。新版本中,原先的"广泛性发育障碍"改称"孤独症谱系障碍"(ASD),被列为神经发育障碍这一大类别中的一种,其诊断标准较 DSM 之前的版本有所不同,因此受到广泛关注。

DSM-5 规定,诊断孤独症谱系障碍需满足以下 5 个标准,其中第(1)条和第(2)条阐明了孤独症谱系障碍的核心症状。

(1) 在多种环境中持续性地显示出社会沟通和社会交往的缺陷,包括在现在或过去有以下表现(所举的例子只是示范,并非穷举)。

①社交与情感的交互性的缺陷。例如,异常的社交行为模式、无法进行正常的你来我往的对话,到与他人分享兴趣爱好、情感、感受偏少,再到无法发起或回应社会交往。

②社会交往中非言语的交流行为的缺陷。例如,语言和非语言交流之间缺乏协调,到眼神交流和身体语言的异常,理解和使用手势的缺陷,再到完全缺乏面部表情和非言语交流。

③发展、维持和理解人际关系的缺陷。例如,难以根据不同的社交场合调整行为,到难以一起玩假想性游戏,难以交朋友,再到对同龄人没有兴趣。

(2) 局限的、重复的行为、兴趣或活动,包括在现在或过去有以下表现中的至少两项(所举的例子只是示范,并非穷举)。

①动作、对物体的使用或者说话有刻板或重复的行为(如刻板的简单动作、排列玩具或是翻东西、仿说、异常的用词等)。

②坚持同样的模式,僵化地遵守同样的顺序,语言或非语言行为有仪式化的模式(如很小的改变就造成极度难受,难以从做一件事过渡到做另一件事,僵化的思维方式,仪式化的打招呼方式,需要每天走同一条路或吃同样的食物)。

③非常局限的、执着的兴趣,且其强度或专注对象异乎寻常(如对不寻常物品的强烈依恋或

专注、过分局限的或固执的兴趣)。

④对感官刺激反应过度或反应过低,或对环境中的某些感官刺激有不寻常的兴趣(如对疼痛或温度不敏感、排斥某些特定的声音或质地、过度地嗅或触摸物体、对光亮或运动有视觉上的痴迷)。

(3) 这些症状一定是在发育早期就有显示(可能直到其社交需求超过了其有限的能力时才完全显示,也可能被后期学习到的技巧所掩盖)。

(4) 这些症状带来了社交、就业或目前其他重要功能方面的临床上显著的障碍。

(5) 这些症状不能用智力发育缺陷或整体发育迟缓更好地解释。智力缺陷和孤独症谱系障碍疾病常常并发,只有当其社会交流水平低于其整体发育水平时,才同时给出孤独症谱系障碍和智力缺陷两个诊断。

第五节 孤独症严重分级及其预后估计

一、孤独症的严重分级

DSM-5 对孤独症谱系障碍的不同严重程度根据社会交流及局限重复行为将这 2 类症状分别分为 3 级,三级最严重,一级最轻,具体如下。

1. 重度 需要非常大量的帮助,主要表现为以下几点。

①社会交流:言语和非言语社交交流能力有严重缺陷,造成严重的功能障碍;主动发起社会交往非常有限,对他人的社交接近极少回应。比如,只会说很少几个别人听得懂的词,很少主动发起社交行为,即使在有社交行为的时候,也只是用不寻常的方式来满足其需求,只对非常之间的社交接触有所回应。

②局限的、重复的行为:行为刻板,适应变化极度困难,或者其他的局限重复行为明显地干扰各方面的正常功能。改变注意点或行动非常难受和困难。

2. 中度 需要大量的帮助,主要表现为以下几点。

①社会交流:言语和非言语社交交流能力有明显缺陷;即使在被帮助的情况下也表现出有社交障碍;主动发起社会交往有限;对他人的社交接近回应不够或异常。比如,只会说简单句子,其社会交往只局限于狭窄的特殊兴趣,有着明显怪异的非言语交流。

②局限的、重复的行为:行为刻板,适应变化困难,或者其他的局限重复行为出现的频率高到能让旁观者注意到,干扰了多个情形下的功能。改变注意点或行动难受和困难。

3. 轻度 需要帮助,主要表现为以下几点。

①社会交流:如果没有帮助,其社会交流的缺陷带来可被察觉到的障碍。主动发起社交交往有困难,对他人的主动接近曾有不寻常或不成功的回应。可能表现出对社会交往兴趣低。比如,可以说完整的句子,可以交流,但无法进行你来我往的对话,试图交朋友的方式怪异,往往不成功。

②局限的、重复的行为:行为刻板,干扰了一个或几个情形下的功能,难以从一个活动转换到另一个,组织和计划方面的障碍影响其独立性。

二、孤独症的预后

儿童孤独症是一种较为严重的发育障碍性疾病,在很长一段时期内,孤独症普遍被认为是不可治愈的终生疾病。一些早期的预后研究发现,只有 1.5% 的孤独症个体在随访中功能正常,

35%的个体介于尚可与良好之间,60%的个体功能严重受损。Gillberg 等也发现,23 个孤独症个体中只有 1 个长大后可以独立生活。说明如果得不到及时有效的治疗,儿童孤独症预后很不乐观。

但随着时间的推移,近一二十年来孤独症的预后状况正在好转,一部分患儿取得了较为理想的结果。经过坚持不懈的训练矫治,达到生活自理,甚至是独立生活,并展示出良好发展状态的个案报道逐渐增多。Venter 等发现,孤独症个体成人后能够完全独立生活并具有成功人际关系的比例在增加。最新的证据也显示,3%~25%的孤独症儿童可以痊愈,达到并掌握正常水平的认知、适应能力和社交技巧。而上述更多的个体康复的原因主要是早期干预措施的改善以及日后教育服务质量的提高。

一般来说,孤独症的预后会受多方面因素的影响。其预后的好坏与患者病情的严重程度、早期语言发育状况、儿童的智力水平、是否伴发疾病及教育、治疗干预的时机和程度有关。

智商较高、5 岁以前有功能性语言能力、不伴发其他疾病以及早期被发现并得到及时治疗的儿童,预后良好。近年来随着孤独症诊断标准的修订,轻症孤独症诊断病例明显增加,这些患儿的预后较好,而有严重行为异常和智力发育迟滞的孤独症患儿倾向于终身具有典型的孤独症样表现,伴有其他疾病者如严重先天性心脏病、癫痫、脆性 X 染色体综合征、结节性硬化症等则预后更差。此外,家庭的社会经济状况以及父母心态、环境或社会的支持和资源均对儿童的预后产生影响。

1. 语言功能对孤独症预后的影响　早期的语言交流能力对孤独症预后有着关键的作用,语言发育水平以及其症状行为可有效地预测孤独症患儿的预后,早期或在确诊为孤独症之前已有较好的语言或言语功能者预后较好。

Luyster 等发现,孤独症患儿 3 岁时的语言交流评估分数可以预测其 9 岁时的语言发育水平以及症状的转归。尽管疾病本身使他们发展语言的潜能受到限制,但使用规范化的语言训练效果比语言或言语功能差而未接受语言训练的患者预后效果好。

2. 伴发疾病对孤独症预后的影响　孤独症患儿的预后还与其是否伴发疾病有关,如脆性 X 染色体综合征、结节性硬化症、精神发育迟滞及癫痫等孤独症患儿可能伴发的疾病均可成为导致孤独症较差转归的因素。

其中,脆性 X 染色体综合征是最常见的与孤独症相关的单基因病。

伴有脆性 X 染色体综合征的孤独症患儿往往表现出更明显的孤独症样行为,如更严重的社会交流障碍、社交退缩、语言发育延迟、刻板重复行为,同时不能很好地协调与同龄伙伴的关系,社交情感发育延迟,他们的智力水平、认知水平、语言水平均比孤独症患儿要差,智力发育障碍较严重,适应能力更差,预后不佳。

伴有结节性硬化症的孤独症患儿除表现出孤独症样症状(如社会交往障碍、语言发育迟缓、认知水平低下等)外,还往往伴有癫痫、心肾损害等症状。患儿预后优劣相差悬殊,严重智力障碍者完全需要他人照顾。

孤独症中有较高的癫痫患病率,约占全部病例的 15%,有的在儿童早期发病,有的在青春期发作。癫痫作为孤独症的共患病之一,与患者的智力发育缺陷有关。通常伴癫痫的孤独症患儿癫痫发生的频率越高,其智力发育缺陷越严重。婴儿期痉挛或抗药性的癫痫与孤独症较差的转归具有关联性。

3. 孤独症患者的病情严重程度及行为变异和智力水平对预后的影响　孤独症诊断定义和标准的修订使得大量的轻型或不典型的孤独症患者得到诊断,如患儿的临床症状表现越严重,其预后转归可能越差。而患儿的认知能力越好,症状表现越轻,其预后转归也就越好。据 Sutera 等报道,在最初被诊断为不典型孤独症的患儿中,39%的患儿有着较好的预后转归,而典型孤独症患儿仅 11%有较好的转归。

高功能孤独症较典型孤独症患者有着更好的预后效果。此外，与低功能组相比，轻型、不典型孤独症有相对良好的预后。

以往认为，70%左右的孤独症儿童智力落后，20%智力在正常范围，约10%智力超常。孤独症患儿的预后受孤独症症状的表现程度和智力发育程度的交互影响，有严重行为变异和智力发育迟滞的儿童倾向于终身具有典型的孤独症表现。相反，只有轻度的行为变异和智力处于正常范围的儿童随时间推移可逐渐改善，达到表面上正常的程度。

低功能孤独症患儿的干预和治疗较为困难，尤其针对重症低功能病例，大约有半数在青春期症状会恶化，表现为活动过度、攻击、伤人、自伤或行为刻板，无法独立生活，不能适应社会要求，甚至需终生看护和照顾，在更大程度上依靠家庭、社会的支持才能生存。

4. 早期发现、早期干预对孤独症预后的影响　早发现、早诊断、早干预对于孤独症儿童的预后至关重要。早期发现并及时采用综合性教育和训练，辅以药物，孤独症儿童的预后可以有明显的改善，相当一部分的儿童可能获得独立生活、学习和工作的能力，尤其是非典型孤独症、轻症孤独症和高功能孤独症儿童。

越来越多的文献与报道确认早期治疗是决定患儿预后的最重要因素。孤独症患者预后的关键因素是尽早干预，从而抓住儿童发育过程中可塑性最强的时期。错过这一关键时期，对于孤独症儿童日后的康复，其损失是无法弥补的；尤其对伴有精神发育迟滞的孤独症患儿，采用早期干预治疗的结果较好。2～3岁是儿童语言发展的关键时期，也是塑造行为方式、采取特殊教育来弥补智力障碍的重要时期，而3岁后的治疗极为困难。

如果患儿早期接受强化的行为训练，很大比例的孤独症儿童从这些早期的干预中获益，使其智力、社交能力、语言表达能力、生活自理能力等得到不同程度的提高，有一些儿童可以恢复正常或接近正常。

Lovaas报道，对19例孤独症患儿采用应用性行为分析法（ABA）进行早期强化干预，在对试验组进行为期2年的每周40小时的一对一干预后，结果有9例基本恢复正常，可以进入普通学校学习，其他儿童有8例也有不同程度的好转，这一报道引起了轰动，为早期强化干预可能是帮助孤独症患儿的极有效的方法提供了最好和最直接的证据，说明了早期教育和训练是孤独症得以康复的有效方法之一。

总之，孤独症儿童是一个有着多重障碍的特殊困难群体，了解和认识孤独症儿童的独特性，对于处理患儿的种种问题会有帮助。早期发现并及时采取科学化、系统化和个体化的教育模式训练，对孤独症儿童的预后可以有显著的改善，相当一部分的患儿可能获得独立生活、学习和工作的能力，尤其是高功能孤独症儿童。

但由于父母常常忽略儿童的早期症状，造成大多数孤独症患儿不能被早期发现，而家长得知孩子患有孤独症后出现的不健康情绪也严重妨碍了患儿的治疗，这些都不利于儿童孤独症的早期诊断及预后。因此，除了通过加强健康教育来提高父母对儿童孤独症的认知水平外，还要鼓励家长接受事实，对于患儿出现情绪和行为问题要以宽容的心态面对，担负起帮助患儿的责任，逐渐成为患儿康复过程的积极参与者。同时注意充分利用社会资源，以促进患儿的康复，改善预后。

第六节　孤独症的治疗

一、孤独症的干预原则

儿童孤独症的治疗以教育干预为主，药物治疗为辅，因为孤独症患儿存在多方面的发育障碍及情绪行为异常,应当根据患儿的具体情况,采用教育干预、行为矫正、药物治疗等相结合的综合干预措施。

目前尚无有效的药物可以治愈孤独症的核心症状,但可以改善伴发的情绪行为障碍。药物要在专业医生的指导下服用,密切关注患儿用药后的反应,以确保治疗效益大于副作用。

孤独症的具体干预原则如下。

(1) 越早干预越好。

(2) 密集与不间断干预相结合。

(3) 干预方法的一致性、渐进性和可持续性。

(4) 学校、家庭、社会氛围的和谐、稳定。

(5) 家长在干预训练中参与的重要性。

(6) 干预学习内容的生活化和多样化。

(7) 已掌握内容及时泛化。

二、孤独症的教育干预

1. 孤独症儿童康复教育内容

(1) 基础学习技能:患儿对于视觉方面的观察和手眼协调能力;语言的理解、表达和沟通能力;游戏技巧、社交技巧、小组活动的配合程度以及生活常规的执行能力。

(2) 学习能力:患儿认字、写字和数学这三方面的能力,一般针对实际发育年龄在4岁或以上的患儿。

(3) 自理能力:自理能力是非常重要的,从患儿一开始接受训练就要贯穿在整个训练计划里,自理能力训练包含了穿衣、进食、梳洗和如厕能力的培养。

(4) 运动技能:包括患儿的粗大运动(跑、跳、扔球等)和精细运动(串珠、搭积木、扣扣子等)等充分的练习。

2. 康复教育初级阶段   这个阶段主要是建立基本学习行为,如听从指令和基本配合能力。对于刚被诊断或年龄在2岁左右的患儿,首先,要教会患儿如何配合治疗师,与治疗师建立关系。所以这个阶段一般会教孤独症儿童一些简单的指令跟从,比如说:"坐好了、站起来、过来、抱抱、招招手"等;同时,还可以教孤独症儿童玩简单的木制拼图,并让患儿学会收拾玩具。初级阶段一般会用两周到一个月的时间,给孤独症儿童建立上课的气氛,熟悉上课的状态,并且能够在安静的情绪下配合家长完成一些简单的指令。

3. 康复教育中级阶段   这个阶段的重点是基本学习能力的建立,主要内容包括:语言和言语表达、动作模仿能力、视觉训练、游戏和社交技能以及发音的跟从和纠正。这个阶段是非常重要的,早期的、正确的专业干预可以为今后的学习和预后发展打下良好基础。但这些都是非常专业的、循序渐进的过程,需要专业人员和机构的持续支持。

4. 康复教育高级阶段   这个阶段的重点是提高学习品质和技能。在中级阶段的基础上,家长和老师可以逐渐增加难度,提高患儿的自主学习技能,结合孩子的兴趣、能力和生活环境,让孤独症儿童掌握物品功能、外形和类别的知识,开始与家长使用交流性语言,以及学习小组上课的技巧。

三、孤独症儿童的个别训练

个别训练计划就是针对孤独症儿童的确切需要制订的康复教育计划。一般在国外一份计划为期一年,国内大部分机构都以三个月为一期。训练计划的内容根据不同阶段需要包括不同的内容,一定要因材施教、量体裁衣,这样才能够最大化地让患儿获益。

孤独症儿童个体差异极大,许多孤独症儿童可能会同时表现为多重障碍,也有部分儿童某方面的能力虽然超常,却难以在社会情境中发挥和适应性地运用。因此,制定培养目标必须注重个体适应性、针对性和延续性。

在开始康复教育之前第一件事情就是给患儿做一个能力评估。目前国内经常用到的有孤独症儿童心理教育评估(PEP-3,国内应用的版本简称 CPEP),有些机构也用国外常用的基本语言和学习技能评估(ABLLS-R)或语言行为评估课程(VB-MAPP)。需要指出的是,没有一套康复教育计划是适合所有患儿的,所以在个别患儿身上出现奇迹的康复教育计划未必适合每一个患儿。盲目采用其他患儿有效的方法是不科学的,也不能够使患儿的获益最大化。在实施个性化的康复教育计划的同时,随着患儿年龄的增长,还要考虑其职业生涯发展,确定适合的教育目标和职业发展目标。

四、孤独症干预方法

关于孤独症干预技术,目前国际上提出的已有上百种。美国国家自闭症中心 2009 年公布的文件,确认这些有效的干预方法中的三分之二是完全以应用性行为分析法(ABA)作为其理论基础而发展出来的方法,其余则是行为心理学与相关理论综合而派生的方法。

实证有效的孤独症干预方法有以下几种。

1. 应用性行为分析法(ABA) 经典 ABA 的核心是回合式教学(DTT),其特点是具体和实用,主要步骤包括训练者发出指令、患儿反应、训练者对反应做出应答和停顿,目前仍在使用。现代 ABA 在经典 ABA 的基础上融合其他技术,更强调情感与人际发展,根据不同的目标采取不同的步骤和方法。

2. 孤独症以及相关障碍患儿结构式教学(TEACCH) 充分利用患儿的视觉优势安排教育环境和训练程序,增进患儿对环境、教育和训练内容的理解、服从,以全面改善患儿在语言、交流、感知觉及运动等方面存在的缺陷。

3. 前事干预策略 前事干预策略是通过改变环境来减少干扰性行为,增加参与度的行为干预策略。

4. 自然情境教学 自然情境教学是指在家中、学校和社区对患儿进行技能教学的策略集合,基本的理念是将环境中的材料和自然发生的活动作为增加适应技能的机会。这些策略主要都是以患儿为导向的。

5. 自我管理 独立在社会中非常重要。自我管理策略包括教学个体评估和记录自己在完成某项活动中的表现。

6. 认知行为疗法 认知行为疗法是教会患儿检测自己的想法、情绪,当发现自己的消极想法和情绪逐步增多时,能够运用相应的策略改变消极想法和行为。

7. 家长实施干预 家长实施干预是行为干预者通过与家长的合作、培训和教练式的指导,使家长能够在患儿的日常生活中使用有实证依据的训练方法。

8. 社交轶事 社交轶事是给患儿一些提示来描述社交情境,解释他人的感受和想法,并描述期待的恰当行为。

9. 差别强化 差别强化是对强化的应用,是为减少干扰性行为的发生而设计的。干扰性行为包含攻击行为、自伤和刻板行为。

10. 以同伴为媒介的干预 以同伴为媒介的干预是在行为主义和社交学习理论的基础上建立起来的,它是通过系统地教授普通儿童,使他们能够与孤独症儿童有积极的正向的社交互动。

11. 社交技能训练 社交技能训练是以家长或治疗师为主导的以提高患儿社交技能为目标的训练方法。

12. 回合式教学 回合式教学是以家长或治疗师为主导的,通过大量的回合式训练、清晰的行为后效、强化物和重复来教授新的技能或行为。

13. 图片沟通系统(PECS) 图片沟通系统通过教授没有功能性沟通技能的患儿运用图片交换的形式,达到与他人互动沟通的目的。

14. 关键技能训练 关键技能训练是ABA领域早期密集行为干预的要素,其训练聚焦在患儿发展过程中的关键领域,是新的自然发展行为干预法。

15. 任务分析 任务分析指的是将一个复杂的技能分解成小的、可以教授的单位,产生连续序列的顺序步骤或工作。

16. 消退 消退是行为的基础原理之一,是通过控制强化物来减少或控制问题行为的一种方法。

17. 辅助 辅助是有效地帮助孤独症儿童学习技能、达成目标的一种方法。

18. 强化 强化是应用性行为分析法中的基础原理之一,它是指一个行为出现后,立即跟随一个结果,无论是增加一个喜好刺激或终止一个厌恶刺激,使该行为在未来的发生率增加。

19. 视频示范 通过视频示范的方式帮助孤独症儿童更容易、更迅速地获取信息。

20. 脚本法 脚本法指的是给ASD个体就如何使用语言来发起或者在特定场景中进行反馈予以指导,包括就一个具体的技能或者情境制订一个言语的脚本和(或)文字的脚本,并且在实际发生之前进行多次练习。

21. 视觉辅助 视觉辅助是帮助孤独症儿童更快地获取信息的一种辅助方式。

五、孤独症的康复治疗操作

(一) 一个完整的回合操作

回合操作是指一系列有明确开始和结束的学习计划。这些操作一般都是康复教育人员所主导的,在进行的时候,强化物、教学速度、教学内容都是根据患儿的实际需要所制订和执行的。这样就能够最大限度地给予患儿学习和练习的机会。在教学活动进行时,患儿的表现立刻被记录,根据搜集到的数据,可以对教学效果进行分析和改进。

1. 回合操作的四个阶段 回合操作是从康复教育人员得到患儿的注意力开始,然后发出指令,如果患儿的反应是所希望的,那么患儿将得到奖励,相反则会被改正。整个过程一般分为四个阶段。

(1) 获得患儿的注意力:回合操作的地点一般都是远离干扰物的,教学环境的设计使教学用品(包括教材教具、强化物、上课记录表格)很容易获得。患儿坐的位置应当能够看到康复教育人员的面部表情,以及上课需要的教材教具。一开始,康复教育人员可以先和患儿玩一会儿,然后等待患儿的眼神与自己接触,接着马上给出指令,例如"指一指鼻子"。但是很多时候,患儿是不会主动与康复教育人员之间有眼神接触的,那么这时便需要用患儿喜欢的物品来抓住患儿的注意力,比如,在患儿玩一个小球的时候,当小球离开患儿的手时,康复教育人员可以立刻拿起小球,在确定患儿正在看着小球的时候,把小球慢慢地移动到自己眼睛的位置,这样就能够吸引到患儿的眼神与自己的眼神接触,这时可以立刻发出指令,例如"这是什么?"当康复教育人员得到患儿的注意力后,可以进行数个回合的教学活动,如果希望增加患儿非辅助下的目光接触或对视,可以对患儿的目光对视进行奖励,使这个行为得到强化。

(2) 发出指令:对于大多数患儿来说,因为本身能力的不足,在最开始听到不同指令的时候,患儿可能完全不知道应该做些什么。但是在不断地听到指令后,伴随着辅助,然后在有强化物的情况下,患儿会针对不同的指令做出自己应当有的反应。

例如:当听到康复教育人员说"配对",那么患儿可以将相同的物品放在一起;听到康复教育人员说"指",患儿便能够用手指出康复教育人员要求的物品或图片;听到康复教育人员说"跟我做",患儿便能够模仿康复教育人员的动作。这些配对、指认、模仿的能力都可以通过回合操作让患儿理解和掌握具体要求的技能。

在发出指令这一环节,需要注意指令的多样性,避免患儿只能在特定的词语指令下才能够做出康复教育人员所要求的行为,而对于相同意义但是表达不同的词句完全不能理解。例如在配对的练习中,指令可以是"放在一起""配对""应该放在哪里"等不同的方式,让患儿理解这些不同的指令其实意思都是相同的。在辨别的项目中,指令可以是"指一指""找出来""给我""摸一下"。在动作模仿的项目中,指令可以是"跟我做""这样做""学我"等。

(3) 患儿的回应:当患儿听到指令后,会有三种情况:①给出正确的回应;②给出错误的回应;③没有回应。对于具体项目要求的标准回应,或者可接受回应是需要在教学计划中以文字的形式列明的。对于患儿的回应,在任何情况下符合标准可以进入下一个项目也是需要清楚列明的。这样教学计划执行起来才能够系统和科学。

举例:教学计划要求患儿能够将红色、绿色和蓝色各 5 个不同的物品(共计 15 个物品)进行配对。那么这个教学项目的指令可以是"把相同颜色的物品放在一起",或者是"把颜色一样的放在一起",也可以是"把它们按照颜色分类"。

对于这个项目的回应要求可以写成"患儿能够独立将相同颜色的物品放在一起"。如果患儿只是说出物品的颜色而没有把相同颜色的物品放在一起,就不符合这项目的要求。假设这个教学计划的达标要求是患儿能够独立连续完成 15 个物品(其中包含红色、绿色和蓝色物品各 5 个)的颜色分类 2 次,也就是说在 2 个教学情境中,当患儿在听到要求对不同颜色的物品进行分类后,都能够达到 100% 的准确率,那么这个教学目标就完成了,患儿可以进入下一个教学目标。

(4) 结果的呈现:患儿回应后,结果有三种:①患儿给出正确的回应,康复教育人员给予强化物;②患儿给出错误的回应,康复教育人员重新发出指令,并辅助患儿做出正确的回应;③患儿没有回应,康复教育人员必须辅助患儿做出正确的回应。

2. 注意事项

(1) 正确回应,给予强化物:需留意强化物的多样性,以避免患儿产生饱足感。

(2) 错误回应,进行改正:患儿给予错误回应后,首先拿走桌面上的教具,如果是纸上的题目,那么就擦掉上面的错误答案,然后重新发出指令;接着辅助患儿正确地给出答案;最后,给予语言上的肯定,或者给予非常少量的强化物作为奖励。须留意最后一步在改正后给予强化物,为了避免养成患儿的依赖性,需要根据不同患儿具体情况来决定。

(3) 没有回应,进行辅助:指令发出后,如果在 4~5 秒内患儿没有任何回应,那么康复教育人员需要给予适当的辅助,在辅助下完成的项目可以根据情况给予肯定或者少量强化物。

(二) 回合操作中的注意事项

1. 回合之间的时间空隙尽量短 当得到患儿的注意力后,康复教育人员须在短时间内尽量多地进行回合操作,确保在患儿有限的专注时间内完成更多的回合练习,增加学习机会。所以回合之间的操作间隙要尽量短,一个回合的教具呈现,发出指令,根据回应给予反馈后,立即整理教具,摆放新回合需要的教具,整个流程要快,不要让患儿等太长时间。

2. 根据患儿的情况挑选教具 同样的教学项目对于不同性别、地区或者年龄的患儿都需要进行适当的调整。假设教学项目是常见物品的命名,那么男性患儿的教学计划里可能是恐龙(模型)、手枪;而女性患儿教学计划里则会是发卡、项链。康复教育人员在对教学计划进行设计的时候,一定要注意这些细节。

3. 教具的呈现需要随机和凌乱 在进行教学项目时,需要注意正确答案出现的位置要随机,否则很容易被患儿猜到正确答案出现的位置。教具摆放也不一定是整齐一列,可凌乱地摆放,锻炼患儿的泛化能力。

第七节 孤独症的语言治疗

一、提要求训练

要求是语言操作行为的一种,是一位说者提出要求(描述命令意指其需要或想要的)。例如:要求的动机操作是指某个人想和其妈妈有肢体接触,特定增强物就是肢体接触。

要求对早期的语言发展以及儿童与其父母之间的日常语言互动很重要,要求是儿童第一个学会的语言操作,一般发展儿童很快就学会用单字或手势或其他标准的沟通形式来要求。当儿童肚子饿、疲惫、冷、害怕、痛或想要玩具、注意力协助或移除嫌恶刺激,通常会以不同形式传递这些早期的要求。

要求不止让儿童控制增强物的给予,同时也开始建立说者和听者的角色,这对未来的语言发展也十分重要。要求是语言行为中唯一可以直接对说者产生好处的类别,即可以让说者得到增强物。小孩子通常会有很高频率的要求,要求得到语言信息,逐渐要求会变得相当复杂,在社会互动、对话扮演关键的角色。

儿童学会了正确提要求可以减少其不恰当行为;提要求技能获得后开始建立说者和听者的角色;提要求是建立其他语言行为的基础。

(一)训练提要求的方法

(1)捕捉动机操作。
(2)分析增强物。
(3)设置区辨刺激。

例如:儿童想要鞋子是动机操作,鞋子是增强物,帽子、鞋、裤子等是设置的区别刺激。语言不是提要求的唯一途径,眼神、手势、肢体动作、语言、图片沟通系统,都可以提要求。

(二)家居环境下培养儿童提要求技能的策略

诱发主动沟通(主动沟通,提要求),然后进行辅助/强化/塑性/链接,找到儿童感兴趣的玩具或活动发现儿童的动机和需求,引发主动沟通。

1. 要求实际物品

(1)无口语要求的儿童可从手指要求开始训练,解决儿童的沟通问题。
(2)有口语要求的儿童可用声音提要求。
例如:"bei"代替杯子。
(3)用名词提要求。
例如:用"我要+名词"提要求,可以说"我要饼干"。
(4)要求缺少的物件。
例如:喝奶的时候可以说"我要吸管",刷牙的时候可以说"我要牙刷"。
(5)用"我要+动词+名词"提要求。
例如:"我要吃苹果""我要玩泡泡"。
(6)用形容词、方位词等提要求。
例如:"我要大皮球""我要蓝色的书"。

2. 要求动作　①打开;②推;③让开;④倒点水;⑤穿鞋;⑥抱我。

3. 要求活动　①玩汽车;②去滑滑梯;③玩老鹰捉小鸡。

4. 要求信息

(1) 谁:这是谁?

(2) 什么:这是什么? 他们在干什么?

(3) 哪里:我们要去哪里? 汽车在哪里?

(4) 什么时候:什么时候吃饭? 爸爸什么时候回来?

(5) 怎么:怎么才能打开? 我们怎么去公园?

(6) 为什么:他为什么哭了? 为什么不能吃肯德基?

(7) 哪个/哪一个:你要哪一个? 可以买哪个?

(8) 确认信息:是这个吗?

5. 要求注意力

(1) 轻拍、拉手以引起注意。

(2) 可以说"妈妈""老师"引起注意。

(3) 可以说"你听我说"引起注意。

(4) 可以说"我们先别玩汽车,我们……"引起注意。

(5) 做出解释说明:可以说"你先上去,再滑下来"引起注意。

6. 家庭康复建议

(1) 制造家居环境的变化,比如物品的摆放位置、制造新奇和变化。

(2) 设置活动游戏中的变化,如活动中的停顿、制造障碍或者向儿童示弱,把玩具放在儿童见而得不到的地方,如将玩具放在高处或者透明盒子里面。

通过上述方法,增强儿童提要求的动机,引导儿童正确提要求。

二、听者技能的训练

(1) 培养对声音(如响铃、有声音的玩具、生活中的声音等)的回应能力。

(2) 引导儿童注意说者的声音。

(3) 儿童听到自己的名字时作出反应。

(4) 在日常环境中引导儿童对"不""停"作出反应。

(5) 在环境中对简单的一步指令作出反应。

(6) 持续注意说者2秒。

(7) 触摸身体的两个部位(如"摸摸你的鼻子""你的耳朵在哪里")。

(8) 在三个一组的组合中选择正确的物品。

1. 对声音有反应

(1) 能看向环境中出现的异响的区域,如盆子掉下来能扭头看过去。

(2) 能看向环境中的说者。

(3) 距离可逐渐增加。

2. 叫名反应/呼名反应/应名

(1) 面对面被叫名时,能答应并看向对方。

(2) 正面、有距离地叫名时,能答应并看向对方。距离逐渐拉长(0.5米、1米、3米等)。

(3) 在侧面及背后被叫名时,能答应并看向对方。同样,距离可以逐渐拉长。

(4) 在一同行进或活动中被叫名时,能停下、答应并看向对方。

(5) 跨空间被叫名时,能大声回答。

(6) 叫名+指令,在听到叫名及指令时,能答应、停下手中的活动并执行被告知的活动。

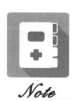

三、模仿训练

模仿的技能可以促进快速地习得行为,例如在儿童社交或沟通技巧上的发展。因为对模仿过程的了解,应用行为分析师可以使用模仿作为介入来引发新的行为。若是缺少模仿的技能,要快速地习得新行为则将非常困难。示范是一个引起模仿行为的前事刺激;模仿行为必紧跟着示范呈现(例如,在3~5秒内);示范与行为必须具有形式相似性。

1. 模仿的定义　模仿是以四种"行为-环境"关系进行功能性的定义,任何肢体动作都可作为模仿的示范。

2. 模仿训练　一般正常发展的儿童透过非计划性示范的模仿(学习),获得许多技能。父母和其他照顾者通常不需使用特殊的介入方式来促进模仿技能的发展。然而,一些有发展障碍的儿童没有出现模仿行为。没有模仿的技能项目,这些儿童将很难在基本技能范围以外发展其他技能。尽管如此,教导一些没有模仿行为的儿童学会模仿技能还是可能的。

模仿训练的步骤如下。

首先获取儿童的专注行为,其次眼神接触的同时发指令"做这个",当儿童没有反应时及时示范,当儿童反应正确时,及时强化反应。

3. 家居环境下模仿技能的培养

(1) 在"这样做"(如拍手、举起双臂)的辅助下模仿两个粗大动作。

(2) 引导儿童模仿两个不同的活动。

(3) 模仿操作玩具。

(4) 自发性模仿他人的动作行为。

(5) 模仿表情。

(6) 模仿两步行为。

(7) 模仿三步动作。

(张莎莎　张欣)

能力检测

一、名词解释

1. 强化

2. 回合式操作

3. 辅助

4. 要求

二、填空题

1. ABC量表总分(　　),(　　)分以上为疑似孤独症,(　　)分以上确诊。

2. CARS适用于2岁以上儿童,评定总分(　　)分,低于(　　)分可初步判断为非孤独症。

三、简答题

1. 简述孤独症干预原则。

2. 有效的孤独症干预方法有哪些?

第十二章 智力障碍的言语治疗技术

第一节 认识智力障碍

一、智力障碍概论

智力障碍或智力发育迟缓(MR),也称智力落后或精神发育不全,是小儿时期常见的发育障碍。2010年美国智力与发展性障碍协会(AAIDD)发布的定义为:智力障碍是一种以智力功能和适应行为都存在显著限制为特征的障碍,一般发生于18岁之前。

正常儿童随着年龄的增长,在生理功能正常发展的过程中,心理也不断地发展成熟。主要表现为儿童心理活动逐渐复杂化、抽象化;心理活动的有意性、自觉性不断提高;个性逐步形成的过程,即儿童的感知觉、注意、记忆、学习、想象、思维、语言、情感、意志等各种心理过程的发展,以及个性特点的初步形成。各个时期儿童的生理和心理发展都具有各自的特点和规律。

智力障碍儿童的智力功能在发育过程中出现障碍,其主要表现在社会适应能力、学习能力和生活自理能力低下,其言语、注意、记忆、理解、洞察、抽象、想象等心理活动能力都明显落后于同龄儿童。

智力障碍儿童的适应能力缺陷指未能达到个人的独立性和社会责任方面的发育水平和社会文化标准。在没有持续的支持的情况下,适应缺陷导致一个或多个日常生活技能受限,如交流、社会参与和独立生活,且受限在多个环境中,如家庭、学校、工作和社区。

本章主要系统地阐述智力障碍儿童的病因、心理活动特征及其语言发育问题,并简要介绍智力障碍儿童的评估、诊断方法以及对应的康复治疗措施。

二、智力障碍流行病学

智力低下的总患病率为1‰~2‰。1988年我国智力残疾儿童调查显示其总患病率为1.2%,城市为0.70%,农村为1.41%。男孩智力低下患病率为1.24%;女孩为1.16%。2001年全国五省一市0~6岁残疾儿童抽样调查显示,0~6岁智力残疾儿童患病率为0.93%。2004年北京市残疾人联合会组织的北京市残疾儿童抽样调查显示,0~6岁智力残疾儿童患病率为0.93%。2006年第二次全国残疾人抽样调查表明,全国智力低下总的患病率为0.42%。

智力障碍患者常伴躯体、神经系统等方面的障碍;15%~30%存在癫痫发作;20%~30%存在运动障碍;10%~20%存在感官障碍;智力障碍越严重,这些相关的躯体障碍的比例就越高。

三、智力障碍病因

儿童智力障碍病因非常复杂,任何影响儿童大脑发育的因素,均可以导致儿童出现不同程度的智力低下。轻度智力障碍通常在遗传和环境因素的共同作用下发病,重度智力障碍绝大多数由生物学因素引起。但是目前50%的智力障碍原因未能查明。

(一) 出生前原因

1. 遗传性因素 染色体异常,如唐氏综合征;遗传代谢性异常;多基因遗传,指两对或多对基因病变以及与环境因素相互作用的结果。许多原因不明的精神发育迟滞可能与多基因遗传有关。

2. 胎儿期获得性因素

(1) 感染:病毒感染最为常见,如风疹病毒(妊娠前3个月)、巨细胞病毒(妊娠后期)、单纯疱疹病毒、流感病毒,以及细菌、梅毒螺旋体等使细胞的增殖与分化受到抑制,导致胎儿中枢神经系统发育不良或受累。此外感染后产生的缺氧、高热、休克、毒血症也可累及胎儿的中枢神经系统。接触感染原虫、弓形虫的动物,也可导致胎儿大脑发育受损。

(2) 药物:抗甲状腺药、糖皮质激素类、水杨酸类、抗癫痫药、抗肿瘤药、抗精神病药以及过量服用碘化物、性激素。一般认为妊娠前3个月影响最大,妊娠早期原则上不宜服药。妊娠4个月后相对安全,但仍有一定影响。

(3) 中毒:汞、铅、有机磷、一氧化碳、有毒气体;吸烟、过度饮酒(胎儿酒精综合征)。

(4) 放射线:放射线可使DNA断裂,危害胚胎。其中受精卵的卵裂期是胚胎对放射线最为敏感的时期,因此,妊娠前3个月直接照射盆腔危害性最大。

(5) 母亲孕期健康状况:①妊娠期妇女患心脏病、肾脏病、高血压、糖尿病、严重贫血,使胎儿发育过程中缺血缺氧;②营养不良,妊娠早期时影响脑细胞数量,妊娠后期时影响脑细胞的大小,同时易导致低体重新生儿;③心理健康状况差,压抑、焦虑、恐惧、悲哀;④胎盘功能不全、先兆流产、多胎妊娠也常导致智力障碍的发生。

3. 先天性颅脑畸形 如原发性小头畸形、神经管闭合不全、脑膜脑膨出、先天性脑积水、小头畸形、脑回畸形、脑贯通畸形、颅狭症等。

(二) 围生期原因

早产、低体重、产伤、脐绕颈、脐带过短或打结、产程过长、新生儿颅内出血等,均可导致新生儿出现缺氧缺血性脑病,使中枢神经系统受损。

(三) 出生后原因

(1) 中枢神经系统感染:化脑、病脑、结脑、流脑等各种感染引起的中毒性脑病均可损害中枢神经系统。

(2) 核黄疸:ABO溶血、Rh溶血、新生儿败血病、阿司匹林或磺胺类药物引起的溶血。

(3) 脑缺氧:惊厥发作、癫痫发作等可以引起窒息缺氧,若持续时间过长,可损伤中枢神经系统。

(4) 脑外伤:脑外伤程度越重,神经系统损害越重。

(5) 营养不良:缺乏糖类、脂肪、蛋白质、维生素、矿物质(铁、锌)、DHA等。

(6) 内分泌与代谢障碍:甲状腺功能减退、促性腺功能低下等。

(四) 社会-心理因素

各种原因造成小儿受教育机会被剥夺(如聋、哑、盲或经常被单独关锁等),均可影响其智力发育。如果某些地区改善了经济文化条件,改善交通,提高家长文化水平,提供较好的教育条件,这个地区小儿的智力水平可有明显提高。

第二节　智力障碍儿童的心理活动特征

一、感知能力不足

感觉是人脑对当前直接作用于感觉器官的客观事物的个别属性的反映,知觉则是人脑对各种个别属性进行的整体反映,是大脑皮质的高级活动。人类通过感觉可知事物的属性,而通过知觉才能对事物形成完整和规律性的印象。因此,知觉以感觉为基础,对各种感觉刺激分析与综合形成知觉。智力障碍儿童由于视、触、嗅、听和味觉等特殊感觉都有不同程度的障碍,知觉形成困难;对事物的感受性低、感知速度缓慢和范围狭窄是其典型特征。感知能力不足表现为以下特征。

1. 感知信息量少　感知的信息容量少,获得的外界信息少,只能感知客观事物的部分或部分属性,而且不准确。如只感知到某物体的形状或只感知到该物体的颜色。

2. 感知觉不精确　不能区别客观物体的细微差别。如视觉敏锐度下降,对物体形状、大小与颜色的精细辨认能力降低;听分辨能力差,听辨别口语语音困难,导致口语发音也不准确;触觉不敏感,触觉分辨事物的光滑和粗糙困难;嗅觉、味觉方面分辨能力也差,一部分重度智力障碍儿童的嗅觉和味觉可能完全丧失;内脏感觉较迟钝,饥、饱、渴等感觉差,可能会导致患儿饮食自理能力差。

3. 注意障碍　注意是在指定时间内关注某种特定信息的能力。注意是任何认知活动形成的基础。根据注意产生和维持是否需要意志的努力分为无意注意和有意注意。智力障碍儿童的注意表现特点为注意力难以集中和维持,无意注意占优势,注意力维持时间短,注意力转换差,且不能同时注意多个对象。

4. 记忆障碍　记忆是一种复杂的心理过程,是人脑对有关信息进行编码、储存和提取的认知加工过程。智力障碍儿童记忆有明显缺陷,智力障碍儿童障碍程度越严重,其记忆能力越差。日常主要表现为:识记速度缓慢,记忆内容少,保持时间短,近期和远期事物都容易遗忘,再认困难,再现内容不精确、不完整。

5. 思维局限　思维是人类特有的一种精神活动,是人脑对客观事物间接的概括性反映,是在环境、教育的影响下,随着个体的成熟和对语言的掌握而逐渐发展起来的能力。智力障碍儿童由于感知觉、注意、记忆上的缺陷,认知能力有限,语言掌握和发展迟缓,导致了思维能力发展上的局限性。其表现为思维刻板,不灵活,不能根据不同的情境灵活运用自己习得的技能,抽象思维能力弱,易受暗示,思维的独立性差。

二、智力障碍儿童语言能力的障碍

儿童的语言发展主要是依靠在正常的语言环境中,在自身正常的感知前提下,理解事物的属性和概念,逐步形成内化的抽象思维,逐步理解语言符号的指示内容意义,学会运用语言符号进行表达;再随着个体心理、智能的不断发展成熟,不断地提高语言能力。智力障碍儿童由于大脑功能发育受阻,其感知觉能力障碍,认知和思维能力发展缓慢,自然语言能力的发展受到很大的限制,语言发展非常缓慢;大多数智力障碍儿童都有不同程度的语言缺陷,但其语言发展的顺序、阶段特点等却与正常儿童基本一致。

智力障碍儿童的语言障碍表现如下。

（一）词汇发展障碍

1. 词汇量少 智力障碍儿童词汇增长虽然与其年龄同步发展,但在相同的环境和时间内,智障儿童词汇量的增长幅度要大大低于正常儿童。

2. 词汇理解障碍

(1) 对抽象意义的词语理解困难:如不能理解"外人"和"外面的人"的区别。

(2) 对含有感情色彩的词语理解困难:如对"魁梧""雅致""珍贵"等带有明显的感情色彩的词理解困难。智力障碍儿童认知水平低,与社会的接触有限,观察又粗泛,所以对这类词汇理解比较困难,容易产生错误认识。

3. 词语运用的品质差

(1) 常用词语的运用水平低:首先,智力障碍儿童因对词汇的理解不深入或有误,而导致言语活动中的选词、用词不当。其次,有时他们也会将学到的某个书面词语不合时宜地用于口语中,令人费解。再次,智力障碍儿童将词汇运用于言语实践的能力也较差。

(2) 量词使用混乱:如,将"一张桌子"说成"一只桌子"。

(3) 代词掌握困难:特别是在表达中进行人称的转换时,智力障碍儿童不能依据复述者主体的改变而及时转换人称。

(4) 一词多用:智力障碍儿童因词汇贫乏,一词多用的现象非常普遍,从而导致语言表达的精确性大大降低。

(5) 用词单一:智力障碍儿童因词汇贫乏,在表达用词上相当单一,缺少变换,导致语言运用的品质大大降低。如不能应用"响亮""洪亮""嘹亮"等词。

(6) 少用或不用虚词:汉语中想要表达层次分明、逻辑性强,就必须使用虚词,但智力障碍儿童基本不用。为弥补这部分信息,他们多采用语境提示或重新说明的办法完成信息交换。

(7) 少用修辞性词语:智力障碍儿童的言语缺少修饰性,话语非常直白,所以给人言语简单的感觉。

(8) 词序颠倒。由于智力障碍儿童对词语所表示的概念不理解,因而出现模仿运用某一词语时词序颠倒的现象。

（二）语法发展障碍

由于智力障碍儿童的逻辑思维较差,可能导致语法运用严重障碍。

1. 句子理解障碍

(1) 紧缩复句理解困难:紧缩复句中省略的成分比较多,理解者必须靠给出的语义信息推知隐含的意义,是较高的思维活动。例如,对"他不说也知道"一句,实际上有两个主语,一个隐含在句中,要根据具体语境推知。

(2) 部分复句理解困难:①复句中各分句的逻辑联系是靠关联词语表现的,由于智力障碍儿童对抽象的关联词语不易理解,影响了其对复句意义的准确把握。②由于复句的意义是通过两个或两个以上的分句形式得以体现的,因而理解复句,就必须从整体来理解,如果只理解其中的一个分句,就会导致语义理解错误。

2. 句法运用障碍 轻、重度智力障碍儿童的主要问题在于其认知水平和交际经验不足,导致其在说话过程中因不知道如何表达而使句子结构混乱或不完整。

3. 句法运用障碍

(1) 结构简单:研究显示,平均年龄在10岁左右的中度智力障碍儿童,自发性言语中句子长度平均为4.35个词,仅相当于4岁左右儿童的言语水平。重度智力障碍儿童常常以词代句,说不出完整的句子。

(2) 句子成分残缺:智力障碍儿童喜欢省略,最常省略的是句子的动词,即谓语部分。该部分的缺少非常容易造成歧义。如果没有语境的支持,他人无法理解。

(3) 随意添加句子成分:智力障碍儿童在言语中有时不会恰当使用省略技能,造成句子信息的冗余。

(4) 疑问句运用能力差:智力障碍儿童掌握最好的是陈述句,而最差的是选择问句和反问句。反问句是用否定的形式表现肯定的意义,而用肯定的形式表示否定的意义。对此智力障碍儿童难以理解,因不理解当然也就不使用。

(5) 少用关联词:智力障碍儿童复句表达的一个显著特点。递进复句如"(不但你)不能骂老师,(而且)我也不能骂老师。"承接复句如"老师(先)说,(然后)我说。"

(6) 逻辑关系混乱:例如,智力障碍儿童想要表达"我是妈妈的宝贝"这个意思,因对判断中逻辑关系的确定方式没有掌握,说成了"妈妈是我的宝贝",这反映了智力障碍儿童对领属关系的认识还很模糊。

(7) 语序混乱:智力障碍儿童对一般的语序可以把握,对比较复杂的句型、语序把握有困难。

(8) 无法表达:当智力障碍儿童面对不熟悉的事物、场景或情感时,他们便无法用言语表达其即时的感受。

(三) 语用发展障碍

1. 语用理解障碍 语用即语言的运用,是运用恰当的语言材料顺序进行交际的能力,反映言语者的社会价值观念、文化道德趋向和智力发展水平,因而语用将影响交际的成败。有些智力障碍儿童的口语发展比较好,口语表达并无明显障碍,这只是从语言结构方面作出评价。若从语用的角度分析评价,会发现他们的话语不合时宜,或不符合正常思维和用语习惯(如交际违反现场语境、不会延续话题等)。

(1) 难以理解言外之意:首先,他们不能分辨他们所听到的话语是否已经真实地反映了说话者的表达意图。其次,他们也不能理解说话者没有说出的意义。

(2) 话语的关联性差:例如,有的智力障碍儿童突然跑到父母面前问:"你买苹果了吗?"不等父母回答,他已快速跑开。没有前期交际语境,因而无法理解。

2. 语用运用障碍 交际过程中,语用障碍比语音、词语、语法等障碍更影响交际,它可能导致交际双方的情绪波动,甚至中断交际。智力障碍儿童的语用运用障碍主要表现在以下几个方面。

(1) 违反交际语境:由于智力障碍儿童认知障碍及对人文环境、社会契约、文化传统等了解有限,因而他们在说话时常常忽略现场语境,给人不合时宜的感觉。例如在厕所里与人谈论饭菜的问题。

(2) 忽略交际对象的身份:智力障碍儿童由于智力发育障碍、社会接触有限、语言环境单一、言语发生晚、交际机会少,所以他们不会依据交际对象选择交际策略。例如,当不熟悉的老师向他提问时,他会说"我不说"或"我不告诉你"。显然不符合礼貌交际原则。

(3) 忽略谦虚准则:智力障碍儿童喜欢说自己的优点,引起别人不满,导致交际失败。

(4) 延续话题能力差:智力障碍儿童在交谈中最大的语用障碍就是不会延续话题。

(5) 轮换技能差:轮换表达是会话中大家必须共同遵守的一项特定规则。但智力障碍儿童在交谈中很少自觉遵守轮换表达规则。

(四) 非言语交际障碍

非言语交际手段的获得是靠学习者通过日常有意识地观察、揣摩、模仿、巩固获得的。因而非言语交际手段的运用必须有特定的语言环境、特定的交际双方、特定的事件、特定的心理状态和特定的解决问题需要等几个要素构成。在这一过程中,视知觉、心理发展过程和准确的非言语交际手段的理解和运用是较为重要的。智力障碍儿童不善于观察、不善于思考、不善理解等特点导致他们非言语交际手段存在障碍。

1. 表情语的理解和运用困难　智力障碍儿童一般能利用和理解如"哭""笑""生气"等明显的表情语,但不能理解和使用更深入的思想或更细致的情感的表情语。例如,中重度智力障碍儿童面对他人愤怒的表情,依然表现出轻松愉快;面对别人蔑视的眼神,依然兴高采烈等。

2. 手势语的理解和运用困难　在特定场景下所表达的更复杂的手势语理解困难。例如,准确理解"你轻一点,有些人睡觉了"这样的句子较困难。

三、智力障碍儿童社会适应能力障碍

（一）社会适应能力水平低

与正常儿童相比,智力障碍儿童的社会适应能力低下。在所有年龄段,智力障碍儿童的适应能力均明显落后于正常儿童;中度智力障碍儿童的适应能力明显落后于轻度智力障碍儿童。

（二）社会适应能力随年龄的增长而逐渐提高

唐氏综合征儿童随着年龄的增长而不断地获得新技能,但就整体而言,他们进步的速度明显低于同龄普通儿童。轻度及中度智力障碍儿童也和普通儿童一样,其适应行为随着年龄的增长而在不断地提高,到十四五岁时,智力障碍儿童的一些适应技能（如动作技能、自我管理等）与普通儿童的水平相近。轻度智力障碍儿童在8岁以前、中度智力障碍儿童在7岁以前,其社会适应能力发展的速度较快。

（三）社会适应能力发展不平衡

研究发现,智力障碍儿童的社会适应能力的发展存在着不平衡的状况。相比较而言,智力障碍儿童的社会自制能力发展较好,即包括注意力、自动性、行为控制能力、日常爱好及个人习惯等反映个人动力方面的能力以及遵守社会规范及社会交往等反映社会责任的能力发展相对好些。其次是独立生活技能,包括感觉运动能力、生活自理能力、劳动技能以及经济活动能力。发展最差的是认知技能,该技能主要反映的是语言能力以及时间概念与空间定向等能力,中度智力障碍儿童的发展不平衡表现得更为明显。

（四）社会适应能力个体间差异大

由于智力障碍的原因复杂,个体的障碍程度不同,因此,智力障碍儿童社会适应能力的个体间差异较大。

第三节　智力障碍儿童的评估

儿童智力低下的早期发现、早诊断、早干预对其康复有很大的帮助作用;家庭成员尤其是父母应对儿童做到细心观察,早发现患儿智能及行为模式的落后,早就医诊断,一旦诊断,应及早进行康复干预。

首先应根据智商和适应行为及发病年龄判定有无智力低下,再进一步寻找引起智力低下的原因。在诊断及寻找病因的过程中,要详细搜集有关医学、心理、教育及社会等方面资料;应详细询问儿童的出生史、生长发育史、既往史、家族史等;全面进行体格和神经精神检查;必要时还要进行医学影像学检查（CT、MRI）以及实验室（尿生化、血液生化、染色体、基因检测、串联质谱遗传代谢病检测等）检查。

最后,再由专业人员进行智力测验和适应行为测验,将不同年龄儿童在不同发育阶段的生长

发育指标与正常同龄儿童进行对照和比较,判定其智力水平和适应能力,即可作出有无智力低下的诊断并确定智力低下的严重程度。

智力低下的诊断有以下三条,缺一不可。

(1) 一般智商在70(或75)以下。

(2) 适应行为存在缺陷,主要指个人独立生活和履行社会职责方面都有明显的缺陷。

(3) 在发育年龄阶段,即18岁以前。单有智力功能损害或单有适应行为缺陷都不能诊断为智力低下。18岁以后出现的智力损害不能称为智力低下,而称为痴呆。

一、智力测验和适应行为测验

(一) 智力评估

临床主要是使用量表进行评估,常用的评估量表有以下几种。

1. 筛查量表

(1) 丹佛发育筛查测验(DDST):美国科罗拉多大学医学院弗兰肯堡与多兹编制出丹佛发育筛查测验,于1967年发表,在很多国家得以应用。DDST是一种标准化的儿童发育筛查工具,用于0~6岁儿童。

(2) 画人测验:美国明尼苏达大学发展心理学家古迪纳夫研究发现,儿童的图画与年龄、学业有密切关系,并首次建立了用于能力测量的画人测验。1963年,美国学者哈里斯经过大量的研究,提出画人测验与智商(IQ)之间有明显的相关性,并对画人测验进行了修订,称为古-哈画人测验。我国心理学家肖孝嵘和张革等在20世纪30年代引进并修订了画人测验。随后傅根跃教授对画人智力测验进一步完善,编制了画人智力测验(DAPT)和评分方法。DAPT是一种能引起儿童兴趣、简便易行而且有效的测验方法,主要测定能力智商,适用于6~12岁儿童。研究证明,该测验能够有效测量儿童智力中非言语的成分。

(3) 联合型瑞文智力测验(CRT)原名"渐进方阵",于1938年由英国心理学家瑞文创制。瑞文测验分为标准型、彩色型、高级型和联合型,用于测试一个人的观察力及清晰思维的能力。一般可团体施测(10~50人),对于儿童、智力障碍者以及不能自行书写的老年人可个别施测。施测时间为30~40分钟,适用年龄为5~75岁。CRT适用于大规模智力筛查或对智力进行初步分析等。

(4) 团体儿童智力测试:团体儿童智力测试(GITC)由华东师范大学金瑜教授编制,于1996年发表。它与韦克斯勒儿童智力量表的结构与内容相似,由语言量表和非语言量表两个部分各5个分测验组成,测题以多项选择题形式出现,共283题。测验时间为60分钟,适合对9~17岁中小学生的一般智力进行团体施测。

2. 诊断量表

(1) Gesell发育量表:该诊断量表适用于4~6岁儿童。包括5个领域,即粗大运动、精细运动、语言能力、适应行为和个人-社会性行为等。智力发育水平以发育商(DQ)表示,DQ低于75时则疑有发育落后。此量表专业性比较强,具有较为可靠的诊断价值,它不但在国际上得到广泛应用,而且成为编制婴幼儿量表的模板。

(2) 比纳-西蒙智力量表与智力年龄:1904年,法国教育部聘请比纳和西蒙设计鉴别智力障碍儿童的工具。1905年,他们发表了诊断异常儿童智力的新方法,即比纳-西蒙智力量表,这标志着智力测验的正式出现。比纳-西蒙智力量表奠定了智力测验编制的科学基础。在理论上,比纳-西蒙智力量表首创了智力年龄(MA)的概念,并确定了计算智力年龄的方法,即先将量表题目根据难度进行年龄分组,然后根据儿童在量表上通过的题目层次及题目数,确定其智力年龄。

(3) 韦克斯勒学龄前儿童智力量表:韦克斯勒学龄前儿童智力量表(WPPSI)适用于4~6.5

岁的儿童。WPPSI共有11个分测验,计算智商只用10个分测验。每套测验分为言语测验和操作测验两大部分,其中每个分测验是WISC向低幼年龄的延伸和改编,3个是新加的(加*的项目)。WPPSI各分测验及施测顺序见表12-1。

表12-1　WPPSI各分测验及施测顺序

言语量表	操作量表
1.常识	2.动物房*
3.词汇	4.填图
5.算术	6.迷津
7.几何图形*	8.类同
9.积木图案	10.理解
11.句子*	

(4)韦克斯勒学龄儿童智力量表:韦克斯勒学龄儿童智力量表(WISC)适用于6～16岁的儿童。WISC分为言语测验和操作测验两个大部分,每部分包括6个分测验。施测时每位被测者需分别完成言语测验的5个分测验和操作测验中的5个分测验,背数和迷津分测验可作为因某种原因不能实施某个分测验时的补充。实施顺序是先做一个言语分测验,再做一个操作分测验,交替进行以维持儿童的兴趣,避免疲劳和厌倦,整个测验需要1.5小时左右。测验按照完成答题的速度和作业的正确性来评分,并依据原始分数及年龄查到的量表分再查智商,可分别得出言语智商、操作智商和总智商。WISC各分测验及施测顺序见表12-2。

表12-2　WISC各分测验及施测顺序

言语量表	操作量表
1.常识	2.填图
3.类同	4.图片排列
5.算术	6.积木
7.词汇	8.拼图
9.理解	10.译码
11.背数	12.迷津

(二)适应能力评定

适应行为是指个体参与社会职能的满意程度,主要表现在10个方面:交流和沟通、生活自理、家居情况、社会交往技巧、社区参与、自律能力、保证健康和安全的能力、学业水平、空闲时间、就业(工作)情况。在以上的10项适应能力中,至少2项有缺陷,才认为有适应行为能力的缺陷。常用量表如下。

1.婴儿-初中学生社会生活能力量表　婴儿-初中学生社会生活能力量表(简称S-M量表)是儿童适应能力评定量表。该量表由日本心理适应能力研究所等单位编制。国内学者左启华1987年主持修订了该量表,并于1995年进行了第二次修订。婴儿-初中学生社会生活能力量表共有132项,分布在6个领域(独立生活能力、运动能力、作业、交往、参加集体活动、自我管理)。婴儿-初中学生社会生活能力量表的评定对象是6个月至14岁的儿童。全量表共7个起始年龄,由每个家长或每天照顾儿童的抚养者根据相应的年龄段,按儿童具体情况逐项进行填写。

2.适应行为诊断量表　适应行为诊断量表(DABS)从三个技能领域对适应行为进行评定。①概念技能:识字/读写,自我导向,数字概念,钱的概念,时间概念。②社交技能:人际沟通技能,社会责任,自尊,谨慎(防止受骗),服从规则,遵守法律,解决社会问题,避免受害。③实用技能:

日常生活活动(个人护理)、职业技能、用钱、安全、卫生保健、旅行、日程安排、使用电话。DABS适用的年龄范围为4～21岁,采用半结构化访谈与面对面的问答方式进行。DABS共包含260个考察项目,其中概念技能领域有94项,社交技能领域有86项,实用技能领域有80项。总量表的平均分为100,标准差为15,三个分量表的平均分也全部为100,标准差为15。

3. 儿童适应行为评定量表 儿童适应行为评定量表由湖南医学院的姚树桥、龚耀先编制,发表于1994年,评定对象为3～12岁儿童。完成一份量表评定一般需20～30分钟,该量表有城乡两个版本。该量表由8个分量表组成,共评定包含在59个项目中的近200种行为。

4. 3～7岁儿童社会适应行为评定量表 1992年,杭州大学心理系汪教授等人在参考文兰社会成熟量表和其他适应行为量表的基础上,编制了3～7岁儿童社会适应行为评定量表,该量表适用年龄为3～7岁,分为6个分量表。

5. 儿童适应行为量表 1996年,韦小满在参考AAMD适应行为量表(学校版)的基础上,编制了儿童适应行为量表,该量表适用年龄为3～12岁。

二、智力障碍儿童的言语评定

S-S汉语儿童语言发育迟缓评价法由中国康复研究中心专家在日本专家的帮助下将日本的S-S语言发育迟缓评价法,根据我国的文化语言和背景进行修订,2001年经过对298名正常儿童的测试取得正常儿童的数据正式应用于临床。该评价法主要强调语言行为三个侧面的关系即交流态度、育语符号、基础性过程,能较详细地评估影响儿童语言发育的各个侧面,更接近实际情况,方便实用,目前在国内有广泛的应用。

三、智力障碍儿童严重度分级及其预后估计

依据智力障碍儿童病因学及症状学诊断分为如下4个等级。

1. 轻度智力障碍(四级智力残疾) 占智力障碍的75%～80%。IQ值在50～70或55～75。心理年龄9～12岁,适应行为轻度缺陷。

早年发育较正常同龄儿童稍迟缓,不如正常儿童活泼,对周围事物缺乏兴趣。语言发育略迟,抽象性词汇掌握少,词汇不丰富,不能正确应用所学词汇,但仍有一定的表达能力。理解分析能力差,判断、抽象思维不发达,易上当受骗,被人利用。计算能力差,数学应用题完成困难。常常在幼儿园后期或入学后因学习困难而被确诊。

患儿通过特殊教育可获得实践技巧和阅读、计算能力。成年后可做一般性家务劳动和简单、具体的工作。不善于应付外界的变化,缺乏主见,依赖性强,易受他人的影响和支配。能在指导下适应社会。

2. 中度智力障碍(三级智力残疾) IQ值在30～50或40～55,约占智力障碍的12%。心理年龄为6～9岁,适应行为中度缺陷。

智力和运动发育较正常儿童迟缓。语言发育差,词汇贫乏,吐字不清,不能完整表达意思。阅读和计算能力差。理解分析能力下降,不能进行抽象的逻辑思维。对周围环境的辨别能力差,只能认识事物的表面和片面想象。不易与同龄儿童建立伙伴关系。

患儿经过长期的教育和训练,可以学会简单的书写和个位加减法,可以掌握基本的卫生习惯、安全习惯和简单的手工技巧,可以学会简单的人际交往。在指导和帮助下可学会自理简单的生活,在监护下可从事简单的体力劳动。

3. 重度及极重度智力障碍(二级智力残疾) 占智力障碍的7%～8%。IQ为20～35或25～40,心理年龄为3～6岁,适应行为重度缺陷。

各方面发育均迟缓,语言极少,发音含糊,缺乏自我表达能力,不能进行有效的语言交流,抽象概念缺乏,理解能力低下,不会计算,不能学习。情感幼稚,动作笨拙,生活不能自理,能躲避明

显的危险。

患儿经过长期、系统的训练可学会简单的生活和卫生习惯,成年后生活需要照料,在监护下可做一些最简单的体力劳动。

4. 极重度智力障碍(一级智力残疾) 占智力障碍的 1‰~2‰。IQ 值在 25 以下,心理年龄在 3 岁以下,适应行为极度缺陷。缺乏语言功能,最多会无意识发"爸""妈"等音节,不认识亲人及周围环境,运动功能显著障碍,手脚不灵活或终生不能行动。感觉、知觉障碍。仅有原始情绪,如以哭闹、尖叫表示需求,缺乏自我保护能力,不能躲避明显的危险。常伴有多种残疾和反复癫痫发作。患儿大多数早年夭折。幸存者对功能训练可有反应,但生活不能自理。

第四节 智力障碍儿童的康复原则

精神发育迟滞儿童的心理发展虽然缓慢,但也是正在成长中的儿童,具有普通儿童一样的基本心理发展规律和基础,随着年龄增长有所发展。许多科学研究和实践证明,如对精神发育迟滞儿童运用系统而有组织的教育训练方法,会使其有远超人们所估计的发展潜能,即使极重度的精神发育迟滞儿童也不例外。

因此,精神发育迟滞儿童的康复工作,主要是从医疗、教育、训练和生活指导等方面开展,使保留下来的能力或可能性得到最大限度的发挥,促进发育,引导向自理生活、适应社会以及自立于社会的方向前进。当前,智力障碍儿童缺乏有效的医药治疗方法,应积极关心智力障碍儿童的心理成长、早期发现、早期干预、加强教育和训练,激发天赋的潜能,培养适应环境的能力,以及训练生活与简单劳动的技能等综合性康复措施。

一、智力障碍的三级预防

(一) 一级预防

采取婚前检查、进行遗传咨询、避免近亲结婚等措施,以预防遗传性疾病。进行围生期保健、加强卫生宣传教育。预防中枢神经系统感染或损伤,避免心理创伤,禁止忽视和虐待儿童。

(二) 二级预防

早期发现可能引起智力低下的疾病,在症状尚未出现之前就作出诊断,进行早期干预和及时治疗,以预防或减少损伤。

(三) 三级预防

在已经发生脑损伤、缺陷以后,采取综合治疗措施,以预防损伤和智力残疾。这需要早期的干预,早期介入医学治疗、康复物理治疗、作业治疗、言语治疗及社会康复。

患儿的康复终极目标是回归社会,促进儿童全面发展,社会康复的出发点是家庭生活。目前多主张在专业人员指导下家庭所有成员达成共识,以家庭治疗为主,对患儿双亲进行正确引导,同时家庭所有成员共同参与。

所有成员需要遵循以下要求。

第一,使患儿生活规律,得到关怀照顾。

第二,确认患儿人格,承认人格,尊重其自主活动的要求。

第三,使患儿养成正常的生活习惯,并且通过综合教育、综合培育丰富生活体验,以提高其社会性。

第四,康复过程中必须有和正常儿童在一起活动的机会,强调"非隔离原则"。这样,使正常者能深入理解障碍者,是培育正常化的基础。

二、智力障碍早期干预理论

早期干预服务对象是智力障碍儿童、发展迟缓儿童、可能发生智力障碍的高危儿童(具有发生智力障碍的高危因素、具有智力障碍的表现特征)。

(一) 早期干预的理论依据

(1) 从个体的发育来看,在人生命的最初几年中,大脑迅速发育,7岁以前是最快的一个时期。脑科学研究表明大脑功能的发展和儿童的早期经验相关,而大脑的发育决定着认知的发展。年幼儿童的脑部功能障碍虽然无法单独使用药物来改善,但大量的研究表明,脑细胞可以通过适当的训练表现出更多和更好的功能,这些训练越早进行,效果越好。

(2) 大脑的可塑性:可塑性是指器官或组织修复或改变的能力。生物体的结构、形态还未达到成熟和稳定水平时,容易受到环境的影响而产生变异。大脑是一个复杂的系统,也是一个动态的系统,受学习、训练以及经验的作用,大脑皮层会出现结构的改变以及功能的重组,这一特性被称为大脑的可塑性。

在个体发展的不同阶段,大脑的可塑性并不一样。在敏感期,大脑的可塑性较强,进行教育或干预的效果更佳;相反,如果在敏感期大脑不能得到足够的开发,其功能就不能得到充分的开发,甚至会造成一些难以估量的后果。

(3) 心理学依据——关键期理论:关键期又称为最佳期、敏感期、临界期或转变期。关键期的概念来源于生物学,它是指个体发展过程中环境影响能起最大作用的时期。大量的事实证明,个体的行为发育有阶段性,有些行为在发育的某一时期,在适当的环境刺激下才会出现,这个时期称为该种行为发展的关键期,如果在这个时期缺少适当的环境刺激,这种行为就很难甚至无法产生。

心理学家将关键期研究借用到儿童早期发展的研究中,提出了儿童心理发展的关键期。研究发现,在儿童的早期发展过程中,也同样存在着获得某些能力或学会某些行为的关键时刻。在这些时间段里,个体时刻处在积极的准备和接受状态。如果这时能得到适当的刺激和帮助,某种能力就会迅速地发展起来。

(二) 早期干预的原则

1. 生活化原则 早期干预应鼓励儿童通过与家庭成员在日常生活中互动获取相关技能,早期干预也让家庭了解如何操作。

2. 个别化原则 早期干预提供的支持与服务应当是针对每个儿童及其家庭的个别化需求。为每个儿童和家庭制订的早期干预计划应当能够反映他们独特的需求。

3. 兴趣原则 早期干预计划应当充分反映家庭的选择以及儿童的兴趣。

4. 合作原则 早期干预是通过团队合作完成的,这个团队包括家庭成员、照料者以及各种服务提供人员,大家分享经验、共同合作以帮助儿童学习和成长。

(三) 早期干预的形式

1. 以家庭为中心 以儿童的家庭为安置场所,在家庭中开展干预活动,家长直接参与教育方案的制订与实施,使行为目标更具功能性,让儿童所学的技能直接应用在日常生活中。

2. 以机构为中心 训练机构的设施设备齐全,专业力量相对集中,家长可以正常工作。

3. 融合教育 特殊儿童融合在普通儿童班级中参与各项活动。

(四) 早期干预的内容

智力障碍儿童的早期干预通常涉及感知觉、动作、语言、认知、社会性、自理这六大领域。

(1) 感知觉训练主要是针对智力障碍儿童的视觉、听觉、触觉、嗅觉和味觉方面的训练，知觉能力的干预训练主要包括空间知觉和时间知觉两个方面。

(2) 动作能力的训练分为大运动能力和精细运动能力的训练。大运动能力包括基本的动作训练（如头部控制、坐、爬、翻身等）和平衡协调训练。精细动作训练的发展则主要是手眼协调、用手抓物及双手协调能力的发展。

(3) 根据智力障碍儿童语言发展的特点，干预训练可以从以下几个方面考虑：发音功能训练（主要是舌功能和唇功能）、语言理解能力训练（言语理解和非言语理解两个部分）、语言表达能力训练（言语表达和非言语表达能力）。

(4) 认知能力的干预训练可以从三个方面进行：注意能力（通过多感觉通道综合引导以引起和维持注意）、记忆能力以及思维能力。

(5) 社会性能力训练包括早期社会基本行为训练和社会交往技能训练，对于社会交往技能训练常采用的方法是自然情境法、游戏法等。

(6) 生活自理能力的训练对于智力障碍儿童来说意义重大，对智力障碍儿童进行多个方面干预的主要目的是让他们能够独立生活。自理能力训练内容主要包括饮食能力训练、穿脱衣能力训练、洗漱能力训练、大小便能力训练。

三、智力障碍儿童社会适应能力的培养

社会适应能力在智力障碍儿童的发展中占有极其重要的地位，因此，在各年龄段智力障碍儿童的教育训练中，社会适应能力的培养应贯穿始终，以使智力障碍儿童获得基本的生活自理能力、与人交往能力以及适应社会的能力，为未来更好地参与社会生活奠定良好的基础。

训练内容包括以下几项。

1. 自我调节 通过培养，智力障碍儿童能够具备在特定的环境中，灵活而现实地管理和调节自己的能力。具体表现：在日常生活和劳动环境中表现了稳定的情绪；能够控制自己的脾气；能够接受常规方面的变化；能够对领导或管理人员有积极的反应；能够接受别人的批评；能够有安全感。

2. 社会举止 通过培养，智力障碍儿童掌握必要的社会行为规范。具体表现：使用适当的礼貌用语，表现出适当的体态文明；作简单的介绍；有适当的进食行为；在各种特殊环境中保持适当的举止。

3. 参与群体活动 通过培养，智力障碍儿童学会适当地参加小组活动；能够在群体活动中与其他儿童，特别是一般儿童，发生互动，体验游戏的乐趣；在各种公共场所能够有适当的举止；承担相应角色的一定任务；在大多数工作和活动中表现出一定的兴趣及热情。

4. 自我意识 通过适当的教育训练，智力障碍儿童在可能的范围内克服自我意识上的混乱，对自己有较为清醒的了解。具体表现：正视自己的局限性；明白有局限不等于没有发展前途，有局限不等于没有职业前景；正确认识和对待周围的人，处理好与他们的关系。

5. 关注自己的外貌 主要包括个人卫生、着装、举止等。

6. 性别行为 使个体通过经验逐步形成自己完整的个性。

四、智力障碍儿童的教育

教育是智力障碍患儿的主要治疗方法之一，应强调早期进行，因为儿童在5岁前，尤其在2岁以前，是大脑发育的关键时期，有较大的可塑性。若在这一时期积极治疗，可能会取得较理想的康复治疗效果。教育应由学校教师、家长、心理治疗师、物理治疗师、作业治疗师、言语治疗师相互配合进行。根据患儿的病情轻重不同，按照儿童正常的发育进程进行有目的、有计划、有步骤的教育，使患儿能够掌握与其智力水平相当的文化知识、日常生活和社会适应技能。

轻度智力低下的患儿可到特殊学校接受教育,也可在普通学校学习,教师和家长在教育过程中要用形象、直观、反复强化的方法循序渐进地对患儿进行训练,提高患儿的日常生活技能、基本劳动技能,以及回避危险和处理紧急事件的能力,可望通过教育和训练达到自食其力、成年后可以过正常人生活的目标。

中度智力低下患儿应着重训练生活自理能力和社会适应能力,如洗漱、换衣、与人交往的正常行为、举止和礼貌、表达自己的要求和愿望等,同时给予一定的语言训练。可望通过长期训练掌握简单的卫生习惯和具备基本生活能力。

重度智力低下患儿主要是训练其基本生活能力,如正确用餐、定点如厕、用简单的语言表达饥饱冷暖等。重度智力低下患儿可以在康复机构里接受集体训练。

极重度智力低下患儿几乎无法训练。

五、智力障碍儿童的感觉统合训练

感觉统合训练是当今教育训练智力障碍儿童时推行的一种训练方法。美国南加州大学Ayres(1978)将脑神经学与发育心理学相结合,发展了所谓的感觉统合理论。Ayres认为人体的运动知觉与认知功能发育是与脑成熟过程并进的。来自人体的内外刺激,经感官接收,先由脑干综合,继而渐由大脑皮质进行有效的综合,形成运动-知觉-认知功能的高层次行为模式,指挥人们去完成各项活动。

感觉统合失调是智力障碍儿童的突出表现之一,智力低下患儿的感觉统合失调率明显高于正常儿童,与智力障碍程度呈正相关。有报道智力低下患儿的感觉统合失调率为62%,智力障碍程度越重,感觉统合失调率越高,智力低下患儿在前庭平衡、本体感觉、空间和形状感觉等方面表现的问题较多。智力障碍儿童的上述系统不能有效地正常运转,常表现出注意力不集中、失去距离感、手脚笨拙、怕上下楼梯、对别人的触摸特别敏感等,可以采用感觉统合训练来促进脑神经生理发育,作出适应性反应。

据研究,感觉统合训练对改善自伤、多动、注意力不集中等症状有效,例如,有些智力障碍儿童经常出现摇摆或旋转身体的动作,可以让其在旋转盘上旋转,在组合的轮胎中滚动,促进前庭功能发展和平衡反应。再如,有触觉过敏的精神发育迟滞儿童,可让其玩沙、玩水、手指绘画,或在运动垫上做大肌肉运动,用刷子触压,做触觉游戏。有姿势障碍或身体感觉有障碍而影响空间知觉发展者,可让其坐在滑板车上投球、荡秋千接球,既使其保持平衡,又综合视觉运动。

通过感觉统合训练,同时给予儿童皮肤触摸,以及视、听、嗅等多种刺激,并将这些刺激与运动相结合,可以激发智力障碍儿童的大脑潜能,增加其运动能力和协调能力,促进其学习能力,从而促进智力障碍儿童的认知发展。其训练和智力障碍儿童的早期干预、教育、社会适应能力的培养和语言言语训练同等重要。

第五节 智力障碍儿童的语言治疗

一、词汇训练

智力障碍儿童语言障碍的一个主要原因就是词语贫乏、运用能力低下。词汇既是构成句子的基本单位,也是理解概念、表达概念的基本单位,因此词的训练对智力障碍儿童具有特别重要的意义。词汇训练的目的是帮助智力障碍儿童准确掌握词义、词性,同时积累词汇量。

1. 词义归类 将意义相关的词聚合在一起。如将常见的动物、交通工具、生活用品等归在一起学习。

该方法运用了语义场的理论,对智力障碍儿童了解词义间的相关性、掌握概念的上下位关系、正确掌握各词语义素的差异以及辨别词义非常有益,使智力障碍儿童在一定时间内大量接触某一类物品,做到集中记忆。

2. 词语联想　训练者先说一个词,请智力障碍儿童说一个由此联想而来的其他与该词相关的词。例如,训练者说"苹果",智力障碍儿童可以说"梨""香蕉"等;可以和词义归类法相结合训练;此法还可训练智力障碍儿童的正确联想力。

3. 词性运用　例如,让智力障碍儿童说出常用的人称代词、动词、形容词等。

4. 词语搭配　训练者说出一个名词,让智力障碍儿童说出可与之搭配使用的量词、动词、形容词等。例如,训练者说"苹果",儿童可以说"一个苹果""吃苹果""红苹果"等。

5. 看图学词语　图形形象、生动、可辨,比较适用幼儿,但对年龄大的儿童不适用,因为他们不能理解的词语往往是抽象的词语,图形同样无法解决。

6. 词语积累　通过讲故事、念儿歌丰富智力障碍儿童的词汇。

二、句子训练

句子训练的内容包括以下几项。

1. 单句训练　包括简单句、句子扩展、复杂单句、紧缩句的训练。

简单句训练从主干部分开始:如"我吃糖",扩展为"我吃了糖"——"我吃了一块糖"——"我吃了一块牛奶糖"——"我吃了一块很好吃的牛奶糖"——"我乖,妈妈给我吃了一块很好吃的牛奶糖"。

从简单句"我吃糖"到复杂句"我吃了一块很好吃的牛奶糖",再到紧缩句"我乖,妈妈给我吃了一块很好吃的牛奶糖",其中句子在不断扩展,语义不断得到丰富,儿童的语言能力也在不断发展。

2. 复句训练　包括复句句型及复句中关联词语的训练。关联词语只能在复句中进行训练,离开具体的表达环境和表达需要,关联词语无法得到训练。

3. 社会交际适应训练　尽量带智力障碍儿童到公共场所,扩大生活的感受力和社会经验,增强表达意识,丰富表达内容。

句子训练的具体方法包括以下几种。

1. 你说我做　训练智力障碍儿童理解句义的训练。训练者根据语境发指令,让智力障碍儿童执行。

2. 卡片排列　让智力障碍儿童按照训练者的要求将卡片排列。例如,有"小鸟""天空"卡片,训练者说"小鸟在天空中飞翔",儿童按照语序将两张卡片组合在一起。

3. 模仿说句　根据智力障碍儿童不同的认知能力、理解能力、生活兴趣,设计三音节、五音节、七音节句等,如果能够说好五音节、七音节句,那么就具备了基本的表达技能。

4. 句法结构训练

(1) 替换语言要素的训练:替换句子中的某些成分是句子训练的一个好方法,而且便于智力障碍儿童归纳该句的特点和语序特征。例如,"妈妈是工人"一句可将"妈妈"替换为"爸爸""叔叔"或"他"等;将"工人"替换为"医生""老师"等。通过替换练习让智力障碍儿童很快掌握句型。

(2) 扩展句子结构训练:智力障碍儿童的表达能力差,一个主要原因就是句子结构简单,无法表达复杂的情感和需要。通过扩展句子内部结构的方法,可以丰富智力障碍儿童的表达。

例如,"弟弟唱歌""弟弟唱了一首歌""弟弟唱了一首幼儿园学的歌""弟弟唱了一首幼儿园老师教的好听的歌"。这些句子的信息都不同,其不同之处在于句型的不断复杂,不断地扩展了句子内部结构。

(3) 学习不同句类：根据说话时的语气将句子分成陈述句、疑问句、祈使句和感叹句四类。人们常使用陈述句、疑问句，智力障碍儿童大多也能掌握这两种句类。训练往往结合语境进行训练。例如，表扬智力障碍儿童某一方面行为时，用感叹句，并让智力障碍儿童重复训练者的话。

(4) 改变句类训练：人们根据表达的需要选取句子类别。有时增加或减少词语或改变语调，句类就会改变，意思也随之改变。例如"我不来了。"是陈述句，如果改变成反问句，句子形式为"我不来了？"意思即"谁说我不来了，我还要来呢。"可进行将陈述句转换成疑问句、否定句，将"把"字句变成"被"字句的练习等。

A 陈述句—疑问句。例如：这衣服很贵。
B 陈述句—否定句。例如：这衣服很贵。
C 陈述句—反问句。例如：这衣服很贵。
D 陈述句—"把"字句。例如：他吃饭了。
E "把"字句—"被"字句。例如：我把门关上了！

(5) 学习关联词语：训练者要创设具体语境和具体表达需要进行训练，引导智力障碍儿童理解体会和学习使用关联词语。可采用训练者说复句，智力障碍儿童说关联词的方法；也可以采用训练者说前一分句，智力障碍儿童说后一分句的方法进行。

(6) 学习复句表达：训练者设计一些需复句才能表达的场景或语境，要求儿童用复句表达清楚。

5. 说半续完 训练者说上半句话，智力障碍儿童续接下半句话，或反之。该训练帮助智力障碍儿童完善句子结构，使智力障碍儿童思维得到发散。

6. 以唱引说 研究发现，对于智力障碍儿童来说，唱比说容易得多。这是因为歌唱的旋律比说话的旋律对发音器官的运动速度要求低的缘故。在同一单位时间里，说话所要求的音节数大大超过歌唱旋律中的音节数。歌唱时对发音造型的速度要求大大低于说话时的要求，这对口腔控制速度较慢的智力障碍儿童来说，从一个音过渡到另一个音相对容易些。训练时，训练者先教智力障碍儿童唱，待其发音的口、唇、舌等造型熟悉后，再过渡到说。

7. 讨论式 采用自我介绍、传话会话、讨论等方法在团体中进行训练。可以使智力障碍儿童将其所学的句型、句式在活跃、轻松的气氛中自然运用，这对典型句的归类与运用生成非常有利。

8. 实践运用 训练者可以带智力障碍儿童到公共场所，利用一切机会让智力障碍儿童与人交谈，培养智力障碍儿童交流的兴趣与技巧，引导其将所学运用到生活中。

三、语用训练

因语用是交际双方共同创设的一种交际环境、交际气氛，语用训练应该在团体或交际双方中进行。但首先要学会一些语用的技巧，有些要独立进行，有些要集体进行。

语用训练的方法有以下几种。

1. 个别训练 主要是训练儿童参与会话的基本素质。
(1) 静坐训练。
(2) 目光接触。
(3) 忍耐训练。
(4) 礼貌训练。

2. 团体训练
(1) 轮流发言：轮流发言含有轮流、静心、倾听、思考等语用技巧，因此学会轮流发言就是语用的训练。
(2) 故事接龙：有助于智力障碍儿童集中注意力听、动脑筋想、选择适当的词语句子表达等。

选择词语、句子和表述方法，本身就含有大量的语用成分。

(3) 回答说明：其训练的重点在说明"为什么"上。在说明"为什么"时，往往含有语用的成分。

(4) 复述：复述有完整复述，也有复述大意。

(5) 角色扮演：将所学课文和故事编成小品，然后教智力障碍儿童其中的对话，让智力障碍儿童在掌握对话和熟悉情节后做练习。

(6) 谈话：帮助智力障碍儿童学会维持话题。

四、非言语训练

非言语训练的方法有以下几种。

(1) 望着他人的脸。

(2) 目光接触：让智力障碍儿童看着训练者说话，也可让智力障碍儿童看着镜子说话。

(3) 手势动作模仿：根据语义和智力障碍儿童的认知水平安排动作和手势的学习项目，注意进行训练。例如，模仿拍手，告诉智力障碍儿童这个行为可以表达自己高兴的心情，而不必用喊叫来发泄；模仿挥手"再见"来表示分别等。让智力障碍儿童学习如何通过手势来传达语义。

(4) 面部表情模仿。

(5) 拥抱和亲吻。

(6) 递交物件给他人。

(7) 模仿交际礼仪。

（黄炜　贺媛）

能力检测

一、名词解释

1. 智力障碍
2. 轻度智力障碍
3. 语用
4. Gesell 发育量表

二、填空题

1. 智力障碍是一种以（　　）和（　　）都存在显著限制为特征的障碍，一般发生于（　　）岁之前。
2. 智力障碍的感知能力不足包括（　　）、（　　）、（　　）、（　　）、（　　）。
3. 儿童语言障碍表现为（　　）、（　　）、（　　）、（　　）。
4. 智力障碍儿童的早期干预通常涉及（　　）、（　　）、（　　）、（　　）、（　　）、（　　）六大领域。

三、简答题

1. 简述智力障碍的表现及预后估计。
2. 简述障碍儿童的早期干预内容。
3. 简述障碍儿童词汇训练的内容及方式。

参考文献

[1] 牟志伟.言语治疗学[M].上海:复旦大学出版社,2009.
[2] 李胜利.语言治疗学[M].北京:人民卫生出版社,2008.
[3] 缪鸿石.康复医学理论与实践[M].上海:上海科学技术出版社,2000.
[4] 董瑞国,高素荣.失语和忽视的恢复[J].国外医学:脑血管疾病分册,2000,8(6):362-365.
[5] 卫冬洁,李胜利.用 Rosenbek 8 步法治疗言语失用 1 例[J].中国康复理论与实践,2000,6(2):70-71,80.
[6] 陈卓铭.语言治疗学学习指导和习题集[M].北京:人民卫生出版社,2008.
[7] 韩德民.人工耳蜗[M].北京:人民卫生出版社,2003.
[8] 韩德民.听力学基础与临床[M].北京:科学技术文献出版社,2004.
[9] 韩德民.新生儿及婴幼儿听力筛查[M].北京:人民卫生出版社,2003.
[10] 韩德民,罗伯特·赛尔·萨达洛夫,徐文.嗓音医学[M].北京:人民卫生出版社,2017.
[11] 韩东一,翟所强,韩维举.临床听力学[M].2版.北京:中国协和医科大学出版社,2008.
[12] 黄昭鸣,杜晓新,孙喜斌,等."多重障碍、多重干预"综合康复体系的构建及临床应用[J].中国特殊教育,2007,10:1-12.
[13] 黄昭鸣,杜晓新.言语障碍的评估与矫治[M].上海:华东师大出版社,2006.
[14] 姜泗长,顾瑞,王正敏.耳科学[M].上海:上海科技出版社,2002.
[15] 姜泗长,顾瑞.言语语言疾病学[M].北京:科学出版社,2005.
[16] 李胜利,孙喜斌,王荫华,等.第二次全国残疾人抽样调查言语残疾标准研究[J].中国康复理论与实践,2007,13(9):801-803.
[17] 刘鋋.内耳病[M].北京:人民卫生出版社,2006.
[18] 卢红云,黄昭鸣.口部运动治疗学[M].上海:华东师范大学出版社,2010.
[19] 王坚.听觉科学概论[M].北京:中国科学出版社,2005.
[20] 胡旭君.助听器学[M].杭州:浙江大学出版社,2010.
[21] 李胜利.语言治疗学[M].北京:人民卫生出版社,2008.
[22] 韩睿,马学军.听觉康复技能[M].北京:新华出版社,2004.
[23] 杨和钧,徐文.嗓音医学进展[J].中国耳鼻咽喉头颈外科,2004,11(1):40-42.
[24] 肖永涛,陶波,郑钦,等.喉部按摩结合降调训练矫治男声女调的个案研究[J].实用中西医结合临床,2009,1:44-45.
[25] 郑钦.功能性嗓音障碍治疗策略及临床应用的研究[D].上海:华东师范大学,2009.
[26] 万萍.嗓音保健[M].上海:华东师范大学出版社,2007.
[27] 窦祖林.吞咽障碍评估与治疗[M].北京:人民卫生出版社,2017.
[28] 姚志彬.医用解剖学[M].北京:人民卫生出版社,2009.
[29] 齐赛.张捧玉.吞钡造影检查在神经源性吞咽障碍评估中的应用[J].中国康复医学杂志,2004,5:346-348.

[30] 王强.颈项舌针治疗中风后吞咽障碍89例[J].辽宁中医杂志,2001,28(10):621.

[31] 杨叶珠,顾旭东,时美芳,等.Vitalstim电刺激治疗脑卒中吞咽障碍疗效观察[J].中国康复理论与实践,2007,13(2),147-148.

[32] Bours G J,Speyer R,Lemmens J,et al. Bedside screening tests vs. videofluoroscopy or fibreoptic endoscopic evaluation of swallowing to detect dysphagia in patients with neurological disorders:systematic review[J]. Journal of advanced nursing,2009,65(3):477-493.

[33] Carnaby-Mann G,Lenius K. The bedside examination in dysphagia[J]. Physical medicine and rehabilitation clinics of North America,2008,19(4):747-768.

[34] Cook I J. Diagnostic evaluation of dysphagia[J]. Nature clinical practice Gastroenterology hepatology,2008,5(7):393-403.

[35] Heijnen B J,Speyer R,Baijens L W,et al. Neuromuscular electrical stimulation versus traditional therapy in patients with Parkinson's disease and oropharyngeal dysphagia:effects on quality of life[J]. Dysphagia,2012,27(3):336-345.

[36] Kuo P,Holloway R H,Nguyen N Q. Current and future techniques in the evaluation of dysphagia[J]. Journal of gastroenterology and hepatology,2012,27(5):873-881.

[37] Roman S,Kahrilas P J. Challenges in the swallowing mechanism:nonobstructive dysphagia in the era of high-resolution manometry and impedance[J]. Gastroenterology clinics of North America,2011,40(4):823-835.

[38] Hines S,Wallace K,Crowe L,et al. Identification and nursing management of dysphagia in individuals with acute neurological impairment (update)[J]. International journal of evidence-based healthcare,2011,9(2):148-150.

[39] Logemann J A. Update on clinical trials in dysphagia[J]. Dysphagia,2006,21(2):116-120.

[40] Logemann J A. Treatment of oral and pharyngeal dysphagia[J]. Physical medicine and rehabilitation clinics of North America,2008,19(4):803-816.

[41] Ludlow C L. Electrical neuromuscular stimulation in dysphagia:current status[J]. Current opinion in otolaryngology head and neck surgery,2010,18(3):159-164.

[42] Speyer R,Baijens L,Heijnen M,et al. Effects of therapy in oropharyngeal dysphagia by speech and language therapists:a systematic review[J]. Dysphagia,2010,25(1):40-65.

[43] Tieu B H,Hunter J G. Management of cricopharyngeal dysphagia with and without Zenker's diverticulum[J]. Thoracic surgery clinics,2011,21(4):511-517.

[44] 杨孝芳,徐莹,崔瑾,等.脑卒中后假性球麻痹中医病因病机研究思路初探[J].内蒙古中医药,2012,31(8):116-117.

[45] 张维,刘志顺,孙书臣,等.针刺治疗中风慢性期中重度吞咽障碍机理探讨[J].中国针灸,2002,22(6):405-407.

[46] 刘香华,刘爱珍,张学丽,等.针刺治疗中风舌本病-假性球麻痹的临床观察[J].中国针灸,2000,20(6):325-328.

[47] 贾永忠.辨证治疗中风后假性球麻痹24例[J].实用医技杂志,2006,13(23):4277-4278.

[48] 李可法.辨证治疗中风后吞咽困难160例[J].实用中医内科杂志,2005,19(2):112-114.

[49] 郭伟.针刺对中风患者吞咽功能障碍的改善作用[J].上海针灸杂志,2009,28(12):707-708.

[50] 邹宏军,赵文民.针刺治疗假性球麻痹吞咽困难疗效观察[J].中国针灸,2004,24(4):

227-228.

[51] 孙华,包飞,王道海,等.头针配合体针治疗中风假性球麻痹疗效观察[J].中国康复理论与实践,2006,12(7):599-600.

[52] 高维滨,刘勇,倪金霞,等.项针治疗中风后假性延髓麻痹的临床研究[J].上海针灸杂志,2009,28(1):18-20.

[53] 李勇,李滋平,符文彬,等.舌针疗法治疗中风后吞咽障碍的临床研究[J].针灸临床杂志,2005,21(8):7-8.

[54] Hughes S M. Management of dysphagia in stroke patients[J]. Nursing older people,2011,23(3):21-24.

[55] Sokal E M,Paganelli M,Wirth S,et al. Management of chronic hepatitis B in childhood:ESPGHAN clinical practice guidelines:Consensus of an expert panel on behalf of the European Society of Pediatric Gastroenterology,Hepatology and Nutrition. Journal of hepatology,2013,59(4):5-16.

[56] Bozzetti F,Forbes A. The ESPEN clinical practice Guidelines on Parenteral Nutrition:present status and perspectives for future research[J]. Clin Nutr,2009,28(4):359-364.

[57] Sura L,Madhavan A,Carnaby G,et al. Dysphagia in the elderly:management and nutritional considerations[J]. Clinical interventions in aging,2012,7:287-298.

[58] 中华医学会肠外肠内营养学分会神经疾病营养支持学组.神经系统疾病营养支持适应证共识(2011版)[J].中华神经科杂志,2011,44(11):785-787.

[59] 陈海明,张志刚,徐姗丽,等.国内语言学习焦虑研究综述:十余年回顾与展望[J].金陵科技学院学报(社会科学版),2008,22(3),51-54.

[60] 郝伟.精神病学[M].4版.北京:人民卫生出版社,2004.

[61] 姜佐宁,江镇康.精神障碍的症状学[M].北京:科学出版社,2003.

[62] 贺丹军.康复心理学[M].北京:华夏出版社,2005.